Pendo

Doris Christinger & Peter A. Schröter

Vom Nehmen und Genommen werden

Für eine neue Beziehungserotik

Pendo München und Zürich

Mehr über unsere Autoren und Bücher:
www.pendo.de

Mix
Produktgruppe aus vorbildlich bewirtschafteten Wäldern und anderen kontrollierten Herkünften
www.fsc.org Zert.-Nr. GFA-COC-001223
FSC

ISBN 978-3-86612-214-7

Umschlaggestaltung: Hauptmann & Kompanie
Werbeagentur, München–Zürich
Gesetzt aus der Adobe Garamond
Satz: BuchHaus Robert Gigler, München
Druck und Bindung: CPI – Clausen & Bosse, Leck
Printed in Germany

Inhaltsverzeichnis

Teil 3
Stilles Lieben – Lieben als Meditation

Vorwort

Frauen und Männer wollen beides: leidenschaftlichen Sex und eine lebendige Partnerschaft. Indem wir Eros in unserer Beziehung neu entdecken, wird es möglich, ekstatisch-leidenschaftliche Sexualität *und* innige Intimität miteinander zu verbinden.

Wenn sich das Feminine und das Maskuline begegnen, wachsen wir über das bisher Gewohnte hinaus und hinein in etwas Größeres. So werden wir als Paar sogar zum Inbegriff von Menschlichkeit. Denn die Liebe besiegt (fast) alles. Lieben ist ein Prozess, und Partnerschaft ist eine unendliche Kraftquelle, für die Entfaltung unseres individuellen Potenzials, aber auch für gemeinsames Wachstum.

Auch uns hat das Mysterium der Liebe vor vielen Jahren motiviert, das Zusammenspiel von Sexualität und Spiritualität zu entdecken. Das Ergebnis dieser Suche spiegelt sich nun in diesem Buch VOM NEHMEN UND GENOMMENWERDEN wieder.

In über zwanzig gemeinsamen Jahren als Paar, aber auch als Seminarleiter, Sexual- und Körperpsychotherapeuten kam ein Erfahrungsschatz zusammen, den wir mit großer Leidenschaft weitergeben. Es entstand eine einzigartige Synthese, die feminine und maskuline Elemente vereint und die westliche und östliche Ansätze zu einer gelebten Liebes- und Lebensphilosophie verbindet. In unseren Seminaren, aber auch in zahlreichen Einzelberatungen durften wir mehrere tausend Frauen und Männer, Paare und Singles, in ihrer Entwicklung begleiten. Während wir lehren, lernen wir gleichzeitig unendlich viel.

Wir wissen dies als großes Privileg zu schätzen und sind dafür sehr dankbar.

Rückblickend haben wir beide einen weiten Spannungsbogen durchlebt, was die Themen Sexualität, Liebe und Bewusstseinsarbeit betrifft. Angefangen hat die Reise mit dem Befreiungsschlag der 68er-Bewegung. Wir haben uns mit den Idealen der freien Liebe auseinandergesetzt, uns intensiv auf die tantrische Philosophie eingelassen, zahlreiche Aus- und Weiterbildungen in Körperpsychotherapie und Sexualtherapie und auf dem Gebiet der Humanistischen Psychologie absolviert. Als Pioniere haben wir mit der ersten Liebes- und Lebensschule im deutschsprachigen Raum die tantrische Bewegung mit angestoßen.

In all den Jahren wurde uns bewusst, dass die Sexualität der Frau andere Themen berührt als die des Mannes. Und wir haben die Erfahrung gemacht, dass Paare grundsätzlich viel zu wenig bis keine Unterstützung auf ihrem Weg erhalten. Zusammenfassend können wir sagen, dass in dieser langen Zeit der privaten und beruflichen Auseinandersetzung unsere Sicht auf den Menschen und die Liebe ganzheitlich und undogmatisch geworden ist. Für uns bilden Sexualität, Liebe, Partnerschaft und Spiritualität eine dynamische Einheit, um individuell und miteinander zu wachsen.

Zu diesem Buch

Wir haben beide vor einigen Jahren je ein erfolgreiches Buch über die weibliche und über die männliche Sexualität geschrieben. Nun haben wir uns der Herausforderung gestellt, ein Buch für Paare zu schreiben. Wir haben uns auf das große Mysterium der Liebe eingelassen und damit auch auf das Abenteuer, als Mann die Frau zu nehmen und als Frau sich nehmen zu lassen. Und so ist dieses Buch VOM NEHMEN UND GENOMMENWERDEN entstanden.

Es braucht eine neue Beziehungserotik, um den immer noch schwelenden Geschlechterkampf aufzulösen. Der Begriff Beziehungserotik mag sich im ersten Moment widersprüchlich anhören. Wenn wir uns jedoch vollumfänglich auf die Thematik von NEHMEN UND GENOMMENWERDEN einlassen, entdecken wir das Geheimnis des Begehrens. Wir zeigen Hintergründe und Zusammenhänge auf zwischen der persönlichen Biografie, Erkenntnissen aus der Sexualwissenschaft, der Biologie und der Neurologie, ziehen aber auch Ansätze aus spirituellen Traditionen heran wie beispielsweise dem Tantrismus und Sufismus. Obwohl wir all dies in Form eines Buches veröffentlichen, sind wir überzeugt, dass mentales Wissen alleine wenig verändert. Wir sind die Summe unserer individuellen Erfahrungen, Beziehungen, Lebensstile und Lebenshaltungen, aber auch von Umwelteinflüssen. Erst wenn wir unser Wissen spüren und im Körper empfinden, wird neues Verhalten in unserem Gehirn verschaltet und verankert.

VOM NEHMEN UND GENOMMENWERDEN richtet sich nicht nur an Paare und solche, die es werden wollen, sondern auch an Frauen und Männer, die ihren Weg in Liebe und Bewusstsein gehen wollen. Es ist also eine Reise ins Reich von Eros, Sexus und Logos.

Leidenschaftlich begehren und begehrt zu werden ist für viele das Thema Nummer eins, und so zieht sich das Geheimnis des Begehrens als roter Faden durch dieses Buch. Wenn wir verstehen, dass Eros nur dann fließt, wenn das Feminine und das Maskuline zusammenspielen, haben wir den Generalschlüssel gefunden. In diesem Sinne ist dieses Buch auch ein Plädoyer dafür, diese beiden Pole zu kultivieren. Und zwar unter Berücksichtigung dessen, dass sowohl im Berufsalltag als auch gesellschaftspolitisch andere Gesetzmäßigkeiten gültig sind als im Liebesleben.

Unsere ganzheitliche Sicht der Sexualenergie zeigt viele Aspekte auf. Wir folgen nicht nur dem Fluss von Eros, sondern auch dem Spannungsbogen der Liebe: dem *feurigen*, *herzlichen*, *stillen* und *spirituellen* Lieben.

Beim *feurigen* Lieben zeigen wir auf, dass wir Begehren einerseits über das Gesetz der Polarität, andererseits auch über Ekstase-Techniken aktivieren können.

Beim *herzlichen* Lieben geht es darum, Begehren über ein immer größeres Zulassen von Intimität zu steigern: sich zu zeigen mit allen Gefühlen, Gedanken, Empfindungen, Wünschen und Fantasien.

Beim *stillen* Lieben wird Sexualität zur Meditation. Wenn wir wirklich still werden, finden die Sexualorgane zurück zu ihrer ursprünglichen Lebendigkeit und Weisheit.

Beim *spirituellen* Lieben finden wir schließlich zur höchsten Form der Liebe und der Sexualität. Durch die Verbindung von Sexualenergie, einem offenen Herzen und einer tiefen Stille verlassen wir den persönlichen Bereich, um für Momente die Leere zu berühren. Dann wird das sexuelle Lieben zur spirituellen Erfahrung. Und damit schließt sich der Kreis respektive öffnet sich die Spirale für immer beglückendere Erfahrungen im HIER und JETZT.

Natürlich ist es so, dass wir nicht begehren, was wir bereits haben. Nur – wir gehen davon aus, dass wir unseren Partner, unsere Partnerin niemals ›haben‹, selbst wenn wir in einer Partnerschaft leben.

Mit diesem Buch zeigen wir Wege auf, die alles verändernde Kraft der Sexualität zu nutzen, um Lebendigkeit und Ekstase zu erfahren. Wir zeigen auf, dass Frauen durch Hingabe und Liebe tiefe spirituelle Erfahrungen machen, dass Zielgerichtetheit, Integrität und Präsenz Männer in die tiefsten Schichten ihres Seins führen. Denn Eros und Sexus, die stärksten aller Energien, verführen uns immer wieder neu, am Tanz des Lebens teilzunehmen. Sie zu wecken bedeutet, Teil des Kosmos und somit menschlich zu werden.

Wir wünschen Ihnen viel Inspiration und Freude bei der Entdeckungsreise zu dem, der Sie wirklich sind.

Doris Christinger und Peter A. Schröter

Teil 1

Feuriges Lieben – Vom Nehmen und Genommenwerden

Qualitäten des feurigen Liebens

Eine Einstimmung oder das Vorspiel

Feuriges Lieben, das ist Liebe in ihrer reinsten körperlichen Form. Diese Liebe erleben wir in heißen Nächten voller Sinnlichkeit und Leidenschaft, und sie hat ihren Ursprung in der vulvischen Kraft der Frau und der phallischen Kraft des Mannes. Wir flirten mit- und werben umeinander, sind verspielt und leicht. Und am höchsten Punkt von Eros wandelt sich diese Energie in Sexus: pure Lust und Leidenschaft. Über die Kraft der körperlichen Liebe erfahren wir Eros in seiner verführerischsten Qualität und werden zu einem vibrierenden Energiefeld.

Ist es nicht das, wonach wir uns immer wieder sehnen? Diese intensiven Gefühle, wie wir sie sonst nur in den Zeiten des Verliebtseins erleben, wenn wir »Feuer und Flamme« sind – für uns selbst, für den Geliebten, für das Leben. Genauso ist das feurige Lieben: Der Geliebte oder die Geliebte ist das noch unbekannte Wesen, eine Projektionsfläche für unsere Sehnsüchte. Er ist der Traumpartner oder sie ist die Traumpartnerin, mit dem oder mit der nun möglich erscheint, was vorher undenkbar war – selbst der Griff zu den Sternen. Wir berühren das in uns schlummernde Potenzial unserer Begabungen. Alle noch nicht entfalteten Fähigkeiten, mit denen wir auf die Welt gekommen sind, erwachen, wollen erkannt und gelebt werden. Die Liebe lässt sie erblühen.

Jeder von uns kennt das Gefühl: In unseren Lenden pulsiert Lebenskraft, in unserem Bauch flattern Schmetterlinge, unser Herz ist übervoll an Gefühlen, und unsere Gedanken bekommen Flügel. Wir sind voller Energie, fühlen uns im Fluss. Wir brauchen wenig Schlaf und fühlen uns trotzdem hellwach und lebendig. Wir strotzen vor Freude und Tatkraft und strahlen Optimismus aus.

Das Leben scheint keine Hürden mehr zu kennen. Wir haben Lust, etwas in Angriff zu nehmen, schmieden Pläne und wollen schöpferisch werden. Unser ganzes Leben kreist darum, uns selbst neu zu erfinden. Weil wir uns gesehen, geliebt und anerkannt fühlen, sind wir der Mittelpunkt der Welt – wie damals, als wir als Kind jeden neuen Tag mit Freude begrüßten und JA zum Leben sagen konnten. Da standen wir im Mittelpunkt der Liebe unserer Eltern. Alles war möglich, alles offen. Und genauso ist es wieder, wenn wir leidenschaftlich lieben.

Jetzt berühren wir das, was uns als sexuelles Wesen, ob Mann oder Frau, einzigartig macht: unsere sexuelle Essenz. Wenn wir mit dieser Essenz in Kontakt sind, dann sind wir Eros pur, und unser Leben ist ein einziger Rausch der Sinne.

Wenn wir feurig lieben, verwirklicht sich in uns das kosmische Gesetz der Polarität in seiner stärksten Form: als magnetische Anziehung zwischen Mann und Frau. Dabei sind wir mit jener sexuellen Essenz verbunden, die den Kern unserer sexuellen Identität ausmacht. Diese hat je nach Geschlecht ein anderes Gesicht: Als Frau sind wir rezeptiv, hingebungsvoll, strahlend, anmutig, kraftvoll und wild. Wir sind verbunden mit der Kraft des Schoßes und voller Liebe. Kurz: Wir sind eine vulvische Frau. Als Mann sind wir präsent, stark, selbstsicher, klar, zielgerichtet, voller Tatendrang und risikofreudig. Kurz: Wir sind ein phallischer Mann.

Die sexuelle Essenz entfacht das Feuer der Leidenschaft in uns. Wir fallen übereinander her, können es nicht abwarten, uns immer wieder lustvoll zu vereinigen. Mann und Frau verstehen wir auf dieser Ebene als Archetypen, als Urbilder, die im kollektiven Unterbewusstsein wurzeln und unser Denken, Fühlen und Handeln prägen, unabhängig von Geschlecht, Hautfarbe, Kultur und Nationalität. Der Mann hat den Mut, die Frau zu nehmen, zu überwältigen, denn er ist ein feurig-zärtlicher Liebhaber. Und die Frau ist bereit, sich nehmen zu lassen, sich dem Geliebten ganz hinzugeben. Mann und Frau begehren mit aller Leidenschaft, ohne Kontrolle und ohne Angst. Beide spielen das Spiel der Verführung, um wieder und wieder in vulkanischen Ausbrüchen der Ekstase miteinander zu verschmelzen. Sie ist reine Energie und Liebe – Er ist reines Bewusstsein und Präsenz. Beide sind in Kontakt mit ihren Potenzialen und schenken sich einander.

Feminin und Maskulin – das Spiel der Polariät

Yin und Yang – Die treibenden Kräfte für heißen Sex

Nach der Phase der Leidenschaft kommt es in der Regel zu einer Abkühlung. Neben dem Bedürfnis nach hemmungslosem Sex verspüren wir den Wunsch nach Geborgenheit, Verbindlichkeit und Nähe. Das Bedürfnis nach Intimität schiebt sich jetzt in den Vordergrund und überdeckt immer mehr die Leidenschaft. Doch Intimität und heißer Sex schließen einander nicht aus. Wir können das feurige Lieben weiterhin genießen – wenn wir das Spiel der Polarität kennen und die Urkräfte von Mann und Frau nutzen. Das ist das Geheimnis, heißen Sex mit Intimität zu verbinden.

Die Welt, in der wir leben, basiert auf dem kosmischen Prinzip der Polarität. Leben auf der Erde wäre ohne dieses Gesetz unmöglich. Jeder noch so kleine Baustein der Welt beruht auf der Anziehung zweier Pole gegensätzlicher Ladung. Das Universum fiele augenblicklich in sich zusammen, würden die Pole miteinander verschmelzen. Es gäbe keine Bewegung, keine Dynamik, kein Leben mehr. Es ist wie beim elektrischen Strom: Dieser kann bekanntlich nur zwischen dem Plus- und dem Minuspol fließen. Der Pluspol gibt Energie ab, der Minuspol zieht Energie an. Wir sprechen von der Anziehung zwischen Yin und Yang, dem Geheimnis von Starkstromsex.

Yin ist der feminine, aufnehmende Aspekt, Yang der maskuline, abgebende. Das Yin-Yang-Symbol veranschaulicht diese Polarität über eine helle und eine dunkle Seite. Doch jede Hälfte trägt in sich einen Punkt in der jeweils anderen Farbe. Yin und Yang existieren also nie in einer Reinform. Beide tragen einen Anteil des anderen Pols in sich. Yin und Yang sind gleichwertig und bedingen einander. Ist Yang voll, entleert es sich in das Yin, bis dieses wiederum voll ist, und wenn dieses voll ist, entleert es sich wieder zurück in das Yang. Es ist ein fließendes, dynamisches Wechselspiel der Energien.

Dieses Wechselspiel ist uns aus vielen Lebensbereichen vertraut: Auf das Ausatmen folgt das Einatmen, auf die Spannung die Entspannung, auf das Vorpreschen das Zurückziehen. Und was für das Leben generell gilt, gilt auch für Liebe und Sexualität. Wenn Mann und Frau zusammen sind, begegnet das Maskuline dem Femininen. Wenn wir die Energie zwischen dem aktiv-abgebenden und dem passiv-rezeptiven Pol fließen lassen, entsteht das pulsierende Spiel aus Lust, Erregung und Leidenschaft. Das ist die Grundlage der Anziehung zwischen Mann und Frau, zwischen den beiden archetypischen Kräften des Maskulinen und Femininen. Wenn der Mann mit seiner phallischen Kraft verbunden ist und ganz zu Yang wird und seine Partnerin mit ihrer vulvischen Kraft verbunden ist und ganz Yin wird, finden beide den Weg zu einem erfüllten, ekstatischen, leidenschaftlichen Sex, zum feurigen Lieben.

Herausforderung – Der Weg des Maskulinen

Frauen und Männer, beide tragen eine maskuline Seite in sich. Sie als Leserin werden sicherlich einige Aspekte des Maskulinen wiedererkennen, auch wenn es sich Ihnen anders zeigen wird – eben, weil Sie eine Frau sind.

Die Energie des Maskulinen bewegt sich von oben nach unten, vom Himmel durch den Körper in die Erde, vom Geist über die Gefühle zu den Empfindungen. Es ist der Weg des Geistes, der die Materie berührt und befruchtet. Archetypische Qualitäten des Maskulinen sind Bewusstsein, Präsenz, Führung, Achtsamkeit und Zielgerichtetheit.

Präsenz bedeutet, ganz im Augenblick zu sein, konzentriert und gleichzeitig entspannt. Übernimmt der Mann die Führung, dann besitzt er den Mut, Risiken einzugehen und sich dem Wagnis neuer Aufgaben zu stellen. Um präsent zu bleiben und seine Ziele zu verfolgen, braucht er Wachheit und Klarheit. Wenn er konsequent seinen Weg geht, zeigt der Mann Verantwortung und Zivilcourage. Er gewinnt an Ausstrahlung und natürlicher Autorität. Das Maskuline sucht die Herausforderung, denn es wächst am Widerstand, will Grenzen verschieben und überwinden. Letztendlich sucht der Mann Freiheit und Ungebundenheit, Frieden und Leere. Auf der körperlich-sexuellen Ebene will sich das Maskuline entleeren, auf der energetisch-psychischen Ebene strebt es nach Entspannung, Offenheit und Weite. Wenn wir entspannt sind, haften wir weniger an den Gedanken, sondern lassen sie einfach weiterziehen. Bis das Maskuline diesen Zustand erreicht hat, ist sein Weg jedoch von erbitterten Konkurrenzkämpfen und Wettbewerb geprägt.

Aggression ist zunächst nichts anderes als die Fähigkeit, sich tatkräftig auf etwas zuzubewegen, um es sich zu nehmen. Alle Menschen brauchen diese Fähigkeit, um zu überleben. Solange der Mann jedoch seine Aggressionen ungefiltert auslebt, berührt seine maskuline Kraft die negativen Seiten der Aggression. Das Maskuline äußert sich dann in Zwanghaftigkeit, Besessenheit, Perfektion, Macht, Gewalt und Krieg. Diese dunkle Seite des Maskulinen macht vielen Männern verständlicherweise Angst. Wird sie jedoch einfach nur verdrängt oder abgelehnt, dann schlägt das Pendel zur andern Seite aus. Die Angst vor der eigenen Zerstörungskraft äußert sich jetzt in Schwäche. Er wird überkorrekt, angepasst, nimmt sich zurück und kastriert sich praktisch selbst. Kurzum, er wird zu einem sanften Mann.

Auf der sexuellen Ebene hat dies einen hohen Preis. Das Maskuline will eindringen, penetrieren und ist somit von Natur aus eher aggressiv. Verleugnet der Mann im Liebesleben diese Aggression, verliert er zugleich seine phallische Kraft. Er ist seiner Frau dann mehr ein Bruder als ein feuriger Liebhaber. Will ein Mann also heißen Sex haben, muss er sich seiner phallischen Kraft und somit seiner aggressiven Anteile bewusst werden. Das bedeutet jedoch, zwischen Aggression und Gewalt zu unterscheiden, um diese leidenschaftliche Energie kontrolliert ins Liebesleben einfließen zu lassen. Denn Aggression ist Lebenskraft pur, wenn sie gezügelt und gelenkt wird. Gelingt es ihm, sie für sich zu nutzen, hat er wieder Zugang zu einer Kraftquelle, die ihm zuvor noch Angst einflößte. Ist der Mann in seiner phallischen Kraft, dann ist er authentisch, strahlt eine natürliche Autorität aus und setzt seine Träume und Visionen in die Tat um. Gleichzeitig ist er einfühlsam und stark – er ist »in Liebe«. Im Austausch mit seiner Partnerin fürchtet er nicht mehr, vom Femininen überwältigt oder überflutet zu werden. Er ruht in seiner maskulinen Mitte, ohne Angst vor dem Weiblichen, aber auch ohne den Drang, die Frau mit seiner animalischen, aggressiven Natur zu vergewaltigen. Er kann seine Partnerin nehmen und weiß, dass sie ihn genau dafür liebt. Der Verbindung mit seiner femininen Herzenskraft steht nun nichts mehr im Wege.

Hingabe – Der Weg des Femininen

Der Weg des Femininen ist der Weg der Hingabe, und auch wenn wir ihn am Beispiel der Frau beschreiben, werden Sie als Leser einiges davon in sich entdecken können. Doch weil Sie ein Mann sind, wird sich das Feminine natürlich auf eine etwas andere Weise zeigen.

Die Energie des Femininen bewegt sich von unten nach oben, von der Erde durch den Körper in den Himmel, von den Empfindungen über die Gefühle in den Geist. Archetypische Qualitäten des Femininen sind Eros, Liebe, Mitgefühl, Intuition, das Wissen um die großen Mysterien von Geburt, Leben und Tod. Das Feminine ist reine Lebenskraft, ist Strahlen, Anmut, Lebensfreude, Schönheit, Wildheit, Ekstase. Wir erkennen es aber auch in Mütterlichkeit, Empfänglichkeit, Liebe, Entspannung und Öffnung. Es zeigt sich sinnlich, nährend, gebärend, genussvoll, aber auch wild, hemmungslos und chaotisch. Das Feminine will Liebe empfangen und schenken, es will sich absolut hingeben, ohne Angst, ohne Wenn und Aber, denn es ist dem Leben tief im Sein verbunden.

Der Weg der Hingabe führt durch das Hier und Jetzt. Das Feminine kennt nur den Augenblick. Es will atmen, sich bewegen, sich verströmen, alles berühren. Es sehnt sich danach, alles mit seiner Strahlkraft zu erreichen, zärtliche Lust zu verströmen, zu verführen und zu locken. Es will nicht haben oder besitzen, es will einfach nur sein.

Das Feminine sucht nach der Liebe, doch wenn es unbewusst gelebt wird, dann bettelt es förmlich nach Zuwendung und Anerkennung. Es tut alles, um die Sehnsucht nach Liebe zu stillen. Liebt er mich, oder liebt er mich nicht? Das ist die Kernfrage des »unerlösten« Femininen. Das Feminine zeigt sich dann von seiner hässlichen Seite: spinnt Intrigen, sinnt auf Rache, manipuliert und zerstört. »Hüte dich vor dem Zorn einer verschmähten Frau«, lautet ein orientalisches Sprichwort. Wird sich die Frau der zerstörerischen Kraft des unerlösten Femininen nicht bewusst, wächst ihre Sehnsucht nach Hingabe und bleibt doch unerfüllt. Sie möchte sich öffnen, aber ohne Risiko, ohne Schmerz und Verletzungen. So öffnet sie sich immer wieder nur wenig, ohne die Kontrolle aufzugeben. Sie stellt Bedingungen, um Risiken auszuschließen, sie verweigert sich, manipuliert und straft. Dies führt in einen unaufhörlichen Kreislauf von Öffnen und Sich-Verschließen, der für beide Partner äußerst anstrengend ist und am Ende beide verletzt zurücklässt.

In erlöster Form führt Hingabe zur Einsicht, dass Liebe nicht verhandelbar ist. Wenn wir lieben, gehen wir das Risiko ein, uns Schmerz auszuliefern. Was ist Schmerz? Wir könnten ihn beschreiben als einen Zustand, in dem wir Energie zurückhalten und Intensität nicht zulassen. So betrachtet, nimmt ihm das etwas von seinem Schrecken. Die Herausforderung für das Feminine besteht darin, sich bedingungslos zu öffnen, selbst auf die Gefahr hin, verletzt zu werden. Schmerz verwandelt sich dann in reine Energie, die wieder durch das Herz fließt, es heilt, wärmt und nährt. Hat das Feminine diese Erfahrung einmal gemacht, wird Liebe wahrhaftig. Es kann sich nun entspannen und die Möglichkeiten jedes Augenblicks genießen. Es kann sich angstfrei der Macht der bedingungslosen Liebe überantworten.

Durch diese Erlösung der Hingabe verströmt eine Frau wieder Liebe und Mitgefühl. Sie fühlt sich ganz, und das schenkt ihr wahres Selbstvertrauen. Es ist dann gleichgültig, ob ihr Partner sie auf Händen trägt, ob er sie vorübergehend ignoriert oder gar ablehnt. Sie ruht in ihrer Mitte und ist stark, sie ist »in Liebe«. Das Feminine in ihr kann nun ein echter Gegenpol für das erlöste Maskuline sein. Sie kann sich von ihrem Partner nehmen lassen und weiß, dass er sie genau dafür liebt.

Begehren und Leidenschaft – Die sexuelle Essenz

Mit der Geburt wird uns (in den allermeisten Fällen) ein bestimmtes biologisches Geschlecht zugewiesen. Wir sind entweder Mann oder Frau. Genauso eindeutig ist auch unsere sexuelle Essenz, entweder maskulin oder feminin. Unser Innerstes, der Kern unserer Sexualität, kennt kein Sowohl-als-auch, sondern nur ein Entweder-oder. Dabei spielt es keine Rolle, ob wir biologisch ein Mann oder eine Frau sind oder ob wir uns im Alltagsleben eher mit maskulinen oder femininen Eigenschaften identifizieren und uns entsprechend verhalten. Und es spielt auch keine Rolle, ob wir uns gleichzeitig für die Gleichstellung der Geschlechter einsetzen und nicht einmal, ob wir Männer oder Frauen begehren. Die sexuelle Essenz ist das, was uns im tiefsten Inneren zu einem Mann oder einer Frau macht.

Aufgrund unserer langjährigen Erfahrung gehen wir davon aus, dass etwa 80 % der Frauen in ihrem sexuellen Kern feminin und etwa 80 % der Männer in ihrem sexuellen Kern maskulin sind. Nur 10 % der Frauen und ebenso viele Männer sind in ihrem sexuellen Kern maskulin beziehungsweise feminin. Der Rest zeigt kein großes Interesse an Sex, wir bezeichnen ihn deshalb als »neutral«.

Unabhängig von unserem biologischen Geschlecht wissen wir, ob unsere sexuelle Essenz maskulin oder feminin ist. Doch wir brauchen Mut, tief in uns hineinzuhorchen und unser wirkliches Verlangen wahrzunehmen. Spüren Sie eher den Wunsch nach Hingabe? Wollen Sie genommen werden? Ist es Ihr höchstes Glück, wenn Sie geliebt werden und selbst lieben? Fühlen Sie sich beschenkt, wenn Sie einfach nur gehalten werden? Genießen Sie es, für den Geliebten da zu sein? Dann ist Ihre sexuelle Essenz eindeutig feminin. Oder spüren Sie den Drang zu penetrieren? Haben Sie die Sehnsucht, den andern zu nehmen? Haben Sie das Verlangen, leer zu werden, immer wieder auch alleine zu sein? Dann ist Ihre sexuelle Essenz eindeutig maskulin. Auch wenn wir nach außen hin eher maskuline oder feminine Rollen spielen und unser eigentlicher Kern verborgen bleibt, bestimmt allein die Ausprägung unserer sexuellen Essenz die Intensität einer Begegnung. Sie wirkt als Magnetkraft zwischen Frau und Mann. Je tiefer beide in ihrem Kern gefestigt sind, umso stärker fühlen sie sich voneinander angezogen und umso leidenschaftlicher begehren sie einander.

Nur zwischen dem maskulinen und dem femininen Pol kann Energie fließen, besagt das Gesetz der Polarität. Das gilt auch für Leidenschaft und Begehren. Wenn Sie heißen, überwältigenden, ekstatischen Sex wollen, dann müssen Sie sich auf das Wechselspiel der Pole einlassen. Wenn Sie sexuelle Leidenschaft und Lust mit Ihrem Partner lange Jahre lebendig halten wollen, müssen Sie aus der Kraft der Gegensätze schöpfen. Beziehen Sie also ganz klar Stellung: Stehen Sie zu Ihrem sexuellen Kern, seien Sie maskulin oder feminin. Fordern Sie entweder heraus oder geben Sie sich ganz hin. Doch Vorsicht: Unser Vorschlag bezieht sich nur auf das sexuelle Erleben. Es geht um die Steigerung von Lust und Leidenschaft beim Sex. Keinesfalls bedeutet dies, als Mann dem Klischee des Karrieretypen anzuhängen oder als Frau sich auf die traditionellen Rollen als Mutter und Hausfrau zu beschränken. Das hat mit der Kraft der Polarität zwischen feminin und maskulin nichts zu tun. Dieses Wechselspiel gilt im Übrigen nicht nur für heterosexuelle, sondern genauso für lesbische und schwule Paare, denn auch hier wird in der Paardynamik der eine den Yin-, der andere den Yang-Pol verkörpern.

Wenn wir Leidenschaft gewinnen und unser Begehren steigern wollen, dann müssen wir die Verschiedenheit von Mann und Frau zelebrieren. Sobald jeder von uns in Berührung mit seinem sexuellen Kern ist, beginnt es: Die Energie des Sex fließt wieder, weil wir uns auf das Wechselspiel zwischen Yin und Yang einlassen. Das und nichts anderes ist die Quelle für Lust und mitreißenden Sex.

Der ewige Tanz des Lebens

Halten wir fest: Je stärker die Partner sich in ihrer sexuellen Essenz voneinander unterscheiden, umso größer sind die erotische Spannung und die Anziehung zwischen beiden. Das ist die beste Voraussetzung für leidenschaftlichen Sex. Je femininer also eine Frau ist, umso größer ist ihre Anziehungskraft auf maskuline Männer. Wird Sexualität in Beziehungen jedoch nicht bewusst gelebt, wird sich der Mann von der Frau manipulieren und die Frau vom Mann dominieren lassen. Er wird zum »Softie« oder »Macho«, sie zu seiner besten Freundin oder zum Muttterersatz. Bewusst gelebte Sexualität bedeutet, dass der Mann sich von der Offenheit und dem Mut des femininen Herzens berühren lässt, während die Frau von seinen geistigen Fähigkeiten und seiner phallischen Präsenz fasziniert ist. In einer solchen sexuellen Begegnung fließt die Energie kraftvoll und ungehindert zwischen beiden Polen und öffnet den Raum für den ewigen Tanz des Lebens. Die Angst vor dem unbekannten Wesen des anderen verwandelt sich in Neugierde und Wertschätzung – der Kampf der Geschlechter hört auf. Keiner ist mehr wert als der andere, es gibt kein »oben« und »unten«. Mann und Frau begegnen sich auf Augenhöhe. Aber wie beim Tango genießt das Maskuline es zu führen, und das Feminine, sich führen zu lassen.

Wie zwei Facetten desselben Diamanten erstrahlen das Maskuline und das Feminine auf dem Höhepunkt der körperlichen Vereinigung: reine göttliche Essenz im Körper eines Mannes und einer Frau. Im Augenblick der Ekstase verschmelzen wir mit dem anderen, werden eins mit ihm. Manchmal verlieren wir uns sogar im anderen, wenn wir uns unbewusst zu stark ausdehnen. Wenn wir uns jedoch bewusst vereinigen, erfahren wir das Einssein immer noch als Mann und Frau, als eigenständige Wesen.

Eine solche bewusste Vereinigung kann nur gelingen, wenn die Frau Zugang zu ihrem vulvischen Femininen, der Mann zu seinem phallischen Maskulinen hat. In der allerhöchsten Form dieses ewigen Lebenstanzes spielt es dann keine Rolle mehr, welcher Pol sich im jeweils anderen verkörpert. Ekstatisch-feuriges Lieben ist möglich, wenn einer von beiden sich für die strahlende, hingebungsvolle, feminine Lebenskraft öffnet und der andere sich voller Liebe dem maskulinen Bewusstsein voller Klarheit und Präsenz überlässt. Das ist der Tanz des Lebens in *einem* vibrierenden Energiefeld.

Wie die Emanzipation der Frau die Lust besiegt

Die Emanzipation der Frau hat das Prinzip der Polarität außer Kraft gesetzt und dadurch die sexuelle Beziehung zwischen Frau und Mann grundlegend verändert. Niemand käme ernsthaft auf den Gedanken, die Uhren zurückzudrehen und die Gleichstellung der Geschlechter im sozialen und politischen Bereich und im Arbeitsleben wieder abzuschaffen. Doch mit der Emanzipation der Frau nahm die Tendenz zu, die Grenzen zwischen den Geschlechtern zu verwischen. Die Folgen für Sexualität, Lust und Leidenschaft sind verheerend und gehen mit einem grundlegenden Verlust der Geschlechteridentitäten einher.

Nach 6000 Jahren Patriarchat leben wir heute in einer postemanzipatorischen Zeit, einer Zeit also, in der sich die notwendigerweise extremen Gegenbewegungen wieder einpendeln. Viele Männer haben gegenwärtig das Gefühl, durch die Emanzipation etwas verloren zu haben, und suchen nach neuen Lebensentwürfen und Männerbildern. Frauen hingegen genießen die neuen Errungenschaften und neigen eher dazu, sich eine Pause zu gönnen. Doch wir machen uns etwas vor, wenn wir glauben, dass die alten Rollenmuster der Vergangenheit angehören. Das Gegenteil ist der Fall: Sie sind wirksamer, als uns lieb sein kann. Rein äußerlich haben wir uns in die neuen Schablonen gut eingepasst, doch in unserem Inneren wirken immer noch die alten Rollenklischees. Wenn wir seelisch und geistig in Balance sind, fällt es uns leicht, nach den modernen Frauen- und Männerbildern zu leben. Doch wenn wir Stress haben, wenn es uns schlecht geht, erwachen die alten Rollenmuster in uns. Dann fühlen wir uns zwischen den überkommenen und den neuen Lebensentwürfen hin- und hergerissen.

Ein Blick auf die Geschichte der Emanzipation macht deutlich, wie durch sie die Spannung zwischen Mann und Frau neutralisiert wurde. Die Frauenbewegung erfolgte in mehreren Wellen. Während der Aufklärung wurde für die Gleichheit aller Menschen vor dem Gesetz gekämpft, später für das Recht auf Erwerbsarbeit, Bildung und für das Frauenwahlrecht. In den 60er-Jahren des 20. Jahrhunderts ging es in der Hauptsache um die rechtliche Gleichstellung von Mann und Frau. Auch heute noch wird mit der gleichen Heftigkeit wie früher darüber debattiert, ob Männer und Frauen mit denselben Voraussetzungen geboren werden oder ob sie anders fühlen, denken und handeln.

Die neue Selbstsicherheit der Frau erklärt zumindest teilweise, warum wir heute mit steigenden Scheidungsraten konfrontiert werden, Paartherapien boomen und klassische Familienstrukturen bald der Vergangenheit angehören werden. Frauen sind erfolgreich und können mehr erreichen als früher. Sie studieren, bekommen Kinder oder auch nicht, machen Karriere, sind finanziell unabhängig. Sie brauchen keinen Mann mehr, der sie ernährt und beschützt. Doch für diese Freiheit zahlen sie einen sehr hohen Preis. Um »ihre Frau zu stehen«, müssen sie besser sein als der beste Mann. Dafür büßen sie die urweiblichen Eigenschaften ein. Will eine Frau in die Chefetage, muss sie ehrgeiziger, durchsetzungsfähiger und kaltblütiger sein als jeder Mann. Wie aber soll sie sich dann nach getaner Arbeit einem Mann wirklich hingeben können? Die meiste Zeit werden von ihr aggressive, männliche Verhaltensweisen gefordert. Längst sind ihr diese in Fleisch und Blut übergegangen, und zu Recht feiert sie ihre Erfolge. Aber sie hat vergessen, was es heißt, nur zu *sein.* Sie weiß nicht mehr, wie es ist, sich sexuell hinzugeben, sich zu öffnen, zu empfangen. In ihr herrscht ein innerer Mann, der in jedem anderen Mann einen Konkurrenten sieht.

Natürlich gibt es noch die Machos mit ihrer überkompensierten Männlichkeit, die nur darauf warten, sie zu erobern, sie zu nehmen. Aber – er will sie dominieren. Im Wettbewerb um den Erfolg ist er sozusagen der natürliche Feind der im Berufsleben erfolgreichen Frau. Im Privatleben sucht sie wiederum den Softie als Antwort auf ihre fordernde, mächtige Mann-Weiblichkeit. Dieser sanfte Mann ist bemüht, es ihr immer und überall recht zu machen. Er hütet die Kinder, saugt Staub und kauft ein – aber als Liebhaber versagt er, weil er nicht den Mut hat, sie zu überwältigen. Das momentan weitverbreitete Modell Softie/Karrierefrau ist sozusagen das pervertierte Gegenstück zur Konstellation Macho/Hausmütterchen und ist der Grund dafür, dass Erotik und Leidenschaft in Paarbeziehungen zu kurz kommen. Die wahre Lust wurde mit den Errungenschaften der Emanzipation besiegt. Der Lebensfluss, der aus dem Spiel der Polarität strömt, ist versiegt: Männer leiden an Erektionsstörungen, Frauen an Orgasmusschwierigkeiten, beide beklagen ihre Lustlosigkeit.

Die traurige Bilanz zu Beginn des 21. Jahrhunderts: Männer sind keine Männer mehr, weil sie den Zugang zu ihrer phallischen Kraft, und Frauen sind keine Frauen mehr, weil sie die Fähigkeit zur Hingabe verloren haben. Wenn Mann und Frau zurückfinden wollen zu leidenschaftlichem Begehren und heißem Sex, müssen sie als ersten Schritt die archetypischen femininen und maskulinen Qualitäten in sich wiedererwecken. Dann kann der ewige Tanz des Lebens wieder beginnen.

Wie das romantische Liebesideal den Sex besiegt

Gewissermaßen der Gegenpol zur Emanzipation ist das Ideal der romantischen Liebe. Leidenschaft und Romantik, Sex und Freundschaft, familiärer Alltag und spiritueller Austausch: Dieses Ideal verspricht uns, dass dies alles in einer Beziehung möglich sei. Mit unseren besten Freunden und Freundinnen gehen wir nachsichtiger um als mit unserem eigenen Partner: Mit den einen gehen wir ins Kino, mit den anderen debattieren wir nächtelang, wieder andere sind die perfekten Trainingspartner beim Tennis. Immer aber wissen wir, wo ihre Grenzen liegen, und respektieren ihre Bedürfnisse. Nur in unserer Liebesbeziehung fordern wir alles auf einmal. Es fällt uns schwer zu akzeptieren, dass der Mensch, mit dem wir unser Leben teilen, einfach nicht jedes Bedürfnis abdecken kann. Die Enttäuschung darüber lässt nicht selten die sexuelle Anziehungskraft versiegen. Dieser Wunsch nach allumfassender Befriedigung der Bedürfnisse durch einen Partner hat mit der uralten Sehnsucht nach Verschmelzung zu tun. Wir wollen durch die Verbindung mit einem Seelenpartner ganz werden. Schon der griechische Philosoph Platon hat das sehr treffend in seinem »Symposion« (Das Gastmahl) beschrieben. In diesem Werk lässt er den Komödiendichter Aristophanes den Mythos der Kugelmenschen erzählen. Diese hatten einen Rumpf mit je vier Händen, Füßen und zwei Gesichtern. Es gab das Sonnengeschlecht (Mann-Mann), das Erdgeschlecht (Frau-Frau) und das Mondgeschlecht (Mann-Frau). Sie waren starke und stolze Wesen – zu stolz, denn sie stellten sich mit den Göttern auf dieselbe Stufe. Das aber ging Göttervater Zeus zu weit, und zur Strafe zerschnitt er alle Kugelmenschen in zwei Hälften. Seitdem haben sie zwei Beine, zwei Arme und nur noch ein Gesicht und sind getrieben von der Sehnsucht nach ihrer verlorenen anderen Hälfte. Diesen Trieb bezeichnet Platon als *Eros.*

In diesem Mythos spiegelt sich eben jenes romantische Liebesideal von der Sehnsucht nach dem Verschmelzen, dem Einswerden mit dem geliebten Menschen. Liebesbeziehungen gab es zu allen Zeiten, aber erst unter dem Einfluss der Romantik um 1800 wurde die Liebes-Ehe das Ideal des Bürgertums. In der Antike waren außereheliche Liebesbeziehungen, ob hetero- oder homosexuell, keine Besonderheit. Auch das Mittelalter war ein Zeitalter sexueller Freizügigkeit, dem die katholische Kirche 1215 wenigstens offiziell einen Riegel vorschob, indem sie die Ehe zum Sakrament erhob. Sie propagierte, dass geschlechtliche Beziehungen ausschließlich der Fortpflanzung zu dienen hätten. Im Hochmittelalter entwickelte sich die höfische Minne, eine von hohen Idealen getragene, rein platonische Form der Liebe, deren Gesänge stets von der fernen und unerreichbaren Geliebten erzählen. Die Antwort der Kirche war der Marienkult, der die Verehrung des Femininen in edle, keusche und damit kontrollierbare Bahnen lenkte.

Beim europäischen Adel gehörte es dennoch über Jahrhunderte zum guten Ton und war sogar ein Statussymbol des Mannes, eine oder mehrere Mätressen zu unterhalten. Diese dienten entweder rein seinen sexuellen Bedürfnissen, oder aber es waren echte Liebesverhältnisse, abgekoppelt von der Institution Ehe. Umgekehrt gab es immer auch »exotische« Frauen, die ihre Sexualität frei und ungehemmt auszuleben verstanden, sei es unter dem Deckmantel des Mäzenatentums oder als Freidenkerinnen. Gesellschaftlich anerkannt war aber diese Form der weiblichen Sexualität und Freiheit nie.

In der Zeit der Aufklärung, also gleichzeitig mit den Anfängen der Frauenrechtsbewegung, entstanden durch die klare Rollenteilung in Ernährer und Hausfrau (Mutter) die klassische Kleinfamilie und daneben die romantische Idee der Liebesheirat. Zum ersten Mal in der Geschichte wurde versucht, Leidenschaft und Ehevertrag unter einen Hut zu bringen, mit der bekannten Konsequenz: wachsenden Scheidungsraten.

Die Liebesliteratur erzählt über alle Epochen hinweg eine andere Geschichte: Sie ist voll von Stoffen, in denen die Sehnsucht nach Verschmelzung unerfüllt bleibt. Von der Antike bis zur Gegenwart finden wir das Romeo-und-Julia-Motiv in all seinen Varianten wieder: die Vorstellung von einer alles umfassenden Liebe, die sich nicht erfüllen kann und im Tod enden muss. Welchen Liebesfilm haben Sie zuletzt gesehen? Mit großer Wahrscheinlichkeit spielte auch in diesem das Streben nach der einen großen, wahren und endgültigen Liebe die Hauptrolle. Und musste nicht auch der Held oder die Heldin der Geschichte sich über alle gesellschaftlichen, geografischen und biografischen Barrieren hinwegsetzen – um am Ende doch zu scheitern? Die große romantische Liebe bleibt auch im 21. Jahrhundert stets eine Leidensgeschichte.

Trotzdem lebt dieses Ideal in unseren Köpfen und Herzen fort und erzeugt einen enormen Druck auf unsere Beziehungen. Diese können den Anspruch nach totaler Verschmelzung nicht erfüllen. Die Folge: immer wieder Enttäuschungen, Verletzungen und schließlich Trennung. Was bleibt dann anderes, als sich frustriert zurückzuziehen, wenn die Erkenntnis dämmert, dass die große romantische Liebe nur ein Ideal ist, dessen Verwirklichung uns die Verleugnung unserer Bedürfnisse kostet? Nur eine bewusste Entscheidung für die eigene Weiterentwicklung und das gemeinsame Wachstum als Paar kann uns davor bewahren, in die Falle des romantischen Liebesideals zu tappen. Erst dann erwacht unser Potenzial zum Leben, und wir erwecken auch das Potenzial im anderen.

Entfachen der Leidenschaft mit dem Yin-Yang-Spiel

Natürlich zerbrechen nicht alle Partnerschaften oder geraten unter Druck, weil sie sich in die Schablone des übergroßen Ideals der romantischen Liebe pressen. Bei den meisten Paaren spielt man sich im Laufe der Jahre aufeinander ein, lernt, dem anderen zu vertrauen und teilt Gefühle und Gedanken mit ihm. Man versteht sich, meistert den Alltag gemeinsam, überwindet Schwierigkeiten. Doch während die Vertrautheit wächst, nimmt die Lust oft ab. Die Phase der Verliebtheit liegt schon lange zurück, und für das romantische Liebesideal haben beide oft nur noch ein müdes Lächeln übrig. Die Beziehung »funktioniert« – aber was ist mit dem Eros? Er bleibt auf der Strecke.

Intimität bedeutet: Ruhe, Ausgleich, Einklang, Erholung, Vertrauen, Miteinander und Füreinander. Das ist zwar alles sehr angenehm, aber das Feuer der Sexualität erlischt. Die Beziehung gewinnt zwar an Stabilität, zugleich aber verliert sie den Eros, die Lust auf Leidenschaft, das Verlangen nach ekstatischem Sex. Und genau hier setzt »Beziehungsarbeit« an.

Nun wissen wir ja inzwischen, dass das Gesetz der Polarität *das* Geheimnis ist, die magnetische Anziehung zwischen Mann und Frau zu aktivieren. Doch das Wissen um dieses Fließen von Energie alleine genügt nicht. Wir brauchen eine unmittelbare Erfahrung der jeweiligen femininen und maskulinen Wesenszüge, die sich in Wünschen, Fantasien und Sehnsüchten des Paares zeigen. So stärken wir die sexuelle Essenz beider Partner. Das Yin-Yang-Spiel ist dafür eine wundervolle Möglichkeit. Es ist eines der wirkungsvollsten Instrumente, das wir Paaren in der Therapiearbeit und in unseren Seminaren vermitteln. Hier können die beiden spielerisch erotische Grenzen erforschen und überschreiten, um sich lust- und liebevoll als Wesen zu begegnen, die sich der in ihnen wirkenden Polarität bewusst sind.

Im Yin-Yang-Spiel spielen wir »König und Diener« mit wechselnden Rollen. Einmal übernimmt jeder Partner als König klar die Führung, dann spielt er den Diener, der sich in Liebe den Wünschen des Königs öffnet. Jetzt heißt es: Farbe bekennen! Denn nur wer sich selbst erkennt und sich dem anderen zu erkennen gibt, kann der Partnerschaft Intensität, Begehren und Lust zurückbringen. Wir experimentieren auf der sinnlichen und körperlich-sexuellen Ebene mit den Polen Yin und Yang. Dabei lernen beide, die Verantwortung für ihre Wünsche zu übernehmen. Sie offenbaren ihr Innerstes, ihre kühnsten Fantasien, ihre Geheimnisse, ihre Wünsche, und lassen sie wahr werden. Sie müssen erfinderisch, kreativ, provokativ, großzügig, risikofreudig, tollkühn und gleichzeitig offen, empfänglich und sensibel sein. Dieses Spiel ist eine Einladung, Vertrauen und Intimität zu entwickeln, die wiederum den Rahmen für heißen Sex bilden. Mit dem Yin-Yang-Spiel lernen Liebende, sich wohltuend und heilsam aufeinander zu beziehen, um gleichzeitig mehr Lust zu schenken und zu empfangen. Durch das Wechseln der Rollen machen Paare tiefe Erfahrungen mit ihren eigenen maskulinen und femininen Eigenschaften.

Der konkrete Ablauf sieht so aus: Der Yang-Partner ist der König, der seine Wünsche kundtut. Der Yin-Partner ist der Diener, der die Wünsche erfüllt. Nach zwei Stunden wird eine Pause gemacht, um dann die Rollen zu wechseln. Jeder hat also gleich viel Zeit. Wichtig ist es, nach einem Yin-Yang-Spiel über die gemachten Erfahrungen zu sprechen.

Der König (Yang) beschreibt seine Wünsche, die er während des Spiels jederzeit verändern kann. Für ihn geht es darum, immer wieder in sich hineinzuspüren und sich die Frage zu stellen: »Was will ich – genau in diesem Moment?« Der Diener (Yin) erfüllt die Wünsche so gut wie möglich, ohne sie zu hinterfragen oder zu beurteilen. Seine Aufgabe besteht darin, einfach ein liebender, hingebungsvoller Diener zu sein.

Spielregeln für den Yang-Partner

Der König übernimmt Verantwortung für seine Wünsche und Fantasien. Daraus lernt er, wagemutig, erfinderisch und kreativ zu sein, alte Schamgefühle und Unsicherheiten zu überwinden und mehr von sich zu zeigen. Nur wenn wir über die Grenzen des Gewohnten hinausgehen, entwickeln wir ein Gespür dafür, was wir wirklich wollen. Es ist eine echte Chance, mehr über sich selbst herauszufinden und die eigenen Verhaltensmuster und Vorlieben wahrzunehmen, die sich im Laufe unserer Biografie oft unbewusst entwickelt haben. Ein »guter« König ist ein mitfühlender König, der dem Diener keine Aufgaben stellt, die diesen demütigen oder von ihm als Strafe empfunden werden. Das wäre ein Missbrauch von Macht. Der König achtet auf die Bedürfnisse des Yin-Partners und erbittet nur so viel, wie dieser ihm im Augenblick geben kann.

Spielregeln für den Yin-Partner

Zweifellos wird sich auch der Yin-Partner mit den eigenen Unsicherheiten und denen des Partners konfrontiert sehen. Es ist eine besondere Herausforderung, dem König nicht »aus der Klemme« zu helfen, wenn dieser einmal zögert, seine Bedürfnisse zu artikulieren. Der Yin-Partner darf nicht führen oder entscheiden. Er lässt sich auf alles ein, was kommt, und bleibt dabei präsent. Der Diener kann eine Haltung üben, die für eine kreative Beziehung wesentlich ist: Das Ego mit all seinen Wertungen, seiner Besserwisserei verliert an Bedeutung. Für die verabredete Zeit steht nur der Yang-Partner im Mittelpunkt. Vergleichbar mit der Hingabe eines Schülers an einen spirituellen Lehrer hört der Yin-Partner zu und bleibt den Wünschen des Yang-Partners gegenüber offen, ist einfach für ihn da. Vom Yin-Partner ist die Kunst gefragt, ein eventuelles Nein in ein Ja zu wandeln. Nein zu sagen gibt uns das Gefühl, Kontrolle und Macht zu haben. Nein zu sagen hat aber auch mit der Angst zu tun, sich auf das Wagnis des Unbekannten einzulassen. Es hindert daran, uns dem Abenteuer zu öffnen und Neues zu erkunden. Indem wir Ja sagen, zeigen wir, dass wir bereit sind zu handeln, ohne dem Partner die eigenen Vorlieben und Abneigungen aufzudrängen.

Dieses Spiel heißt nicht »Herr und Knecht«. Die Symbole von Yin und Yang repräsentieren zwei sich ergänzende Gegensätze. Es geht also nicht darum, sich zu unterwerfen und womöglich dabei seine Selbstachtung und Würde zu verlieren. Falls jedoch eine Forderung unangenehm ist und den Diener überfordert, sollte er höflich, mit Humor, Liebe und Respekt, um eine Abänderung des Wunsches bitten.

Im Rausch der Sinne oder vom Nehmen und Nehmenlassen

Das Yin-Yang-Spiel ist die ideale Vorbereitung für die Kunst, zu nehmen und sich nehmen zu lassen. Beides erfordert Hingabe und Mut. Eine Geschichte aus dem arabischen Raum bringt uns dieses Prinzip auf einfache Weise näher:

Ein wohlhabender Mann ist auf der Suche nach einer Frau, die er zu seiner Gemahlin machen will. Er findet eine wunderschöne Frau, die er ihrem Vater abkauft. Sie verweigert sich jedoch. Alles in ihr sträubt sich gegen diesen Mann, und sie schwört, ihn niemals zu lieben. Er richtet ihr in seinem prächtigen Haus das schönste Zimmer ein. Er serviert ihr jede nur erdenkliche Köstlichkeit und schläft jede Nacht auf dem Boden vor ihrer Tür. Dieses Verhalten erstaunt die Schöne. Nach einem Monat legt er sich jede Nacht zum Schlafen auf einen Teppich vor ihrem Bett. Nach einem weiteren Monat legt er sich nachts zu ihr ins Bett – allerdings nur zu ihren Füßen. Mittlerweile ist sie höchst verwundert, und sie fragt sich, ob er sie am Ende gar nicht begehrenswert findet. Auch im folgenden Monat schläft er nur an ihrer Seite, stets darauf bedacht, sie nicht einmal zu berühren. Ihre anfängliche Ablehnung schlägt schließlich in ein heftiges Begehren um. Nach einem weiteren Mondzyklus küsst er jede Nacht ihre Füße. Sie spürt seine Verehrung, und sie beginnt sich nach seiner Berührung zu sehnen. Aus lauter Verzweiflung straft sie ihn mit Verachtung, zweifelt an seiner Männlichkeit. Sie hasst ihn, wird wütend. Nach einem weiteren Monat küsst er ihre Beine, dann die Innenseiten der Oberschenkel, dann einen Monat lang ihre Brüste. Sie glüht vor Sehnsucht, sie begehrt ihn – er aber bleibt beim Küssen und Liebkosen, unbeeindruckt von ihrem brennenden Verlangen nach mehr. Weitere Monate ziehen ins Land, in denen er sie nur verwöhnt, aber nie nimmt. Erst als ihre Gefühle von heftiger Enttäuschung, Verachtung, Wut und Gier allmählich verebben und einer absoluten Hingabe weichen, ist es so weit: Er nimmt sie – und führt sie zur höchsten Ekstase.

Diese Geschichte zeigt uns, dass es beim Nehmen und Genommenwerden darum geht, Verlangen und Sehnsucht zu schüren. Beim Liebesspiel muss das Feuer der Leidenschaft so lange entfacht werden, bis die Erregung kaum noch zu ertragen ist. Auf dem Höhepunkt der Erregung überlassen sich beide Liebenden dem Feld vibrierender Energien.

Diese einzigartige Qualität der Sexualität entsteht, wenn der Mann aus seiner phallischen Kraft heraus liebt. Seine Lust ist nicht nur auf seinen Penis beschränkt, sondern ist ganzheitlich mit allen Aspekten seines sexuellen Wesens verbunden. Der Mann braucht all seinen Mut, um seine Partnerin mit seiner vollen Kraft, Hitze und Leidenschaft zu nehmen. Er kann das aber nur, wenn sie voller Vertrauen sein Eindringen in ihr Innerstes zulässt und sich nehmen lässt. Die Frau muss bereit sein, ihn mit ihrer Vulva in sich aufzunehmen, ihn mit der umhüllenden Kraft ihres Schoßes zu empfangen. Dies ist ihr Geschenk, und wenn er ihr dann sein Herz öffnet, erfüllt er ihre tiefe Sehnsucht, gesehen und verehrt zu werden. Er hingegen schenkt ihr seine phallische Kraft, verbunden mit seiner Liebe. Sie ist ihm ebenbürtig, und er schätzt es, dass sie sich sowohl abgrenzen als auch öffnen kann.

Die phallische Stoßkraft des Mannes schafft es, die Mauern einer vom Animus geprägten Frau, einer Frau also, die sich vor allem über ihre maskuline Seite definiert, niederzureißen. Denn genau das ist die tiefe Sehnsucht jeder Frau. Sie spürt das Verlangen, genommen zu werden, in ihrer sexuellen Essenz berührt zu werden, damit sie wieder in Berührung mit ihrer Schoßkraft kommt, mit den Wurzeln ihrer Weiblichkeit. Ohne diese Berührung verhungert und vertrocknet sie. Im Alltag steht sie »ihren Mann«, richtet sich ihr Leben auf der Grundlage subtiler Kontrollmechanismen und Abwehrmuster perfekt ein – und kann sich am Ende nicht mehr von alleine aus dieser Falle befreien. Auch wenn ihre maskulinen Qualitäten sie bei der Bewältigung ihres Alltags stützen, blockieren sie auf der sexuellen Ebene den Zugang zu wahrer Lust.

Es ist das größte Geschenk des Mannes, sie einfach zu nehmen, ungeachtet ihrer Abwehr und Ablehnung, indem er ihr Verlangen so lange schürt, bis sie sich ihrer Geilheit ergibt und endlich genommen werden will.

Seine Aufgabe ist, sie mit seinem Verlangen zu überwältigen, mit seiner Leidenschaft ihren Animus niederzuringen, um ihr Innerstes zu erreichen. Das erfordert Bewusstsein und Liebe für seine Partnerin und vor allem den Mut, sie mit seiner Aggression im besten Sinne des Wortes zu nehmen.

Es geht um Leidenschaft und Aggression um der Liebe willen. Wenn wir dies wollen, müssen wir entschlossen sein, mit den eigenen und den Grenzen des Partners zu spielen, und zwar nach klaren Spielregeln. Für den Mann bedeutet das, sich ganz ihrem Wunsch, genommen zu werden, zu öffnen. Er kann Liebesbisse einsetzen, obszöne Worte gebrauchen, sie festhalten, ja er kann sogar sanfte Schläge einsetzen, um die Leidenschaft der Partnerin zu entfachen.

Wenn eine Frau sich nicht zu ihrem Verlangen, ihrer Wildheit und Schamlosigkeit bekennt, kann es geschehen, dass sie diese Eigenschaften an ihren Partner abgibt. Damit macht sie ihn zu einem Mann, der immerzu will, sie bedrängt und sie dann auch noch auf die »falsche Art und Weise« liebt.

Für die Frau besteht also die Herausforderung darin, sich auf ihre brennende Lust und Geilheit einzulassen, sich bedingungslos der Penetration zu öffnen und sich mitreißen zu lassen. Dann werden sich beide als ebenbürtige Partner begegnen und sich in unendlicher Liebe und Leidenschaft ausdehnen können.

In diesem Rausch der Sinne berühren beide ihren Wesenskern und können sich ganz ihrer Ekstase hingeben.

Nehmen und Genommenwerden werden so eine unvergessliche, spirituelle Erfahrung. Beide berühren ihre Essenz und fühlen sich gleichzeitig mit dem Himmel und der Erde verbunden.

Die archaischen Kräfte von Nehmen und Genommenwerden können wir nicht rein geistig erfassen. Für sie brauchen wir die Fähigkeit, uns vollkommen im Hier und Jetzt hinzugeben. Frauen, die Kinder zur Welt gebracht haben, kennen diese Urkraft. Von einem gewissen Moment bei der Geburt an kann die Frau die mit Gewalt nach außen drängende Kraft nicht mehr steuern. Sie hat ihr nichts entgegenzusetzen, sie kann sich ihr nur hingeben. Aber auch der Mann kennt solche Momente, am ehesten bei extremen körperlichen oder geistigen Belastungen, zum Beispiel bei anstrengenden Bergtouren, einem Marathon oder wenn er sich bis zur Selbstaufgabe in ein Projekt stürzt. Situationen also, die ihn herausfordern, hoch konzentriert und aufmerksam zu bleiben und sich zugleich völlig hinzugeben.

Was Sie über Sex wissen sollten

Begehren – Die Lust auf die Lust

Ich begehre und werde begehrt – also bin ich! Denn wenn wir begehren oder begehrt werden, fühlen wir uns wahrgenommen und lebendig. Natürlich hängt sexuelles Begehren neben biochemischen Reaktionen auch von der jeweiligen Kultur und Gesellschaft ab. In unserer Kultur gilt das Begehren als besonders starke Form der zwischenmenschlichen Kommunikation.

Unabhängig davon, ob wir ein Mann oder eine Frau sind, spüren wir den Blick des anderen und erfassen blitzschnell, ob dieser Blick neutral oder begehrend ist. Männer sind eher visuell geprägte Wesen und werden von der Heftigkeit des Begehrens oft nahezu »überfallen«: ein Werbeplakat, der Anblick eines Busens – schon törnt es den Mann an. Alle fünf Minuten wird das männliche Begehren durch einen meist optischen Reiz ausgelöst. Er hat Lust auf Sex, ist geil, fühlt sich getrieben und unruhig.

Sexuelles Begehren sollte jedoch nicht mit Trieb verwechselt werden. Für uns ist das Begehren die feminine Seite des Sex und untrennbar mit Eros verbunden, also mit Sinnlichkeit, Flirt und Sehnsucht. Trieb hingegen steht für den maskulinen Aspekt des Sex, der untrennbar mit zielgerichteter Aggression verbunden ist. Der Trieb will penetrieren, die Geliebte nehmen, während sich ihm die Geliebte entgegendrängt, um sich nehmen zu lassen. Wird die sexuelle Begegnung jedoch ausschließlich vom Trieb gesteuert, fühlt sich Sex kalt und leblos an. Denn es ist Eros, der dem Sex Wärme, Sinnlichkeit und Verspieltheit schenkt. Beim sinnlich-feurigen Lieben kann die Begegnung sogar in ein Nehmen und Sich-nehmen-Lassen übergehen.

Begehren ist also die Lust auf die Lust, die durch die Aktivierung neuronaler Hirnstrukturen ausgelöst wird. Interessanterweise sind die Sexualorgane beim Begehren noch nicht beteiligt. Erst in der Phase der Erregung und des Orgasmus kommen sie ins Spiel. Das Begehren ist ein Vorläufer der Lust und wird auch als Appetenz bezeichnet. Dieser »Appetizer« ist eine eigenständige erste Phase im sexuellen Reaktionszyklus, bei dem fünf Stationen unterschieden werden können: Appetenz – Erregung – Plateau – Orgasmus – Refraktär-Phase (Phase der Rückbildung). Die Appetenz-Phase wurde erst relativ spät als Teil des sexuellen Geschehens erkannt. Das mag eine Erklärung dafür sein, dass noch in den 50er-Jahren Unlust oder fehlendes Begehren in der Sexualtherapie kaum beachtet wurde, während die Sexualwissenschaft ihre Untersuchungen ganz der erektilen Dysfunktion (Erektionsschwierigkeiten des Mannes) oder Präorgasmie (Frauen, die keinen Orgasmus haben) widmete.

Der zeitliche Höhepunkt sexueller Appetenz und Lust liegt bei Männern bei 17 Jahren, bei Frauen bei 40 Jahren. Das bedeutet, dass die Frau ihre Phase der stärksten Appetenz dann erreicht, wenn die höchsten Wellen der Lust beim Mann bereits verebben. Allgemein wird Begehren meistens dem Mann zugeschrieben: Er gilt in seiner sexuell aktivsten Phase als Jäger und reduziert Frauen oft zum Sexualobjekt. Eine junge Frau reagiert dann häufig mit Angst, verdrängt ihr eigenes, oft mit Schuldgefühlen besetztes Begehren und projiziert dieses auf den Mann. Als Folge davon fühlt sie sich bedrängt. Die Männer werden in ihren Augen zu gefürchteten Aggressoren. Trifft der Mann jedoch in einer späteren Lebensphase auf Frauen, die auf dem Höhepunkt ihrer sexuellen Appetenz angekommen sind und zu ihrem Begehren stehen, ist es genau umgekehrt. Sie offenbaren ihr Begehren, und er projiziert seine aggressiven Anteile auf sie. Dadurch macht er Frauen zu angstbesetzten Figuren, zu männermordenden Vamps. Die Urangst des Mannes vor der verschlingenden Kraft des Weiblichen sitzt genauso tief wie die Urangst der Frau vor der penetrierenden Kraft des Männlichen. Viele Geschichten und Märchen erzählen davon: Salome und Johannes der Täufer, Lorelei, Circe, Lulu, Delilah und Samson, Undine und die Fischer.

Aber bleiben wir bei unserem biologischen Erbe. Unser größtes Sexualorgan ist das Gehirn. Hier laufen sämtliche Informationen, Empfindungen, Erinnerungen, Erfahrungen und Deutungen zusammen und bestimmen unser sexuelles Erleben. Im Laufe der Evolution entwickelten sich drei Hirnteile, die miteinander verbunden sind.

Das **»Reptilienhirn«** (Stammhirn, Kleinhirn und verlängertes Mark), der entwicklungsgeschichtlich älteste Teil, ist für alle unbewusst ablaufenden Funktionen zuständig, die unser Überleben sichern: Wachheit, Aufmerksamkeit, Instinkte, Trieb, Balzgehabe, Flirt.

Das **»Säugerhirn«** (limbisches System, Mittelhirn) ist das emotionale Hirn mit den Grundempfindungen Angst, Wut, Freude, Trauer, Ekel und Hass. Es funktioniert nach dem Muster, Lust zu wiederholen und Schmerz zu vermeiden. Das geschieht aber immer noch unbewusst und hält uns in unseren Reaktionen gefangen. So werden zum Beispiel bei Angst sowohl das Reptilien- als auch das Säugerhirn aktiviert. Die (unbewusste) Reaktion ist dann entweder Angriff, Flucht oder Erstarrung.

Erst im **Neokortex** (Großhirn, dem entwicklungsgeschichtlich jüngsten Teil des Hirns) geht es um das eigentliche Menschsein, um bewusstes Wählen, Reflexion, Sprache. Erst hier werden Begehren und Sex zu etwas Persönlichem: Wir wollen vom anderen begehrt und gewählt werden.

Erleben wir aber Stress und Angst, entreißen die automatischen Verteidigungsreaktionen des Reptilien- und des Säugerhirns dem Neokortex die Kontrolle.

Solange diese Reaktionen automatisch und unbewusst ablaufen, sind wir nicht zu wahrer Intimität jenseits von Angst- und Stressreaktionen fähig. Erst wenn wir uns durch sehr viel Achtsamkeit und Übung dieser Reaktionen bewusst werden, kann unser menschlich-reflektierender Teil auch unter Stress die Oberhand behalten. Dann werden Begehren und Verlangen, also das Triebhafte, mit dem Bewusstsein gezügelt.

Weiterhin spielen die Hormone eine große Rolle. Auf der feinststofflichen Körperebene, dem Hormonsystem, sind Trieb, Lust und Leidenschaft mit dem äußerst wichtigen Sexualhormon Testosteron verbunden. Testosteron steuert die Libido, macht geil, muskulös und aggressiv, schenkt Ausdauer und Kraft und treibt vor allem den Mann, aber auch die Frau, zu Sex und dominantem Verhalten. Frauen produzieren ihr Testosteron in den Nebennieren, und auch bei ihnen ist es verantwortlich für die Lust. Bei Männern beobachten wir das Phänomen, dass der Testosteron-Spiegel in einer langjährigen Partnerschaft sinkt. Zusätzlich vermindert sich bei ihnen der Testosterongehalt (ab etwa 40 Jahren) um jährlich ein Prozent. Bei der Frau bleibt der Testosteron-Spiegel hingegen gleich. Er nimmt nur scheinbar zu, weil die Östrogen-Produktion in der Menopause wegfällt. Viele Frauen haben dadurch mehr Lust auf Sex, sie erleben sich als triebhafter.

Zusätzlich sinkt der Testosteron-Spiegel bei Paaren, wenn sie über längere Zeit keinen Sex haben. Dies erklärt auf der rein hormonellen Ebene die Lustlosigkeit vieler Paare. Um eine hormonell bedingte Lustlosigkeit auszugleichen, sollten wir also möglichst oft Sex haben.

Vom Begehren zum Orgasmus – Der sexuelle Spannungsbogen

Vom Begehren bis zu seiner Erfüllung mit dem Orgasmus als Höhepunkt kann Sex als Spannungsbogen beschrieben werden. Dieser Bogen ist ein äußerst fein strukturierter und komplexer Ablauf. Um ihn besser verstehen zu können, gliedern wir ihn entlang der Zeitachse in verschiedene Phasen. Diese Phasen können anhand bestimmter Körperreaktionen beim Sex unterschieden werden und sind in ihrer Reihenfolge weder umkehrbar noch austauschbar. Allerdings sind die Länge und die Intensität des Erlebens der Phasen individuell sehr verschieden.

Das einfachste Modell stammt von Helen Singer Kaplan und orientiert sich sehr streng an physiologisch eigenständigen Reaktionen. Sie spricht von den drei Phasen Appetenz, Erregung und Orgasmus. Das bekannteste Modell ist jedoch das Vier-Phasen-Modell von Masters und Johnson mit den Phasen Erregung, Plateau, Orgasmus und Refraktär-Phase, dem aber die bereits erwähnte Appetenz-Phase fehlt. Deshalb wird in der heutigen Sexualtherapie dieses Phasen-Modell um die Appetenz-Phase zu einem Fünf-Phasen-Modell erweitert: Appetenz, Erregung, Plateau, Orgasmus und Refraktär-Phase. Die Erweiterung um die Appetenz-Phase, die wir als Lust auf die Lust bezeichnen, hilft uns vor allen Dingen, die überall beklagte Lustlosigkeit besser zu verstehen, mit der wir trotz oder gerade wegen der permanenten sexuellen Überreizung im Alltag konfrontiert werden. Schauen wir uns die Abfolge sexueller Reaktionen in diesem Fünf-Phasen-Modell genauer an.

Sexuelle Aktivität wird durch **sexuelles Begehren** (Appetenz) in Gang gesetzt. Selbst Potenzmittel brauchen, um ihre Wirksamkeit zu entfalten, den Anstoß durch sexuelles Begehren. Und doch führt natürlich nicht zwingend jedes sexuelle Begehren auch zu einer sexuellen Handlung. Lust auf Sex heißt also nicht, dass wir jedes Mal dieser Lust nachgeben und Sex praktizieren. Die Lust auf Lust entsteht im Sexualzentrum des Gehirns, in den miteinander vernetzten Regionen aus limbischem System, Hypothalamus und der präoptischen Region. Diese Bereiche werden durch Berührung und visuelle Reize, durch Fantasien und Erinnerungen aktiviert. Das Sexualzentrum im Gehirn ist mit den beiden im Rückenmark gelegenen Zentren im unteren Teil der Wirbelsäule verbunden: dem psychogenen spinalen Sexualzentrum und dem reflexogenen spinalen Sexualzentrum. Diese stehen wiederum in Verbindung mit den Geschlechtsorganen. Durch einen optischen Reiz, eine Fantasie, eine Berührung, einen Kuss werden wir körperlich erregt – wir bekommen Lust auf Lust.

In der **Erregungsphase** kommt es zur Erweiterung der genitalen Blutgefäße. Beim Mann zeigt sich dies in der Erektion, bei der Frau im Anschwellen, Sich-Ausweiten und Feuchtwerden (Lubrikation) der Scheide. Subjektiv nehmen wir unterschiedliche Körperempfindungen wahr, vielleicht erleben wir ein Gefühl der Ruhe und des Wohlbefindens, das sich über den ganzen Körper ausbreitet, während die Lust steigt. Diese Empfindungen werden vom Parasympathikus gesteuert. Dieser Teil des Nervensystems, der mit sämtlichen Organen in Verbindung steht, ist unter anderem für Entspannung, Verdauung, Ruhe und Erektion zuständig. Eine anhaltende Erektion ist also nicht das Ergebnis von Anspannung und wilder Geilheit, sondern entsteht vor allem aus einer Entspannung heraus.

Bei anhaltender Erregung kommt es dann zu einer Verlagerung vom Parasympathikus hin zum Sympathikus. Dieses Nervensystem ist für Leistungssteigerung, aber auch für Stress- und Notfallsituationen zuständig. Ebenso wie der Parasympathikus ist auch der Sympathikus mit allen Organen verbunden. Er sorgt für Aktivität, stellt Energie zur Verfügung, beschleunigt Herzschlag und Atem und leitet die höchste Erregung, die **Plateau-Phase** und den Orgasmus, ein. Beim Mann werden die Hoden dicht an den Körper gezogen, das sogenannte Sehnsuchtströpfchen aus den Cowperschen Drüsen wird ausgeschieden, Muskelspannung und Herzfrequenz erhöhen sich. Bei der Frau vergrößert sich die Klitoris. Gleichzeitig bildet sich die orgastische Manschette: das äußere Drittel der Vagina schwillt an, und das hintere Drittel der Vagina weitet sich aus (Zelt-Phänomen). Die Plateau-Phase kann unterschiedlich lang dauern und in den Orgasmus münden.

Für den **Orgasmus** von Mann und Frau ist vor allem der Sympathikus verantwortlich, im Gegensatz zur Erregungsphase, in der sowohl Parasympathikus als auch Sympathikus zusammenarbeiten.

Für heißen Sex können wir nun das Wechselspiel zwischen Sympathikus und Parasympathikus nutzen, um uns einerseits aufzuladen und gleichzeitig ganz entspannt zu bleiben. Dadurch schaukeln wir die Energie auf das höchstmögliche Niveau. Wenn wir von diesem Niveau aus in den Orgasmus »hineinfallen«, erleben wir ihn besonders tief und intensiv.

Der männliche Orgasmus besteht aus zwei unabhängigen, aber koordiniert ablaufenden Unterphasen: der Emissionsphase und der Ejakulation. Die Emissionsphase wird vom Mann als ein Gefühl der Unvermeidbarkeit der Ejakulation (Punkt ohne Wiederkehr) erlebt. Die inneren Geschlechtsorgane Samenleiter, Prostata und Samenblasen ziehen sich reflektorisch zusammen und pressen das Ejakulat in den hinteren Teil der Harnröhre. Die Ejakulation selbst besteht aus im Rhythmus von 0,8 Sekunden aufeinanderfolgenden Kontraktionen der quer gestreiften Muskeln an der Basis des Penis. Früher wurden Ejakulation und Orgasmus als ein einziger Vorgang angesehen. Heute ist erwiesen, dass es sich um zwei verschiedene neurophysiologische Vorgänge handelt, die allerdings meist parallel ablaufen.

Der weibliche Orgasmus entspricht der Ejakulation des Mannes – bei der Frau allerdings »nur« als reflektorische Kontraktionen des Beckenbodens. Zusätzlich verlängert sich der hintere Teil der Vagina, und der Uterus (Gebärmutter) richtet sich auf.

Atem- und Herzfrequenz nehmen drastisch zu, es kommt zu partiellem oder vollständigen Verlust der Kontrolle, das Denken setzt für kurze Zeit aus. Die Frau nimmt dies als orgasmisches Pulsieren oder Pochen in der Scheide wahr, während ihr Partner vor allem die lustvollen Kontraktionen ihres Beckenbodens spürt. Im Unterschied zum Mann ist die sinnliche Empfindungsskala der Frau meist weiter, die Dauer des Orgasmus länger, und sie weist eine größere Bandbreite auf.

Wichtig für die Intensität beim Erleben des Orgasmus für Mann *und* Frau ist eine gut trainierte Beckenbodenmuskulatur. Diese bestimmt die Tiefe und Intensität des Orgasmus.

Interessant ist vielleicht auch eine neuere Studie, die nachweist, dass beim Orgasmus durch Geschlechtsverkehr viermal mehr Prolactin ausgeschüttet wird als beim Orgasmus durch Masturbation. Das erklärt, warum ein »zweisamer« Orgasmus in der Regel als befriedigender erlebt wird als ein einsamer. Nach dem Orgasmus schnellt der Prolactin-Spiegel nach oben und senkt die Libido. Dieses Hormon sorgt also für Entspannung und verhindert somit eine neue Erregungsphase. Erst wenn es vollständig abgebaut ist, kommt es wieder zu neuer Erregung. Prolactin ist ein hochwirksames Anti-Stressmittel, und sein Vorkommen im Blut ist der einzige physiologische Nachweis dafür, dass ein Orgasmus stattgefunden hat.

In der **Refraktär- oder Rückbildungsphase** fließt das in den Organen gestaute Blut ab, die Schwellung geht zurück, und die Sexualorgane kehren in ihren ursprünglichen Zustand zurück. Diese Rückbildungsphase dauert dann am längsten, wenn es zu keinem Orgasmus gekommen ist. Subjektiv ist diese Phase entweder von einem tiefen Bedürfnis nach Nähe geprägt oder vom Bedürfnis nach Abstand und Schlaf. Ausgelöst wird dies durch die besagte Prolactinausschüttung, die unter anderem auch das erneute Erigieren des Penis verhindert.

Der Orgasmus als Rätsel der Wissenschaft

Während der Orgasmus des Mannes im Zusammenhang mit der Ejakulation wissenschaftlich gesehen ganz eindeutig dem Zweck der Fortpflanzung dient und scheinbar keine Rätsel aufgibt, wurde der Orgasmus der Frau zum Forschungsobjekt. Welchen Zweck sollte er haben, wenn wir davon absehen, dass er sie glücklicher und zufriedener macht? Diese Frage hat Forscher zu verschiedenen, zum Teil sehr abenteuerlichen Orgasmustheorien verleitet, die wir hier in einem kleinen Überblick vorstellen wollen. Sie mögen zum Nachdenken anregen oder zum Schmunzeln verführen.

Lange vor der sexuellen Revolution der 60er-Jahre war Sigmund Freud (1920) der erste Wissenschaftler, der öffentlich über weibliche Sexualität sprach. Allerdings wertete er den weiblichen klitoralen Orgasmus als unreif ab. Nur der vaginale war ein reifer Orgasmus, sozusagen das Gegenstück zum männlichen.

Der Freud-Schüler Wilhelm Reich (1940) differenzierte zwischen dem »neurotischen Charakter« und dem »genitalen Charakter«. Letzterer hat alle bürgerlichen moralischen Einschränkungen hinter sich gelassen und ist zu einer »sexualökonomischen Selbststeuerung« gelangt, die ihm sogar einen Ganzkörperorgasmus durch totale Hingabe an das Strömen beim Orgasmus bescheren kann.

In den 50er-Jahren entdeckte »Dr. Sex« Alfred Kinsey durch empirische Befragungen, dass mehr als die Hälfte der Frauen ihren Orgasmus durch Stimulation der Klitoris erlangt. Bei den Männern entdeckte er, dass Orgasmus und Ejakulation zwei getrennte Phänomene sind.

Zur gleichen Zeit erforschten William Masters und Virginia Johnson die sexuellen Reaktionen von Mann und Frau und fanden ebenfalls heraus, dass die Mehrheit der Frauen nur durch klitorale Reizung zum Orgasmus kommt und nicht durch das übliche »Rein und Raus« des Penis.

1972 veröffentlichte Mary Jane Sherfey ihr Buch »Die Potenz der Frau« und entwickelte darin die Forschungen von Masters und Johnson konsequent weiter. Sie stellte Freuds Vaginal-Orgasmus-Theorie ihre »Klitoris-Leitzonen-Theorie« gegenüber und zeigte auf, dass der vaginale Orgasmus nichts anderes als ein klitoraler ist: Die intensiven Empfindungen in der Vagina werden durch Nervenverbindungen an die Klitoris weitergeleitet und lösen dort den Orgasmus aus.

1976 stellte Shere Hite in ihrem Report fest, dass 79 % der Befragten bei der Masturbation ihre Klitoris stimulierten und nur gerade 1,5 % das Innere der Vagina.

1982 erschien das Buch »Der G-Punkt« von Ladas, Whipple und Perry, in dem gezeigt wird, dass die sexuellen Organe von Mann und Frau einander entsprechen. So findet der G-Punkt sein Pendant in der Prostata, die Eichel in der Klitoris, das männliche im weiblichen Ejakulat.

Und schließlich beschrieben Alan und Donna Brauer 1992 in ihrem Buch »Der erweiterte sexuelle Orgasmus« eine Methode, wie Mann und Frau Orgasmen bis zu 30 Minuten ausdehnen können.

Dass beim Sex offenbar keine Lustsynchronisation von Mann und Frau vorgesehen ist, hat vermutlich mit dem ursprünglichen »Hauptziel der Fortpflanzung« zu tun. Würde eine Frau sehr schnell zum Orgasmus kommen, bestünde die Gefahr, dass der Mann gar nicht bis zur Ejakulation käme. Oder umgekehrt, würde der Mann seine Ejakulation sehr lange oder immer zurückhalten können, so würde die Frau zwar befriedigt, aber der männliche Samen würde mit großer Wahrscheinlichkeit seinen Bestimmungsort nicht erreichen.

Nach der »Theorie des häuslichen Glücks« des Zoologen John Alcock stellt der Orgasmus einen Gradmesser der Beziehungsqualität dar. Ein Mann, der die Frau zum Orgasmus bringt, ist so einfühlsam, leistungswillig und geduldig, dass er wahrscheinlich auch ein guter Vater ist.

Die »Jackpot-Theorie« des Londoner Psychologen Glenn Wilson geht davon aus, dass der weibliche Orgasmus unzuverlässig ist. Deshalb seien Frauen zu wiederholten Versuchen motiviert. Wogegen die »Attraktivitätstheorie« des Biologen Randy Thornhill nachweisen will, dass Frauen gehäuft Orgasmen mit Männern haben, die Symmetrien in Gesicht und Körper aufweisen. Dies soll auf gutes Genmaterial schließen lassen.

Die »Theorie der Unersättlichkeit« der Primatenforscherin Sarah Blaffer Hrdy stellt den Überlebenstrieb in den Vordergrund. Promiske Weibchen verwischen das Wissen um die Vaterschaft und sichern so das Überleben der Nachkommenschaft. Hrdy vermutet, dass Menschenfrauen der Frühzeit ebenso bindungslose, begehrliche »Diplomatinnen« waren wie ihre Primaten-Verwandten.

Nach der »Upsuck-Theorie« von Robin Baker und Mark Bellis bewirkt der Orgasmus bei der Frau Kontraktionen, die den Abfluss des Samens verhindern. Damit hätte die Frau die Entscheidung über eine Empfängnis.

Die Evolutionsbiologen Donald Symons und Stephen J. Gould erklären den weiblichen Orgasmus auf eine ganz spezielle Art. Diese beiden definieren die Klitoris als ein »Nebenprodukt« des Penis, vergleichbar den männlichen Brustwarzen. Demnach kann die Frau ihre Orgasmen intensivieren, wenn sie im Liebesakt aktiver und aggressiver ist. Dadurch erhöht sich der Testosteronspiegel und verbunden damit die Empfindsamkeit der Klitoris und die Tiefe des Orgasmus.

Unsere Erfahrung als Paar- und Körpertherapeuten und unsere Arbeit mit Frauen in Seminaren und Einzelberatungen belegen: Es gibt unzählige Arten von Orgasmen, so wie es unendlich viele Sterne am Himmel gibt. Es gibt Orgasmen, die mit einer Ejakulation verbunden sind, und es gibt Orgasmen, die vom Muttermund her ausgelöst werden. Die meisten Frauen erleben ihren Höhepunkt jedoch am intensivsten durch die Stimulation der Klitoris. Sie beschreiben dies als lustvolles, pulsierendes Gefühl im äußeren Genital, vergleichbar mit der quirligen Energie eines Delfins. Je höher die Erregung ist und je tiefer sich die Frau dabei entspannen und hingeben kann, desto umfassender und intensiver nimmt sie ihre Orgasmen wahr. Sie erlebt den Orgasmus dann nicht mehr nur im Bereich des äußeren Genitals, sondern sie spürt, wie er sie in ihrer ganzen Tiefe erfasst: hinein in die Vagina, über die ganze Vulva bis hin zum Uterus, hinein in jede Zelle und Pore ihres Körpers, ja sogar bis in die tiefsten Schichten ihres Seins als »ganzheitlicher« Orgasmus, am besten vergleichbar mit der machtvollen Energie eines Wals.

Bezeichnenderweise hat der männliche Orgasmus über die Jahrhunderte einen Dornröschenschlaf gehalten und wurde kaum zum Gegenstand von Forschung und Theorie gemacht. Orgasmus und Ejakulation wurden als ein einziges Phänomen angesehen, und so stand die Zeugungsfähigkeit im Vordergrund. Alle Fragen drehten sich um das Thema Potenz: um eine erektile, ejakulative und um die – am wenigsten bekannte – orgasmische Potenz. In der Arbeit mit Männern in unseren Seminaren und Einzelberatungen erfahren wir immer wieder, dass die orgasmische Potenz von den meisten Männern stiefmütterlich behandelt wird. Der Höhepunkt wird oft unter Stress und Aggression eher erzwungen als genossen. Dabei gibt es noch eine ganz andere Art, zum Höhepunkt zu kommen: Wir können uns in einem hohen Erregungszustand entspannen und uns dann dem tiefen, inneren Strömen hingeben, ohne zu ejakulieren. Dies bezeichnen wir als »Talorgasmus«.

Orgasmus als Glückseligkeit

»Der Orgasmus ist ein Rückgriff auf das Paradies und ein Vorgriff auf den Himmel« (Luise Rinser)

Der Orgasmus – für einen kurzen Augenblick erleben wir die höchsten der Gefühle. Wir erleben Glückseligkeit, Einssein, Ekstase, Ich-Verlust, und wir berühren für einen Moment das, was uns wirklich ausmacht, unser Potenzial. Im Orgasmus treten wir in Kontakt mit einem tiefen Wissen: Wir leben auf dieser Erde, und doch sind wir nicht von dieser Erde. Das ist die spirituelle Dimension des Orgasmus: ein kleiner Ausblick auf das, was vor unserer Geburt war und nach unserem Tod sein wird. Für einen Augenblick reißt der trennende Vorhang zwischen dem Ich und der Welt, und wir erfahren die Einheit aller Gegensätze. So ist der Orgasmus die einfachste und zugleich umfassendste spirituelle Erfahrung, die wir machen können. Wenn wir immer wieder in orgasmischen Zuständen verweilen, werden wir mit jedem Mal ekstatischer und gewöhnen unseren Körper

an immer höhere energetische Zustände. Wir erfahren Glückseligkeit.
Beim Orgasmus verschmelzen wir zu einer Einheit aus Körper, Geist und Seele. Dieses Erlebnis ist dann besonders intensiv, wenn die sexuelle Erregung maximal und die Angst vor Kontrollverlust minimal ist. Männer und Frauen, die sich beim Sex vollkommen gehen lassen, können im Orgasmus die völlige Auflösung der Trennung zwischen Ich und Du erleben. Sie werden eins mit sich selbst und dem Partner.

Ein Orgasmus kann alles sein, von der simplen Entspannung nach einem anstrengenden Tag bis hin zu einem Erleuchtungserlebnis.

Nüchtern betrachtet ist der Orgasmus nichts anderes als eine körperliche Reaktion: Der Beckenboden kontrahiert unwillkürlich sechs- bis zwölfmal in einem Abstand von 0,8 Sekunden. Doch auf der energetischen Ebene geschehen noch ganz andere Dinge. Wir erleben Veränderungen in der Wahrnehmung, fühlen, wie sich Raum und Zeit auflösen, begleitet von unbeschreiblichen Gefühlen tiefer Liebe. Heftige Körperempfindungen treten auf, das Schmerzempfinden lässt nach, und Ängste verschwinden. Die Gedanken setzen aus, und wir erleben uns in einem Raum von vollkommener Stille und Weite. Wir sind reine Empfindung, unser Verstand hat keine Kontrolle mehr. Lust verwandelt sich in Wonne und Glückseligkeit. An dieser Stelle mündet der Orgasmus in eine ekstatische Meditation höchster Verzückung. Es erinnert an das, was die heilige Theresia von Ávila, eine spanische Mystikerin, beschreibt: »Der Engel hatte einen Pfeil, der mein Herz durchdrang. Und als er dies mit seinem heißen Pfeil tat, spürte ich die höchste Freude.«

Orgasmus und alles, was ihn stört

Ob Rätsel der Wissenschaft oder höchstes Glück – die meisten Männer und Frauen haben zunächst einmal ganz naheliegende Probleme. In unseren Beratungen stehen zwei Themenschwerpunkte im Zentrum: Frauen suchen unser Coaching auf, weil sie Schwierigkeiten mit dem Orgasmus haben oder weil sie unter Lustlosigkeit leiden. Und Männer kommen in die Praxis, weil sie ebenfalls keine Lust auf Sex oder Schwierigkeiten mit der Erektion oder Ejakulation haben.

Zu bedenken ist, dass das sexuelle Geschehen von der Erregungs- bis zur Orgasmus-Phase sehr zart strukturiert und somit auch recht anfällig für Störungen ist. Die Ursachen sind vielfältig: Beziehungsprobleme, Stress im Berufsleben, der alltägliche Wahnsinn des Familienlebens, Krisensituationen.

Wir sind der Meinung, dass der Orgasmus in erster Linie ein energetisches Phänomen ist, welches grundsätzlich nach dem kosmischen Gesetz der Polarität funktioniert und somit in zwei Phasen unterteilt werden kann. Die erste Phase dient dazu, Energie aufzubauen (maskulines Prinzip), und die zweite Phase, sich der Energie hinzugeben, um sie schließlich ganz loszulassen (feminines Prinzip).

Orgasmusstörungen können sowohl bei der Frau als auch beim Mann in beiden Phasen auftreten. Wenn in der ersten Phase die Aufmerksamkeit nur beim Partner ist, geht der Kontakt zu sich selbst und zu den eigenen Empfindungen verloren. Dahinter steckt häufig der Wunsch, dem Partner Lust zu schenken, ihn zu liebkosen, zu stimulieren, zu locken. Die Herausforderung in dieser Phase besteht jedoch darin, nicht nur die Energie des anderen, sondern auch die eigene Energie aufzubauen und gemeinsam die Verantwortung für Begehren, Geilheit und Wildheit zu übernehmen.

In der zweiten Phase geht es um Loslassen und Geschehenlassen. Jetzt stehen die eigenen Empfindungen und Gefühle im Vordergrund. Ist die Aufmerksamkeit jedoch wieder zu stark auf den Partner ausgerichtet, geht der Kontakt zu sich selbst und zu den eigenen Körperwahrnehmungen verloren. In dieser Phase besteht die Herausforderung darin, den Kontakt zu den eigenen Körperreaktionen aufrechtzuerhalten, sich dabei dem anderen verletzlich zu zeigen und sich ihm unverzagt hinzugeben.

Orgasmus-Störungen der Frau erkennen

Hat eine Frau Probleme mit dem Orgasmus, kann es sein, dass sie sich in der ersten Phase energetisch nicht oder viel zu wenig auflädt. Ursache sind meist Ängste oder negative Erfahrungen (zum Beispiel mit Gewalt). Denn sobald der Energiepegel durch das Begehren steigt, können gespeicherte negative Bilder, Gefühle und Erinnerungen freigesetzt werden. Um das zu vermeiden, neigen viele Frauen bewusst oder unbewusst dazu, die Energie auf einem möglichst niedrigen Niveau zu halten, um die Kontrolle zu behalten oder um das eigene Begehren vom Sex abzuspalten. Sie lassen Sex dann eher über sich ergehen und sind weder in Kontakt mit sich selbst noch mit ihrem Partner. Manche Frauen täuschen einen Orgasmus vor, um dem Partner zu gefallen.

Schwierigkeiten mit dem Orgasmus können aber auch in der zweiten Phase begründet sein, in der es darum geht, loszulassen und sich hinzugeben. Dann lohnt es sich, Fragen nachzugehen wie: Hat sie Angst vor dem Verlust der Kontrolle über ihren Körper? Vor ihrer Verletzlichkeit, wenn sie sich bedingungslos fallen ließe?

In beiden Fällen will die Frau die Kontrolle bewahren. Sei es in der Phase der Aufladung, indem sie die Energie abbremst, oder in der Phase der Hingabe, indem die Kontrolle über den Körper aufrechterhalten wird.

Manchmal fehlt aber ganz einfach nur praktisches Wissen, zum Beispiel um die anatomischen Eigenheiten und die sexuelle Reaktion. So schenkt die am häufigsten praktizierte Liebesposition, die Missionarsstellung, den wenigsten Frauen genügend Stimulation an der Klitoris, um zum Höhepunkt zu kommen. Aber auch, dass nur rund ein Drittel der Frauen einen Orgasmus ausschließlich durch Penetration erlangt, ist nicht allen bekannt. Andere wiederum schenken dem eigenen Körper zu wenig liebevolle Zuwendung und wissen nur sehr wenig über die sexuelle Reaktion. Indem sie ihre eigenen Lustreaktionen erkunden und mit ihrer eigenen Orgasmusfähigkeit experimentieren, bauen Frauen Ängste ab. Ihr Selbstbewusstsein wird gestärkt, was wiederum eine Voraussetzung dafür ist, sich selbst und dem Partner ein Stück Heilung zu schenken.

Orgasmus-Störungen des Mannes erkennen

Ein Mann ist bei Weitem nicht so sicher in seiner Männlichkeit verankert, wie er die Umwelt gerne glauben machen will. Ist doch gerade seine Erektion viel zarter strukturiert, als er selbst und auch seine Partnerin annehmen. Sie kommt und geht: in jungen Jahren oft sogar ungelegen und später dann gar nicht oder nicht in dem gewünschten Ausmaß. Dies verunsichert viele Männer. Also packt der Mann seine Erektion sozusagen beim Schopfe, wenn sie da ist. Um sich seiner Sache sicher zu sein, will er möglichst gleich penetrieren und steuert einen Orgasmus an, vergleichbar mit der Spannungsentladung beim Masturbieren oder beim Besuch einer Prostituierten. Es ist wichtig zu verstehen, dass diese Strategie aus genau dieser Verunsicherung geboren wird. Sie beschert ihm zwar einen Orgasmus, aber keine tiefe Befriedigung.

Da sich ein Mann oft über seine Sexualität definiert, hängt sein Selbstwert meist von einer Erektion ab. Klappt es einmal nicht, dann ist er tief verunsichert. Die Angst, wieder zu versagen, bewirkt jedoch genau das, was er eigentlich vermeiden will – und so beginnt ein Teufelskreis.

Wie die Frau kennt auch der Mann Schwierigkeiten, ein genügend hohes Energieniveau in der Phase der Aufladung zu erreichen. Zwar kommt es zu einer Ejakulation, er empfindet aber nicht wirklich viel dabei. Seine Genitalität ist auf den Penis reduziert. Dies hat nicht nur mit den verborgenen Ängsten vor der eigenen Aggressivität, sondern auch mit dem Ausdruck der eigenen Gefühle und dem Verlust der Kontrolle zu tun. Nur wenige Männer sind fähig, einen Ganzkörperorgasmus zu erleben, der dem weiblichen Orgasmus ähnlich ist, denn dieser hängt von der Fähigkeit ab, sich dem Fließen, Strömen, Vibrieren hinzugeben. Hier sprechen wir von einem »Talorgasmus«, einem Orgasmus ohne Ejakulation. Um diesen zu erleben, muss auch der Mann seine körperlichen Reaktionen kennen und steuern lernen. Durch positive Erfahrungen und die Erkenntnis, dass seine Erektion wellenförmig verläuft, verliert er die Angst, keine Erektion zu bekommen. Er definiert sich nicht länger über seinen steifen Penis, sondern er fühlt sich als phallischer Mann.

Angst – Der große Gegenspieler des feurigen Sex

Angst vor Kontrollverlust

Der größte Gegenspieler des feurigen Liebens und heißen Sex ist Angst. Angst hat viele Gesichter. Um es vorwegzunehmen: Angst gehört zum Leben, sie ist ein menschliches Grundgefühl wie Freude, Trauer, Wut oder Scham. Die Frage ist nur, ob die Angst uns schützt oder preisgibt, fördert oder hindert. Wenn wir Angst haben, ziehen wir uns in uns zusammen, wir kontrahieren: körperlich, emotional, mental und energetisch. Wir werden eng und klein. Sind wir angstfrei, entspannen wir uns und dehnen uns aus. Ein Zeichen von Lebendigkeit ist hingegen das Pulsieren jeder Körperzelle: Sie zieht sich zusammen, sie dehnt sich aus.

Dass jedes Liebespaar mit dem Thema Angst in vielen Variationen konfrontiert wird, ist nicht weiter erstaunlich. Die immense Kraft der Sexualität fordert, sich zur eigenen femininen oder maskulinen Essenz zu bekennen, und macht dabei vor Veränderungen nicht halt. Das Leben und die Liebe wandeln sich, und dieser Wandel ist nicht vorhersehbar. All das macht uns Angst, denn wir werden uns bewusst, dass wir jederzeit die Kontrolle über unser Leben verlieren können oder dass sich das Leben unserer Kontrolle entzieht.

Grundsätzlich ist Angst immer als Reaktion auf Gefahr zu verstehen. Und zwar unabhängig davon, ob es sich um eine eingebildete oder eine wirkliche Gefahr handelt. Entwicklungsgeschichtlich ist das sehr sinnvoll: Bereits die ersten Wirbeltiere entwickelten neuronale, hormongesteuerte Programme, mit denen sie auf lebensbedrohliche Situationen reagieren konnten, nämlich mit Angriff, Flucht oder Erstarrung. Bestimmte Situationen setzen uns unter Stress. Wenn dieser Stress zu groß wird, kann er in Angst umschlagen. So gesehen ist Stress eine Reaktion, die auf Angriff oder Verteidigung vorbereitet. Dauerstress hingegen kann zu Krankheit und sogar zu Unfruchtbarkeit führen. Deshalb musste die Evolution Wege finden, mit der Angst konstruktiv umzugehen, um sich sozusagen von der Angst nicht auffressen zu lassen. Bereits das Gehirn der Säugetiere lässt Lernprozesse zu und ist damit in der Lage, Stressreaktionen kreativ aufzulösen. Typisch für das menschliche Gehirn ist jedoch, sich allein schon durch die Vorstellung einer Gefahrensituation in tatsächlichen Stress zu versetzen, mit den entsprechenden Stresssymptomen und psychosomatischen Reaktionen im Körper. Nur Menschen können sich Gefahren vorstellen. Für diese Fähigkeit zahlen wir einen hohen Preis: Einmal gemachte Erfahrungen mit Angst und Stress lassen uns auf neue Situationen mit Angst und Stress reagieren. Das uralte Überlebensprogramm wird aktiviert: Angriff, Flucht oder Erstarrung. Der bewusste, rationale Bereich unseres Gehirns (Neokortex) kann unter Stress jederzeit in diese primitiven Verhaltensmuster zurückfallen. Immer noch sind Angriff, Flucht oder Starre die Waffen gegen jede Form von Kontrollverlust. Sie sind die unwillkürlichen Mechanismen zum Schutz vor bekannten und immer wieder erwarteten Verletzungen. Grundsätzlich sabotiert und blockiert Angst also jede Veränderung und jeden Impuls nach Lebendigkeit – auch in unseren Liebesbeziehungen. Wir wollen lieber die Kontrolle behalten.

Angst vor Nähe und Distanz

Auch die menschlichen Grundbedürfnisse nach Nähe und Distanz sind an Ängste gekoppelt. Wobei die maskuline sexuelle Essenz eher mit dem Wunsch nach Distanz, die feminine sexuelle Essenz eher mit dem Wunsch nach Nähe verbunden ist. Damit gehen die beiden Grundängste in jeder Beziehung einher: die Angst vor Überflutung und die Angst vor dem Verlassenwerden. Mit Überflutung ist ein Zuviel an Zuwendung gemeint, eine Vereinnahmung, begleitet von einem Gefühl der Bedrohung, manipuliert und kontrolliert zu werden. In der Angst vor dem Verlassenwerden zeigt sich unsere Furcht vor Abweisung. Hier reagieren wir auf ein Zuviel an Distanz und drücken den Wunsch aus, wahrgenommen und gesehen zu werden.

Jedes Kleinkind ist existenziell auf die Erfüllung beider Bedürfnisse angewiesen. Und natürlich wird dieses Thema durch die Intensität der sexuellen Verbindung aktiviert. Bezogen auf diese Grundbedürfnisse nach Nähe und Distanz, könnte es in einer sexuellen Begegnung so aussehen: Aus Angst, abgewiesen zu werden, initiiert der Mann einen »Angriff«. Er ist so zielgerichtet, dass er nicht bemerkt, wie müde seine Partnerin ist. Dann überfällt er sie im wahrsten Sinne des Wortes mit seiner Lust. Weil sie alles andere als bereit ist fürs Liebesspiel, kann sie ihn nicht bewusst und liebevoll aufnehmen. Sie kann nur noch die Flucht ergreifen, erstarren oder sich verweigern. Die Flucht ergreift sie beispielsweise, indem sie zusieht, dass er möglichst schnell ejakuliert und sie es hinter sich hat. Oder vielleicht erkennen sich viele Leserinnen in der Geschichte von Mulla Nasruddin, der an seine Frau schreibt und sich über den elenden Zustand ihres Sexlebens beklagt:

»An mein teures, ewig geliebtes Weib: im vergangenen Jahre habe ich 360-mal versucht, mit dir zu schlafen. Im Folgenden eine Liste der Begründungen für deine Zurückweisungen: Die Kinder werden aufwachen 15-mal, es ist zu heiß 7-mal, zu kalt 3-mal, zu müde 19-mal, zu spät 15-mal, zu früh 9-mal, Schlaf vorgetäuscht 33-mal, Nachbarn könnten es hören 3-mal, Rückenschmerzen 16-mal, Zahnschmerzen 2-mal, Kopfschmerzen 6-mal, nicht in Stimmung 31-mal, zu betrunken 25-mal, Besucher im Nebenzimmer 7-mal,

»ist das alles, was du im Kopf hast« 62-mal. Liebste, glaubst du, wir können unseren Rekord im nächsten Jahr noch überbieten? Dein dich ewig liebender Mann Mullah Nasruddin.«

Ein anderes Szenario könnte so aussehen: Aus Angst, nicht (wirklich) geliebt zu werden, überschüttet die Frau den Mann mit Gefühlen. Sie bemuttert ihn, will ihm alles recht machen, lässt ihm keinen Raum, weder emotional noch real. Ihm wird es zu viel, und er reagiert entweder mit Ärger (Angriff) oder Flucht (aus dem Raum, in eine Außenbeziehung, ins Internet oder zu Prostituierten), oder er erstarrt und wird emotional unnahbar.

Wir alle tragen tief in unserem Inneren die Hoffnung, vielleicht auch die Illusion, dass der Partner uns heilen wird und nicht, wie Vater und Mutter, uns missachtet oder verletzt. So geht die Hoffnung auf Heilung Hand in Hand mit der Befürchtung vor der Wiederholung unseres Kindheitsthemas.

Die Herausforderung für den Mann

Die Quelle der Angst für den Mann ist das Weibliche. Jeder Mann wird aus einem weiblichen Schoß geboren. Ohne die Mutter gibt es kein Leben. Alles um ihn herum ist weiblich: die Erde, die Natur, das Zyklische des Lebens. Das kann überwältigend sein. Und damit ist schon eine Grundangst des Mannes angesprochen: dem Weiblichen, Mütterlichen und Gefühlvollen ausgeliefert und unterlegen zu sein. Als ersten Schritt auf dem Weg zum Mannsein lehnt der Knabe deshalb alles Weibliche ab und versucht, es zu kontrollieren. Er will sich aus den »liebenden Fängen« der Mutter befreien, indem er Weichheit, Anhänglichkeit und Gehaltensein hinter sich lässt. Dabei schüttet er nicht selten das Kind mit dem Bade aus und wird in seiner Abwehr zum einsamen, harten Helden. Er verdrängt aber nicht nur das Urweibliche, sondern auch seine Gefühle, sogar die Angst vor seinen Gefühlen, damit er im Leben »seinen Mann stehen« kann. Das ist fatal, denn das Verdrängte bricht irgendwann durch, im schlimmsten Fall als Dominanzstreben und Gewalttätigkeit. Indem er im »Außen« unterdrückt, was er im »Innen« nicht annehmen kann, fühlt er sich scheinbar sicher. Trifft er auf der Suche nach einer Partnerin auf eine Frau, die in ihrem Frausein genauso verunsichert ist wie er in seinem Mannsein, entsteht eine »funktionierende Mesalliance«. Diese Beziehung funktioniert deshalb, weil sich die Partner in ihren Schwächen spiegeln und ergänzen. Trifft dieser Mann aber auf eine Frau, die in ihrem Frausein verankert und sicher ist, ergreift er die Flucht oder schafft Distanz, indem er die Frau mit Worten oder Taten abwertet.

Im Sexuellen wiederholt und verstärkt sich diese Struktur. Der Mann wird magisch angezogen von der Hingabefähigkeit der Frau. Er will sie erobern und in ihre faszinierende, ihm selbst so fremd gewordene Weiblichkeit eindringen, ohne aber dabei selbst verletzlich zu werden. Er ist seinem Trieb ausgeliefert, was ihn einerseits mit Stolz erfüllt, aber auch mit Ärger, denn er kann dem Ewigweiblichen nichts entgegensetzen. Seine »Waffe« in diesem ungleichen Kampf ist sein steifer Penis. Doch auch diese wird ihm aus der Hand genommen in dem Moment, wo er im Orgasmus in Wonne zerfließt und die Kontrolle verliert. In diesem einen Moment fühlt er sich von der Frau geschwächt, in Gefahr, von ihrem sinnlich-weiblichen Fühlen angesteckt zu werden. Um die notwendige Distanz wiederherzustellen, schläft er kurz nach dem Orgasmus ein oder zieht sich emotional zurück. Tief in seinem Inneren fürchtet er die endlose Lust der Frau und ihre Fähigkeit zu mehreren Orgasmen.

Merkwürdigerweise fürchten sich aber die meisten Männer genauso vor ihrem Mannsein oder Phallisch-Sein wie vor der Überflutung durch die Gefühlswelt der Frau. Auch hier steht also die Angst im Vordergrund, mit der Urkraft der Frau nicht umgehen zu können. Es ist die Angst, durch seine phallische Kraft die Frau in ihrer Urweiblichkeit zu wecken und ihr dann nicht mehr auf Augenhöhe begegnen zu können.

Die Lösung liegt für den Mann darin, seine aggressive Geilheit mit seinem Herzen zu verbinden und seine innere, unbewusste Aufspaltung im Frauenbild (Heilige, Hure und Mutter) aufzulösen. Die beiden Prozesse gehen Hand in Hand. Das bedeutet, wenn der Mann sowohl zu seiner phallischen Kraft als auch zu seinen tiefen Gefühlen steht, kann er die Frau als Verführerin, Geliebte und Mutter in sich aufnehmen, ohne sich selbst dabei zu verlieren.

Unsere Erfahrung in der Männerarbeit zeigt, dass heute viele Männer in erster Linie Angst vor ihrer Lebendigkeit haben, die sich in der Kontrolle ihrer Leidenschaft, ihren Gefühlen und vor allen Dingen in ihrer natürlichen Aggression zeigt. Der sanfte Mann bringt seiner Frau sehr viel Verständnis entgegen. Er hat Angst vor seiner latenten Gewalttätigkeit und will den Geschlechterkampf beenden. Er unterscheidet nicht zwischen Aggression und Gewalt und fürchtet sich davor, wirklich phallisch zu sein und seine Frau mit seinem ganzen Wesen zu überwältigen. Dadurch bleibt sein Liebesleben in Mittelmäßigkeit stecken. Er verliert an Potenz, und seine Frau ist frustriert, weil ihre Sehnsucht, genommen zu werden, nicht gestillt wird. Auf der anderen Seite hat er Angst, von ihrer überschäumenden Gefühlswelt überschwemmt und überflutet zu werden und sich darin zu verlieren. Und so hält er sie auf Distanz, weil das seine einzige Möglichkeit ist, sich zur Wehr zu setzen, wie einst gegen die fordernde und erdrückende Liebe der Mutter. Seine Herausforderung besteht darin, einen neuen Zugang zu seiner Lebendigkeit zu finden.

Ein Mann baut seine phallische Kraft auf, indem er sich seiner Körperlichkeit bewusst wird. Er könnte eine Kampfsportart ausüben oder mit einem Freund Tennis spielen gehen – ganz egal, was er tut: Es sollte ihm Freude machen, seinen Körper aktiv zum Einsatz zu bringen. Eine Schlüsselrolle auf emotionaler und geistiger Ebene spielen Männerfreundschaften. Hier könnte er sich fragen: Inwieweit konfrontiere ich meine Freunde mit meiner eigenen Meinung? Bin ich durchsetzungsfähig? Nehme ich wahr, dass Männer eine andere Sprache sprechen als Frauen? Wie sieht es mit meinem Freundeskreis aus? Sind meine Freunde Vorbilder für mich? Stehen sie mir mit Rat und Tat zur Seite? Über seine Männerfreundschaften entwickelt er seine phallische Kraft – für sich und seine Frau.

Die Herausforderung für die Frau

Dem Prinzip des Männlichen begegnet eine Frau über den eigenen Vater zum ersten Mal. Er ist übergroß, unerreichbar und zunächst verboten. Das kleine Mädchen ist überzeugt, »später« seinen Papa zu heiraten, und es setzt schon früh seine Reize ein, um ihn für sich zu gewinnen, ihn eifersüchtig und damit schwach zu machen. Unterbricht der Vater dieses Spiel nicht, zum Beispiel durch eine liebevolle Abgrenzung, so wird sich die Frau später in emotional unerreichbare und mit großer Wahrscheinlichkeit gebundene Männer verlieben. Die erste »Ablehnung« durch ihren Vater wiederholt sich in ihren Beziehungen.

Wird aus dem Mädchen eine junge Frau, steht sie früher oder später im Spannungsfeld zwischen ihrem unbewussten und noch nicht vertieften Gefühlsreichtum, ihrer umwerfenden erotischen Ausstrahlung und den Anforderungen der modernen Welt. Diese erwartet von ihr Berufstätigkeit, Sachverstand und Erfolg, ebenso wie von ihren Brüdern und Kollegen. Sie misstraut ihrer Ausstrahlung und ihren femininen Qualitäten, fühlt sich minderwertig. Also wird sie am ehesten einen Mann wählen, der seiner Männlichkeit ebenso misstraut wie sie ihrer Weiblichkeit.

Trifft sie aber auf einen Mann, der in seiner phallischen Kraft ruht und den Mut hat, sie zu erobern und zu nehmen, gerät sie in Panik. Im schlimmsten Fall fühlt sie sich vergewaltigt. Sie verweigert sich ihm, trumpft mit »männlichen« Attributen wie Vernunft und Konkurrenz auf, schützt sich hinter einer vermeintlichen Unabhängigkeit und kann sich nicht für seine Liebe öffnen.

Als erwachsene Frau hat sie gerade dann einen Migräne-Anfall, wenn er Sex haben will, verschanzt sich hinter dem Mutter-Sein, beklagt ihren untreuen, penisgesteuerten Ehemann und engagiert sich im Frauenverein. Ihren besten Freundinnen schenkt sie mehr Zeit und Aufmerksamkeit als ihrem Partner.

Die Frau hat Angst vor der totalen Hingabe an die phallische Kraft ihres Mannes. Sie fürchtet, ihre innere Mitte zu verlieren und sich völlig in ihrer eigenen Gefühlswelt aufzulösen, hat Angst davor, sich sexuell zu unterwerfen und von ihm genommen zu werden. Sie glaubt, dass Hingabe Schwäche bedeutet, und sträubt sich dagegen, sich verletzlich zu zeigen. Dahinter steckt die Grundangst, verlassen zu werden, wenn sie sich schwach zeigt. Sie hat vielleicht die Erfahrung gemacht, für ihre Leistung geschätzt zu werden, nicht aber für ihre Weiblichkeit. Längst hat sie das gespaltene Frauenbild von Heiliger und Hure für sich übernommen. Fast immer hat dieses Selbstbild seinen Ursprung in der Beziehung zum Vater: Mit dem Erwachen ihrer Erotik und Sexualität wurde sie für ihn gefährlich. Als Reaktion hat er sich von ihr zurückgezogen.

Wenn sie genügend Vertrauen in ihren Körper und in ihre Gefühle hat, kann sie die Erfahrung machen, ganz zu sein, indem sie vollständig loslässt, sich völlig hingibt, an sich selbst, ihren Mann und das Leben. Aus diesem Gefühl der Fülle und des Seins gestaltet sie nun ihr Leben. Sie dringt in die Tiefe ihrer eigenen Weiblichkeit vor und damit zu ihrer wahren Macht. Sie wird zur Verführerin, der nur ein wahrer Mann standhalten kann, einer, der sich seinen Ängsten ebenso gestellt hat wie sie selbst. Sie lässt es zu, dass der Mann tief in sie eindringt, mit seinen Augen genauso wie mit seinem Wesen, weil sie weiß, dass ihre umhüllende, sinnliche Lust ebenso stark ist wie seine phallische.

Angst-Lust-Mix: Die Bedeutung von Angst für den Sex

Wenn die Mischung aus Angst und Lust stimmt, schürt das sogar die Leidenschaft. Dieser Angst-Lust-Mix macht Sex oft erst aufregend und heiß. Wenn wir am Anfang einer Beziehung stehen, geschieht das von ganz alleine, denn wir sind dem anderen gegenüber noch sehr unsicher. Erinnern Sie sich an Ihre erste Verabredung: Sie zittern innerlich, haben Lampenfieber und Schweißausbrüche, befürchten zu erröten. Wie Pubertierende versuchen wir krampfhaft, alles unter Kontrolle zu behalten. Diese Reaktionen haben aber auch etwas sehr Lustvolles, denn sie bringen Leben in die Begegnung.

Wenn sich unsere Beziehungen dann festigen, verlieren wir diese Unsicherheit und damit auch die lustvolle Angst, die energetische Grundlage für heißen Sex. Doch jetzt können wir uns entscheiden: Entweder sind wir mit einer ruhigen, weniger feurigen Sexualität zufrieden, oder wir haben Lust auf aufregende und immer neue Begegnungen. Dazu müssen wir unsere Angst zulassen, um der Lust neu zu begegnen. Wollen wir also weiterhin wilden, intensiven Sex, bedeutet das, immer wieder an die eigenen Grenzen zu gehen und diese auszudehnen. Dieser Prozess von Veränderung, Wachstum und Lebendigkeit findet genau an diesen Grenzen statt, nicht davor und nicht dahinter. Um Lust zu entfachen, müssen wir neue Wege beschreiten, Grenzen verschieben. Der Kontakt mit den eigenen Grenzen löst genau diese Angst aus, die Lust und feurigen Sex in die Beziehung zurückbringt.

Um diesen Prozess in Gang zu setzen, ist es wichtig, miteinander über die Erwartungen und Erfahrungen zu sprechen. Der Austausch über das, was uns Angst macht und wovor wir uns fürchten, aber auch das Mitteilen von Wünschen, Sehnsüchten und Fantasien unterstützt uns dabei, die Grenzen auszudehnen. Auch das erfordert die Überwindung von Angst, Angst davor, die intimsten Wünsche mitzuteilen. Wenn die Frau ihrem eher sanften Mann zum Beispiel ihre Fantasie, hart genommen zu werden, eröffnet, mag ihn das genauso schockieren oder beschämen wie sie seine Fantasie, Sex mit zwei Frauen zu haben. Aber Fantasien sind in erster Linie einmal Fantasien und müssen nicht zwingend ausgelebt werden. Doch sie zu kennen, kann höchst an- und erregend sein und auch in einer langjährigen Beziehung die Leidenschaft erneut entzünden.

Viele Paare arrangieren sich unbewusst mit einer eher mittelmäßigen, lauwarmen Sexualität, anstatt ihre Wünsche beim Namen zu nennen und ihre Grenzen auszutesten. Viele haben Angst, sich auf etwas Neues einzulassen, ihre Fantasien auszusprechen und Tabus zu brechen. Oder sie suchen die Lust außerhalb der Beziehung, wo sie zeitlich begrenzt ausgelebt werden kann, anonym und damit wieder kontrollierbar ist. Entscheidet sich ein Paar jedoch, die reinigende Kraft der Sexualität für sich zu nutzen, wird es außergewöhnliche Erfahrungen machen. Indem beide die eigenen Grenzen nach außen verschieben, um durch Ängste und Illusionen, durch Kontrollverlust und physischen oder psychischen Schmerz zu gehen, finden sie Freiheit und wahre Liebe dort, wo sie sie längst aufgegeben hatten.

Angst ist nichts anderes als festgehaltene Lebensenergie. Die Bioenergetiker definieren Angst als Erregung ohne Sauerstoff: Wenn wir Angst haben, atmen wir nicht mehr und verlieren dadurch den Kontakt zu unseren Empfindungen und Gefühlen. Wenn wir uns an unsere Grenzen herantasten und dabei bewusst atmen, wird die Angst zwar aktiviert, aber auch unsere Lebendigkeit kehrt zurück, und wir haben sofort wieder Zugang zu den Gefühlen und Empfindungen. Wir haben Angst, uns Grenzen zu nähern, weil wir befürchten, die Kontrolle zu verlieren und dem anderen ausgeliefert zu sein. Wir können jedoch lernen, mit der Angst umzugehen, indem wir die vier Schritte Achtsamkeit, Entspannung, Annahme und Verantwortung beachten. Wenn wir uns Schritt für Schritt auf das einlassen, was uns ängstigt, machen wir die Erfahrung, dass wir unbeschadet, lebendig und wach durch eine angstbesetzte Situation gehen können. Schon für das Individuum ist dies eine Gratwanderung; in der Paarsituation werden wir zusätzlich zu unseren eigenen Befürchtungen noch mit den Ängsten unseres Partners konfrontiert. Das heißt, dass von uns noch mehr Einfühlungsvermögen und Behutsamkeit gefordert werden. Zu große Vorsicht hemmt uns jedoch, und unsere Angst blockiert dann die Lust – und nichts passiert. Bei zu intensiver Lust muss der eine sich vielleicht schützen oder empfindet den Partner als zu fordernd oder egoistisch. Je feuriger die Sexualität, desto mehr Verborgenes bringt sie ans Licht – umso größer ist das Potenzial, dass beide daran wachsen. Wenn wir unsere Angst vor Verletzung und Schmerz auflösen wollen, dann müssen wir bereit sein, durch sie hindurchzugehen. Nur so können wir nicht nur die eigene Angst integrieren und annehmen, sondern auch die des Partners. Dies kann in folgenden vier Schritten geschehen:

Achtsamkeit: Der erste Schritt besteht darin, die Angst überhaupt wahrzunehmen und anzuerkennen. Wir müssen dabei uns selbst und dem Partner gegenüber achtsam sein, um sich wiederholende Reaktionsmuster zu erkennen. Dies kann unangenehm sein, da wir uns die Angst vielleicht nicht eingestehen wollen, uns dafür schämen oder sogar Angst vor der Angst entwickeln. Vielleicht versuchen wir, das unangenehme Gefühl der Angst zu unterdrücken und auszublenden. In der Folge verspannen wir uns. Der physische Körper, aber auch das Energiesystem und unser ganzes Wesen ziehen sich zusammen. Dies nehmen wir als Angst wahr. Wenn wir unbewusst bleiben, verharren wir in diesem Reaktionsmuster, statt es zu bearbeiten.

Entspannen: Nachdem wir die Angst erkannt haben, müssen wir lernen, uns zu entspannen und die Angst anzunehmen. Dieser zweite Schritt, trotz Angst energetisch offen zu bleiben, ermöglicht uns, nicht mehr nur passiv zu reagieren, sondern aktiv zu werden. Wir greifen bewusst in das Geschehen ein. Da es sich in den meisten Fällen nicht um eine wirkliche Lebensbedrohung handelt (obwohl es sich manchmal im ersten Moment so anfühlt), können wir uns erst einmal entspannen und überprüfen, was genau diese Angst ausmacht. Ist es eine Angst, die uns schützen will? Oder eine Angst, die uns daran hindert, zu wachsen und uns zu verändern? Ist es eine Angst, die ihre Wurzeln in der Vergangenheit hat?

Annehmen: Der dritte Schritt besteht darin, die Angst anzunehmen, und zwar mit allen physischen und emotionalen Empfindungen und Schmerzen, die sie auslöst. Wenn wir uns entspannen, kommen die Verletzungen, die Wunden aus der Vergangenheit an die Oberfläche. Der Körper ist der einzige Ort und das Jetzt die einzige Zeit, in der wir vergangene negative Erfahrungen lösen und heilen können. Nur im Hier und Jetzt wird körperlich spürbar, wo Empfindungen, Vorstellungen, Gefühle einmal erstarrten. Indem wir uns entspannen und die Angst voller Vertrauen akzeptieren, kommt durch Atem und Bewegung alles wieder in Fluss (oft im wörtlichen Sinn in Form von Tränen), und der Körper, unser ganzes Wesen wird wieder lebendig.

Verantwortung: Der vierte und letzte Schritt heißt, Verantwortung zu übernehmen für das Vergangene. Nur so gelangen wir aus der Opferrolle heraus und werden, statt weiterhin in Reaktionsabläufen, die zu Gewohnheit geworden sind, zu verharren, zum Meister über unser Hier und Jetzt. Wenn wir durch den Schmerz bewusst hindurchgegangen sind, darüber reflektieren und die Konsequenzen daraus ziehen, werden wir nicht mehr sagen können: »Ich kann nicht«, sondern uns eingestehen: »Ich will nicht« – ein großer Unterschied. Schließlich gelangen wir von einer Haltung der Verweigerung zur Hingabe.

Wir spüren das Leben wieder in uns fließen. Weil wir die in der Angst gebundene Energie in direktes Erleben überführen und sie dazu nutzen, unsere Grenzen auszudehnen und sogar aufzulösen, bringen wir wieder Leidenschaft und Begeisterung in unsere Partnerschaft zurück. Die Lust wird neu entfacht.

Konkrete Umsetzung für den Mann

Im feurigen Sex ist die Angst vor Kontrollverlust ein zentrales, wenn nicht sogar *das* Thema. Nehmen wir als Beispiel für die praktische Umsetzung der vier Schritte die Angst des Mannes vor seiner phallischen Kraft: Wie wir nun wissen, ist die Sexualität des Mannes mit einer gewissen Aggression verbunden. Beim Penetrieren dringt er nicht nur in den Körper der Frau ein, er berührt sie in ihrem innersten Kern.

Der Mann fürchtet sich jedoch nicht nur vor seiner Aggression und davor, brutal und rücksichtslos zu sein, sondern er fürchtet sich vor allem davor, in seiner Männlichkeit abgewiesen zu werden oder in seiner Potenz nicht zu genügen. Ein Lösungsversuch besteht in der Regel darin, den Akt möglichst schnell hinter sich zu bringen. Dadurch verliert er allerdings den Kontakt sowohl zu sich selbst wie auch zu seiner Partnerin. Statt Liebhaber zu sein, wird er zum Getriebenen. Sein Körper und sein ganzes Wesen verspannen sich, und es ist für ihn unmöglich, Sexualität wirklich zu genießen.

Wenn der Mann dies erkennt (1. Schritt), dann kann er sich durch Atmen, Bewegen und das Wahrnehmen des eigenen Körpers entspannen (2. Schritt). Weil sich dadurch die Energie im ganzen Körper verteilt, ist es sehr wohl möglich, dass die Erektion zunächst nachlässt. Das mag unangenehm sein, doch es ist wichtig, dies anzunehmen (3. Schritt) und zu beobachten. Vielleicht empfindet er Frustration, Wut, Trauer oder Schmerz. Er sollte dies jedoch nicht bewerten, sondern einfach bei seinen Empfindungen und Gefühlen bleiben. So kann er die tiefe Erfahrung machen, dass eine Erektion, die aus der Entspannung entsteht, freier, offener und umfassender ist als eine Erektion, die auf Anspannung beruht. Eine Erektion, die aus Entspannung und nicht aus einer Fixierung auf den Orgasmus entsteht, ist letztendlich viel weniger störanfällig. Denn sie umfasst sein ganzes Sein und nicht nur sein Genital. Diese tiefe Erkenntnis ermöglicht ihm, Verantwortung für seine Angst vor Kontrollverlust zu übernehmen (4. Schritt) und sich für eine neue, orgasmische Form des Mannseins zu entscheiden. Ein Mannsein, in dem das »Nehmen« ein höchst kraftvoller, aber gleichzeitig ruhiger und zutiefst liebevoller Akt ist.

Konkrete Umsetzung für die Frau

Als Beispiel nehmen wir eine lustvolle, wilde Frau, die jedoch Angst hat, sich hinzugeben, um sich in der Tiefe ihres Wesens nehmen zu lassen. Ihre größte Angst besteht darin, sich in ihrer Hingabe total zu verlieren. Sie reagiert darauf vielleicht, indem sie sich zurückzieht und ihre Ekstase nach außen hin simuliert. Im Versuch, alles unter Kontrolle zu haben, verliert sie den Kontakt zu ihren Empfindungen, Gefühlen und zum Hier und Jetzt. In einem 1. Schritt erkennt sie, dass sie sich nicht wirklich verschenken kann, und nimmt dies erst einmal an. Sie richtet dann ihre Aufmerksamkeit auf ihren Körper und ihre Gefühle und entspannt sich mutig in die Situation hinein (2. Schritt). Sie lässt nicht nur ihre Angst vor Nähe und dem Genommenwerden zu, sondern auch ihre Trauer und ihren Schmerz. Dann nimmt sie ihre Gefühle und Empfindungen an (3. Schritt) und merkt, dass sie von ihrer eigenen Hingabefähigkeit überwältigt wird. Das macht sie zwar im ersten Moment verletzlich, aber zugleich erlebt sie sich als stark, weil sie sich in ihrem ganzen Wesen für die Liebe öffnet. Diese tiefe Berührung mit dem Innersten ermöglicht es ihr, sich bewusst für sich selbst und ihr Frau-Sein zu entscheiden (4. Schritt). Nach und nach heilen die Verletzungen der Vergangenheit.

Zusammenfassend können wir sagen: Die richtige Dosis Angst bedeutet auch immer einen Zuwachs an Lust. Beim Sex bedeutet das nichts anderes als Mut zum Risiko. Wir müssen bereit sein, Neues zu entdecken, Wagnisse einzugehen und Farbe zu bekennen. Erinnern Sie sich an das Yin-Yang-Spiel: Auch hier ging es darum, alles Neue, alles, was uns überrascht, aufweckt, was Veränderung bringt, alles Unerwartete zuzulassen, sich an Tabus heranzutasten, die eigenen Fantasien mitzuteilen, uns dem anderen zuzumuten. Damit gehen immer Unsicherheiten oder Ängste einher. Doch wenn wir dies zulassen, können wir diese in Lust wandeln.

Wandel – Die Lust an der Angst

Wenn wir uns auf das Abenteuer neuer, unbekannter Lüste einlassen, tauchen verdrängte Ängste wieder auf. Diese Ängste spiegeln letztlich nichts anderes als längst vergangene Erfahrungen. Wer jedoch leidenschaftlich liebt, wird sich mit diesen alten Verletzungen konfrontiert sehen. Kein Wunder, wenn wir uns klarmachen, wie viel Energie beim Sex freigesetzt wird! Sobald wir genügend Vertrauen in die Beziehung aufgebaut haben und beginnen, unsere Kontrolle nach und nach zu lösen, und wir uns sprichwörtlich in den Sex fallen lassen, entspannt sich der Körper und damit unser ganzes Wesen. Genau dann werden die in jeder Körperzelle abgespeicherten unverarbeiteten Themen freigesetzt. Wenn diese nicht gewürdigt und bearbeitet werden, stehen sie immer zwischen den Partnern und verhindern echte Begegnung, wirkliche Intimität und Leidenschaft.

Denken Sie an einen Eisberg: Nur ein kleiner Teil ragt aus dem Wasser, die große Masse befindet sich unter der Oberfläche. Genauso verhält es sich mit dem Verhältnis zwischen dem, was bewusst, und dem, was unbewusst ist: Nur etwa 10 % dessen, was wir über unsere Gefühle, Verhaltensmotive, Glaubensmuster wissen, dringt in unser Bewusstsein vor. Die restlichen rund 90 % überschreiten die Schwelle des Bewusstseins für gewöhnlich nicht, darunter physiologische Abläufe wie unser Stoffwechsel, der Kreislauf, die Atmung. Doch nicht nur körperliche Prozesse liegen außerhalb unseres Bewusstseins, sondern auch der größte Teil aller Gefühle und Empfindungen, aller Instinkte und Prägungen. Die meisten Beweggründe für unser Verhalten, die stärksten Glaubensmuster liegen im Reich des Unbewussten, zu dem wir keinen Zugang haben. Wir verdrängen sie dorthin, weil wir nicht hinschauen wollen oder weil wir schlicht und ergreifend überfordert wären, wenn wir diese Inhalte zuließen. Doch die unbewussten Anteile verfolgen meist andere Ziele als die bewussten und begegnen uns dann oft genug als Projektionen in der Außenwelt. Was vermeintlich ohne unser Zutun aus der Umwelt auf uns zukommt, ist im Grunde auf das Wirken der unbewussten Kräfte in uns zurückzuführen. Wir glauben, die Gegenwart so zu erleben, wie sie ist, doch in Wirklichkeit haben wir die Brille unserer Vergangenheit auf und sehen nur das, was wir durch diese Brille sehen müssen: unsere alten Verletzungen. Nur sehr selten nehmen wir eine Situation unverzerrt wahr. Wir glauben zwar, dass wir mit unserem Bewusstsein alles im Griff haben, doch in Wirklichkeit sitzt unser Unbewusstes am Steuer, wie ein Autopilot, der uns keine Wahl lässt, anders als vorgesehen auf die Welt zu reagieren. So kommt es, dass wir streiten, wo wir den anderen lieben möchten, dass wir den anderen quälen, obwohl wir ihn begehren, dass wir uns unverstanden fühlen, obwohl der Partner alles daran setzt, uns zu erreichen.

Wir fürchten, dass das Neue nichts Neues bringt, dass sich negative Erfahrungen wiederholen werden. In der Wiederholung des Gewohnten liegt sogar etwas Vertrautes, Stabiles, doch wenn wir so denken, fühlen und handeln, kann Liebe nicht in uns fließen, denn Leben heißt Veränderung. Es gibt nur eine einzige Sicherheit, und das ist die Unsicherheit. Alles ist in ununterbrochener Wandlung begriffen. Unser Körper, unsere Persönlichkeit, unsere Beziehungen, unsere Vorlieben und Erwartungen, unsere Ziele, Ideen und Ideale – alles verändert sich in einem fort. Es ist die große Herausforderung, sich diesen Veränderungen zu stellen, sich der Transformation und dem Fluss stetiger Veränderung anzuvertrauen, ja den Wandel sogar anzuregen, damit wir im Fluss bleiben. Sonst stecken wir fest oder drehen uns im Kreis.

Veränderung zeigt sich in der Lust auf Neues und in der Angst vor dem Unbekannten. Wenn wir lustvoll sind, öffnen wir uns. Empfinden wir Unbehagen oder Angst, ziehen wir uns innerlich zusammen. Viele von uns wurden als Kind schon in ihrer Wildheit und Abenteuerlust gebremst. Als Erwachsene denken wir dann, dass Lust gefährlich und unerwünscht ist. Wenn wir einen Impuls der Lust spüren, versetzt uns das in Alarmbereitschaft, unser ganzes Nervensystem wird hellwach. Was uns bleibt, ist nur noch ein kontrolliertes Leben. Es gibt uns zwar Sicherheit, aber in ihm ist kein Platz für Spontaneität und Lust auf Neues.

Wenn wir jetzt unsere Lust wieder freisetzen, gewinnen vergessen geglaubte Aussagen wie »du übertreibst«, »du bist zu laut«, »sei kein Feigling« plötzlich wieder an Kraft.

Es liegt aber auch ein an Energiereservoir im Verdrängten, denn es wird viel Kraft benötigt, um all die unerwünschten Inhalte ins Reich des Unbewussten zu verbannen. Sobald wir uns dieses Vorgangs bewusst werden, öffnet sich eine wahre Schatzkammer voller unentwickelter Fähigkeiten und vernachlässigter Qualitäten. Die erste Reaktion besteht jedoch zumeist in Angst und Ablehnung, wenn etwas davon an die Oberfläche kommt. Wir scheuen uns davor, mit unseren alten Gewohnheiten in Widerspruch zu geraten.

Träume, Emotionen, Körperempfindungen bis hin zu Krankheiten oder sogar Beziehungskrisen – sie alle sind Signale des Unbewussten und zeigen uns, dass etwas in Bewegung kommt. Vielleicht haben wir plötzlich ein unbändiges Bedürfnis nach Freiheit, wollen einmal allein in die Ferien fahren, mit dem Fallschirm springen oder mit unserer Sexualität experimentieren. Folgen wir diesem Lustgefühl, begegnen wir früher oder später auch einem Verbot, das uns auffordert, das Lustgefühl wieder in den Untergrund zu verbannen. Wenn wir dies erkennen und uns in die Situation hinein entspannen, macht dies wieder Platz für das Lustvolle und Lebendige.

In unseren Seminaren sprechen wir von innerer Arbeit oder prozessorientierter Arbeit. Diese Auseinandersetzung mit sich selbst ist ein lebenslanger Weg, der zwar immer subtiler wird, aber auch immer wieder schmerzhafte Erkenntnisse mit sich bringt. Je öfter wir uns auf neue Situationen einlassen und Ängste als Reaktionen auf Vergangenes ansehen, desto sicherer werden wir, dass wir an Neuem wachsen und uns auf Wandel als Merkmal des fließenden Lebens einlassen können.

Dynamik der Beziehung

Hormone – Warum wir Leidenschaft wollen und Bindung bekommen

Wenn wir uns verlieben, dann sind wir euphorisch, wir schweben auf Wolke sieben, und die ganze Welt ist in rosarote Farben getaucht. Der nüchterne Hintergrund dieses Hochgefühls: All das wird biologisch durch einen Cocktail aus bestimmten Hormonen gesteuert, Botenstoffe denen wir ausgeliefert sind. Wenn wir Begehren und Lust auch in einer langjährigen Beziehung lebendig halten wollen, hilft es, das Dreieck der Liebe mit seinen Eckpunkten Verliebtheit, Sex und Bindung zu verstehen. Denn wie wir noch sehen werden, sollten wir nicht alles der Natur überlassen, denn die Natur unterstützt uns nicht in allen Belangen, wenn wir heißen Sex wollen.

Wenn ein Mann und eine Frau sich attraktiv finden und sich einander näherkommen, sind unbewusste Signale im Spiel, die den Ton beim Flirt angeben. Verhaltensforscher haben herausgefunden, dass wir beim Flirten stark über die Sinne beeinflusst werden. Die Augen etwa taxieren automatisch, ob das Gesicht symmetrisch gestaltet ist und wie sich Hüfte und Taille zueinander verhalten. Aber auch der Geruch, die Stimme, die Mimik und Gestik sowie die Art, sich zu bewegen, werden registriert und in Bruchteilen von Sekunden bewertet. Flirten durchflutet unseren Organismus mit den Hormonen Dopamin und Noradrenalin, und das macht uns für die Reize des anderen erst empfänglich. Dopamin erhöht dabei die Aufmerksamkeit und lässt uns das Ziel nicht aus den Augen verlieren. Es sorgt außerdem dafür, dass mehr Testosteron produziert wird, ein Hormon, das die Lust auf Sex verstärkt. Verlieben und Verlangen treiben sich also gegenseitig an. Noradrenalin löst die typischen Symptome des Verliebtseins aus wie Herzrasen und Appetitlosigkeit: Es kratzt auf und macht närrisch. Gleichzeitig sinkt bei Verliebten der Serotonin-Spiegel, was zu einer fast zwanghaften Fixierung auf die geliebte Person führt. Das Objekt der Begierde wird zum Zentrum der ganzen Aufmerksamkeit, alles andere erscheint unwichtig. Leidenschaftlich Verliebte können die Gedanken an den anderen nicht abstellen und leiden an Appetit- und Schlaflosigkeit. Im Grunde könnte man diese Euphorie des Verliebtseins auch als einen pathologischen Zustand betrachten – ein neurotisches Verhalten, das kein anderes Ziel kennt als Sex.

Die Ausschüttung der Hormone und die sich gegenseitig aufschaukelnde Wirkung von Dopamin und Testosteron sind der biologische Garant für heißen Sex. Und genau hier hat die Natur, die auf nichts anderes aus ist als auf Fortpflanzung, einen genialen Trick eingebaut: Durch Sex oder besser durch den Orgasmus wird das Bindungshormon Oxytocin ausgeschüttet, das bei der Frau die Mutter-Kind-Bindung stärkt, und außerdem Vasopressin, das ein Gefühl von Nähe und Geborgenheit begünstigt und beim Mann den Vaterinstinkt weckt. Das Ausleben der sexuellen Lust führt also unweigerlich zu Wohlgefühl und Bindung. Diese wiederum dämpfen das sexuelle Begehren. So wird klar, dass, auf der hormonellen Ebene Leidenschaft und dauerhafte Bindung nicht zusammenpassen.

»Droge Liebe« – Wie unbewusste Kräfte wirken

»Es war einmal ...«. Ob wir es gerne hören oder nicht: Liebesgeschichten, auch die eigene, sind immer ein Stück weit archetypisch, das heißt, sie folgen einem »Programm«, dem wir zumindest in der Anfangsphase mehr oder weniger »aufsitzen«. Das, was wir durch die rosarote Brille des Verliebten als einmalig erleben, ist in Wirklichkeit ein fest umrissener Komplex aus biologischen, hormonellen und psychologischen Faktoren. Diese magische Mixtur versetzt uns in einen Ausnahmezustand, der nicht von Dauer sein kann. Doch kaum jemand ist bereit, das zu akzeptieren. Im Gegenteil: Um diesen Zustand herum erschaffen wir uns eine eigene Welt, wie wir sie aus Literatur und Film kennen. Wir sprechen vom romantischen Liebesideal, bei dem wir unseren Partner vergöttern. Wir wollen unseren Partner nicht so sehen, wie er wirklich ist, sondern projizieren unsere eigene Verliebtheit auf ihn.

Die rosarote Brille müssen wir spätestens dann abnehmen, wenn die Hormone sich nach ein paar Monaten oder Jahren beruhigt haben und unsere Projektionen ins Leere laufen müssen, weil wir den anderen mittlerweile besser kennengelernt haben – mit all seinen Schwächen und Fehlern. Der Film »Une liaison pornographique« von Frédéric Fonteyne (1999) zeigt dies sehr eindrücklich: Am Anfang vereinbaren die beiden Hauptfiguren, sich nur anonym zu begegnen, und es öffnen sich ihnen über die Sexualität bisher unbekannte Räume. Dann aber werden sie von der Sehnsucht nach Intimität, Vertrautheit, Nähe überwältigt und beginnen ihren Alltag zu teilen. Im Film sind die beiden nicht fähig, die Wandlung von der Idealisierung und vom feurigen Sex zum gewöhnlichen Beziehungsalltag zu vollziehen und den Schmerz auszuhalten, der damit unweigerlich verbunden ist.

Der Wunsch nach Partnerschaft und Nähe ist meist gepaart mit dem Anspruch auf Ausschließlichkeit und Erfüllung aller Wünsche. Paare verbringen sehr viel Zeit miteinander, erschaffen sich ein Zuhause und drohen an so viel Nähe zu ersticken. Das anfängliche Wohlgefühl kippt um in das Gefühl, gefangen zu sein. Anders gesprochen: In der Enge einer Partnerschaft findet der Liebesgott Amor nicht mehr zu der Distanz, die ihm erlaubt, seinen Bogen zu spannen. Als zusätzliche Herausforderung beginnen jetzt auch noch eben jene Bindungshormone zu wirken, die das leidenschaftliche Lieben mehr und mehr in den Hintergrund treten lassen.

Viele Paare gehen hier den Weg des geringsten Widerstands. Sie arrangieren sich mit einer lauen Sexualität und reden sich ein, dass das Wohlgefühl mit dem geliebten Partner ausreicht und ihrem Leben genügend Sinn gibt. Sie sind zwar ein gutes Team, berufen sich auf gemeinsame Interessen und leben eine Bruder-Schwester-Beziehung, die ihnen alles gibt außer Sex. Spätestens hier ist der Zeitpunkt gekommen, innezuhalten und sich der natürlichen Ernüchterung nicht durch Flucht und Trennung, sondern durch bewusstes Hinschauen und Fragen zu stellen.

An diesem Punkt ist es äußerst wichtig zu erkennen, dass hier Kräfte und Muster wirksam werden, die wir nur zum Teil durchschauen können. Das hilft, um weder sich selbst noch dem anderen sein vermeintliches Unvermögen vorzuhalten. Statt sich noch länger im Kreis des Wohlbefindens zu drehen, müssen beide den mutigen Schritt in die Veränderung und somit in den Kreis des Wachstums wagen. Beide sind aufgefordert, Verantwortung für sich, die eigene Lebendigkeit, Lust und Sexualität zu übernehmen. Sie können sogar wieder ein feuriges Liebesleben haben, wenn sie den Bindungshormonen etwas entgegensetzen – nämlich das bewusste Umsetzen des Prinzips der Polarität. Diese Form sexuellen Liebens braucht nicht in immer neuer Verliebtheit gesucht zu werden. Beim feurigen Lieben kann sie durch hochdynamische Übungen gezielt herbeigeführt werden. Auch müssen wir mehr über die »Droge Liebe« wissen, über die Art und Weise, wie unser Körper reagiert, über die Phasen sexueller Reaktion und den Orgasmus und natürlich auch über sexuelle Störungen und deren Ursachen. Ein langer, spannender und lohnender Weg liegt vor uns, der nach dem Happy End erst richtig beginnt.

Tauschhandel – Warum wir einander wählen

Wenn sich zwei finden und ein Paar werden, geschieht dies auf der Basis von Wünschen, Erwartungen und Versprechungen. Den meisten Paaren fällt es schwer, darüber zu sprechen, was sie dazu bewegt hat, genau diesen und keinen anderen Menschen zu wählen. Doch es lohnt sich, den Fokus für einen Augenblick genau darauf zu lenken, denn die Folgen dieser meist unbewussten und daher unausgesprochenen Wahl sind von großer Bedeutung.

Meist zeigt sich die ganze Tragweite der Partnerwahl nicht sofort, sondern erst nach einigen Jahren. Ein typisches Beispiel aus unserem Praxisalltag: Eine junge Frau wählt aufgrund ihrer Unsicherheit in Bezug auf Sexualität einen Mann, der ihr mehr Bruder als Liebhaber ist. Sie ist glücklich, einen Gefährten an ihrer Seite zu haben, dem sie vertrauen kann. Wenn sie dann im Laufe der Jahre zu ihrer vollen Weiblichkeit erwacht, wird sie die Leidenschaft und das Feuer in ihrer Partnerschaft vermissen. Da die Chemie aber von Anfang an die eines Bruder-Schwester-Verhältnisses war, sind nicht unerhebliche Anstrengungen nötig, um auf der sexuellen Ebene die Energie in Fluss zu bringen.

Folgende Faktoren liegen einer Partnerschaft zugrunde, meistens in Kombination, manchmal aber auch in Reinform:

Viel häufiger, als wir wahrhaben wollen, versteckt sich in einer Beziehung ein Tauschhandel. So sah Immanuel Kant (18. Jahrhundert) als Zweck der Ehe noch den Austausch zwischen materieller Sicherheit und emotional-sexueller Gegenleistung. Wir sind der Meinung, dass dies auch heute noch gilt. Die versteckte Frage lautet: Was ist der unmittelbare Gewinn aus der Beziehung? Was hat der andere, was ich nicht habe? Dies kann alle Ebenen betreffen, sei es nun die materielle Sicherheit, sexuelles Erleben und Intensität, soziale Verpflichtungen oder den gesellschaftlichen Status. Der Gewinn kann aber auch in einer wechselseitigen Ergänzung der Eigenarten bestehen. Wir erinnern hier an Platons Kugelmenschen, die halbiert sind. Durch die Verbindung mit dem Partner wird die eigene Persönlichkeit gestärkt. Gewisse Eigenschaften, zu denen wir wenig oder keinen Zugang haben, werden durch den Partner ergänzt.

Sehr verbindend für eine Partnerschaft wirken gemeinsame Projekte, in denen sich Lebenspläne und Lebensentwürfe beider decken. So können sich beide auf ein gemeinsames Drittes ausrichten wie zum Beispiel Kinder oder die gemeinsame Arbeit.

Häufig liegt auch ein starker Mythos einer Beziehung zugrunde. Sei es nun die Verherrlichung der Großfamilie oder die Sehnsucht nach dem romantischen Liebesideal.

Das Beziehungswesen – Der Dritte im Bunde

Doch es gibt noch einen weiteren Aspekt, der Partnerschaft verkompliziert. Durch die bereits erwähnten unbewussten Anteile unserer Persönlichkeit und deren Zusammenspiel in der Verbindung als Paar entsteht ein Wesen, das wir wie eine eigenständige Person betrachten können: das Beziehungswesen.

Eine Beziehung spielt sich immer im Spannungsfeld dieser drei Wesen ab: des Mannes, der Frau – und des »Beziehungswesens«. Die Inspiration für dieses Wesen kam uns durch den Roman »Die Insel der Linkshänder« von Alexandre Jardin. Der Autor lässt dieses dritte Wesen in dem Fantasietier Zubial Gestalt annehmen, einer merkwürdigen Mischung aus Koala und Tapir, Zebra und Gibbon, das mit dem Paar zusammenlebt. Es spiegelt das Wesen der Partnerschaft, das mehr ist als die Summe von Mann und Frau. Es ähnelt in dieser Hinsicht einem Kind, das ebenfalls ein deutliches Spiegelbild seiner Eltern ist. Geht es der Partnerschaft gut, glänzt das Fell des Zubials, seine Augen leuchten, seine Stimmung ist leicht und verspielt. Kriselt es in der Beziehung, hat es ein mattes Fell, seine Augen sind trübe, die Nase ist trocken, es ist träge und in sich gekehrt.

Unsere Erfahrung zeigt, dass die meisten Paare viel zu wenig Wissen über ihr eigenes Beziehungswesen haben. Dabei sind gerade die Beobachtung, Pflege und Anerkennung des Zubials von zentraler Bedeutung.

Wie die Geschichte aufzeigt, erkennen sowohl das Individuum als auch das Paar von ihrem Selbst sozusagen nur die Spitze des Eisbergs. Dies gilt natürlich genauso für das Beziehungswesen, das aus den beiden Einzelwesen entsteht: Es ist ein zum größten Teil unbekanntes Wesen, das die meiste Zeit ein Eigenleben führt und das wir nur sehr beschränkt lenken oder verstehen können. Wenn wir diese Tatsache ernst nehmen, dann ergibt es überhaupt keinen Sinn mehr, den Partner wegen irgendetwas zu verurteilen. Denn während Partner an ihrer Beziehungsharmonie arbeiten, sabotiert das Zubial eventuell genau diese Anstrengungen. Das Unbewusste verfolgt oft andere Ziele als »wir« selbst. So versuchen wir, alles zu verhindern, was an gespeicherten Schmerz oder alte Verletzungen rührt. So reagiert auch das Zubial mit Panik, Flucht oder Angriff. Wer in einer Partnerschaft lebt, muss sich also darüber im Klaren sein, dass er in einer Dreiecksgeschichte lebt. Aus dem Unbewussten beider Partner geboren, legt das Zubial den Finger auf die wirklich wunden Punkte. Wir müssen all unsere Aufmerksamkeit zusammennehmen, um diesen Fingerzeig für das Wachstum als Paar zu nutzen.

Die Schlüssel zum feurigen Begehren

Blasebalg für das Feuer der sexuellen Liebe

Sind Mann und Frau frisch verliebt, brennt das Feuer des Begehrens lichterloh, fließt Sexualenergie scheinbar ohne unser Zutun. Dieser Energiestoß ist wie ein Powerdrink, und seine Zutaten sind der Tanz der Hormone, die rosarote Brille der romantischen Idealisierung, der Kick aus dem Angst-Lust-Mix, die Anziehungskraft der Polarität, die Berührung unseres Potenzials und das in der Luft liegende Versprechen, diesmal alles anders zu machen.

Die richtige Mixtur dieses Powerdrinks löst etwas Wunderbares aus: Wir nennen es EROS. Eros ist reine fließende Lebensenergie, die beim Liebesakt auch in der Bewegung, im Atem, in der Stimme und in unserer Achtsamkeit zum Ausdruck kommt. Dies sind die vier Schlüssel zum Geheimnis des Begehrens.

Um die Wirkung des Powerdrinks lange anhalten zu lassen, um das Feuer des Begehrens möglichst heiß anzufachen, können wir uns dieser Schlüssel bedienen. Und zwar nicht nur in der Zeit unseres Verliebtseins. Diese Schlüssel stehen auch Paaren zur Verfügung, deren Leidenschaft im Laufe einer langen Beziehung längst lau geworden ist. Aber wie finden wir diese Schlüssel?

Vielleicht suchen wir einfach am falschen Ort, genauso wie Mullah Nasruddin, der weise Narr der Sufis, dessen Geschichte wir Ihnen hier kurz erzählen wollen: Der Scheich trifft eines Nachts Mullah Nasruddin, der verzweifelt im Licht einer Straßenlaterne etwas auf dem Boden sucht. Mullah Nasruddin erklärt, dass er seinen Schlüssel verloren habe, und so suchen beide eine Weile nach ihm. Auf die Nachfrage des Scheichs, wo genau denn der Schlüssel verloren ging, antwortet Mullah Nasruddin: »Dort drüben.« Der Scheich erwidert: »Warum aber suchst du dann hier?« – »Weil hier unter der Straßenlaterne mehr Licht zum Suchen ist!«

Viele Paare suchen an der falschen Stelle nach dem verlorenen Glück oder sind enttäuscht über die erloschene Leidenschaft und geben die Suche ganz auf. Wir finden die verlorenen Schlüssel nicht, indem wir der Vergangenheit, der Zeit des Verliebtseins, nachtrauern oder uns immer wieder in neue Liebesabenteuer stürzen. Alles, was wir brauchen, finden wir in der Gegenwart. Die Schlüssel, um leidenschaftliches Begehren und Lust zu entfachen, liegen im Hier und Jetzt. Allerdings sind sie an eine Bedingung geknüpft: Sie müssen konsequent angewendet werden.

Richtig angewendet, sind die vier Schlüssel wie ein Blasebalg für das fast erloschene Feuer der sexuellen Liebe. Sie können und sollen sowohl im nicht sexuellen Kontext als auch beim direkten Sex geübt werden. Es geht darum, die Empfindungen zu vertiefen und den Körper durchlässiger zu machen, damit er unmittelbar auf die Impulse der Schlüssel antworten kann.

Schlüssel 1: Der Atem

Bewusst im Atem steigen – sinken
Von Wendepunkt zu Wendepunkt.
Dem Nichts der zweifachen Umkehr
Entspringt die Fülle
Das Tantra der Befreiung, Sloka 1

Dieser erste von insgesamt 112 Versen stammt aus den uralten, traditionellen Meditationsanweisungen des *Vijnana Bhairava Tantra.* Diese erste Sloka auf dem Erleuchtungsweg fordert uns auf, unseren Atem ganz bewusst zu beobachten und jenen Moment wahrzunehmen, an dem das Einatmen stoppt, bevor das Ausatmen beginnt. Diesem Wendepunkt wird eine zentrale Bedeutung beigemessen. Er öffnet einen Zwischenraum, der leer und absolut still ist. Dieser Zwischenraum ist der Urgrund, aus dem alle Phänomene, wie zum Beispiel auch die Gedanken, entstehen und wieder vergehen. Der Atem ist deshalb einer der wichtigsten Schlüssel, um Zugang zu den eigenen Gedanken, Gefühlen und Empfindungen zu erhalten. Mit viel Übung gelingt es, immer länger in diesem Zwischenraum zu verweilen, um die Fülle wahrzunehmen, die in ihm ist.

Der Atem ist *der* Schlüssel zum Hier und Jetzt. Atmen, vor allem ein intensives, rhythmisches und doch entspanntes Atmen, schafft zudem Nähe und Verbundenheit. Es bildet eine Brücke zwischen den Partnern, die ihnen erlaubt, ohne Worte zu kommunizieren. Durch das gemeinsame, tiefe Atmen bauen wir Energie auf, aktivieren wir unsere Lebensenergie und schwingen uns aufeinander ein. So wird der Atem zu einem wichtigen Begleiter und Verstärker unserer Lebendigkeit und unseres Liebeslebens.

Der Atem ist aber auch *die* Schnittstelle zwischen Bewusstem und Unbewusstem. So können wir den Atem bewusst lenken, stoppen, forcieren oder beruhigen. Aber meist tun wir das nicht, sondern lassen uns atmen, unbewusst, gesteuert nur vom Atemzentrum im Gehirn.

Wenn wir dem Atem unsere volle Aufmerksamkeit schenken, bauen wir nicht nur mehr Energie auf, sondern steigern auch das Empfinden unserer eigenen Lebendigkeit.

Betrachten wir einige der Gesetzmäßigkeiten, denen der Atem folgt, um ihn noch besser nutzen zu können.

➤ **Atmung** verändert sich durch innere und äußere Reize: Sie wird tiefer und langsamer oder flacher und schneller.
So beeinflusst ein Stimmungswechsel die Atemfrequenz: Bei angenehmen Empfindungen beruhigt sich der Atem, bei unangenehmen wird er unregelmäßiger, oder wir halten ihn sogar an.

- **Das entspannte Ausatmen** ist besonders wichtig, da es in einer engeren Verbindung zu positiven Gefühlen steht als das Einatmen.
- **Ein intensives Atmen** rührt an unsere Grenzen und hebt Erinnerungen und Verletzungen ins Bewusstsein. Wenn wir so effektiv atmen und die damit verbundene Intensität zulassen, können verdrängte Inhalte befreit und geheilt werden. Erst dann ist der Weg frei für ekstatische Erfahrungen und tiefe Begegnungen.

Auf- und Entladung mit dem Yin- und Yang-Atem: Auch beim Atmen treffen wir wieder auf das Prinzip der Polarität. Wir sprechen vom Yin- und Yang-Atem. Der *Yang-Atem*, den wir auch Feuer-Atem nennen, dient dazu, Energie aufzubauen. Dabei atmen wir (allein oder gemeinsam mit dem Partner) heftig und variantenreich (also nicht monoton, sondern mit verschiedenen Rhythmen) durch die Nase ein und aus und setzen den ganzen Körper zur Unterstützung des Atmens ein. Die Zunge drücken wir dabei fest ans Gaumendach. Das Ergebnis kann sehr unterschiedlich sein. Wir werden vielleicht intensive Lebenskraft spüren (Hitze, Strömen, Vibrationen, Aufladung) oder sogar einen Gefühlsausbruch erleben (Lachen, Weinen, Wut) oder auch nur sehr still werden und eine tiefe Verbundenheit mit uns selbst und mit dem Geliebten spüren.

Wir empfehlen Paaren, den Feuer-Atem zehn Minuten lang vor dem Liebemachen zu praktizieren. Wenn sich die Partner dazu noch in die Augen schauen, wird das gemeinsame Erleben verstärkt. Das garantiert eine starke Aufladung, in der Zurückhaltung und Kontrolle kathartisch aufgelöst werden können, und bringt beide vom Denken in die Empfindung und somit in das direkte Erleben. Das ist eine gute Ausgangslage, um genügend Lebendigkeit ins Lieben mitzunehmen.

Nach der heftigen Aufladung durch den Feuer-Atem kann aber auch ein Atemstopp zur Entspannung genutzt werden. Dann halten wir den Atem so lange wie möglich an, was die Gedanken beruhigt. Denn sobald der Atem ruhiger wird, wird auch der Geist still. Das zeigt sich auch bei der Aufzeichnung der Hirnströme: Diese bewegen sich dann im Alpha-Bereich, in dem der Geist kreativ, meditativ, still und weit ist.

Der *Yin-Atem* dient ganz der Entspannung, dem Loslassen. Wir verstehen darunter eine sanfte, unbeeinflusste Atembewegung. Unser Geist wird dabei zum neutralen Beobachter, zum Zeugen dessen, was geschieht. Das ist nicht einfach, weil unser Geist alles mental oder emotional zu kommentieren oder zu bewerten scheint. Wenn es jedoch gelingt, dann stellen wir fest, dass der Atem sich von selbst vertieft, verlangsamt, und wir uns entspannen.

Energie ausgleichen und aufbauen mit der Sonne-Mond-Atmung: Diese Atmung ist ein besonders schönes Beispiel für das Wechselspiel des Atems zwischen den Polen feminin und maskulin. Wir wollen sie hier vereinfacht darstellen. Im traditionellen Yoga spricht man von Ida, dem femininen Energiekanal, der im linken Nasenloch beginnt und auf der linken Seite der Wirbelsäule bis zum Steißbein verläuft. Als Yin-Kanal ist er negativ geladen, passiv, aufnehmend. Pingala ist dagegen der maskuline Energiekanal, der im rechten Nasenloch beginnt und auf der rechten Seite der Wirbelsäule bis zum Steißbein verläuft. Als Yang-Kanal ist er positiv geladen, aktiv, kreativ. Sushumna als dritter Energiekanal verläuft zwischen Ida und Pingala. Er beginnt am Steißbein und endet beim Dritten Auge, jener Stelle zwischen den Augenbrauen. Erst wenn Ida und Pingala in Balance sind, fließt die Energie durch Sushumna. Dann werden alle feinstofflichen Energiezentren miteinander verbunden.

Interessant ist, dass Ida dem Parasympathikus (dem Ruhenerv, der vor allem für Entspannung sorgt), Pingala dem Sympathikus (der die Aktivität stimuliert) und Sushumna dem Rückenmark entspricht.

Sind wir energetisch ausgeglichen, atmen wir abwechselnd über den ganzen Tag jeweils eine Stunde durch Ida und eine Stunde durch Pingala. Sind wir energetisch nicht in Balance, betonen wir entweder Ida (und fühlen uns energielos und träge) oder Pingala (und sind überaktiv, nervös, gestresst). Das Praktizieren der »Sonne-Mond-Atmung« bewirkt ein Ausbalancieren der rechten und der linken Gehirnhälfte. Dann fühlen wir uns entspannt und lebendig zugleich.
Übung – Die Sonne-Mond-Atmung: Die Praxis sieht folgendermaßen aus. Während wir aufrecht sitzen, wird das rechte Nasenloch mit dem rechten Daumen verschlossen. Das Einatmen erfolgt durch das linke Nasenloch. In der folgenden Atempause verschließen wir beide Nasenlöcher mit Daumen und Ringfinger. Das Ausatmen geschieht durch das rechte Nasenloch, durch das wir sogleich auch wieder einatmen. Beide Nasenlöcher werden wiederum in der kurzen Atempause verschlossen. Nun beginnt der Kreis von vorne.

Wir empfehlen, den Atemrhythmus wie folgt zu zählen: Einatmen 1, Atemstopp 4, Ausatmen 2.

Die »Sonne-Mond-Atmung« ist eine Art meditatives Vorspiel für das Lieben.

Schlüssel 2: Die Bewegung

Dringe ins Wesen steter Bewegung ein.
Du wirst den Fluss des Göttlichen erleben.
Das Tantra der Befreiung, Sloka 59

Bewegung ist Leben und damit das A und O für heißen Sex. Bewegung stellt, genauso wie Atmen, eine energetische Verbindung zwischen zwei Menschen her und ist darüber hinaus ein Motor für wahre Leidenschaft. Bewegung verschafft uns Zugang zu unserer Lebendigkeit und ist ein Heilmittel für körperliche Blockierungen, Hemmungen und erstarrte Gefühle. Bewegung ist ein wichtiger Schlüssel, um Energien wieder fließen zu lassen, sich zu spüren und zu entfalten. Bewegung löst Blockaden, und dann erleben wir uns wieder ganzheitlich, das heißt Körper, Geist und Seele sind durchlässig, offen, vibrierend, pulsierend. Wir strotzen vor Leben und sexueller Energie.

Das Bindeglied zwischen den beiden Schlüsseln Atmung und Bewegung heißt Rhythmus. Ohne Rhythmus atmen und bewegen wir uns monoton. Es ist ein unbewusster Vorgang, der einen Status quo aufrechterhält, aber keine Energie freisetzt. Der eingespielte Liebesakt ist ein klarer Spiegel für sexuelles Lieben ohne Rhythmus. Sobald Atmung und Bewegung monoton und automatisch werden, spüren wir uns nicht mehr. Erst wenn wir mit unterschiedlichen Rhythmen spielen, uns mal schneller und dann wieder langsamer bewegen, entfaltet Bewegung ihre ganze Kraft. Es entstehen Nähe und Intimität. Das Begehren wird verstärkt, Gefühle und Empfindungen vertiefen sich, und die Gedanken verebben.

Eine große Bedeutung für leidenschaftliches Lieben hat die Bewegung des Beckens. Beckenbewegungen erreichen und beeinflussen über verschiedene Muskelketten den gesamten Körper, sie laden uns energetisch auf und aktivieren unsere Sexualenergie. Das Becken ist nicht nur unsere physische Mitte, der Schwerpunkt zwischen oben und unten, es gilt für viele auch als der Ort unserer Lebenskraft, unserer Sexualität und inneren Mitte.

Seine Beweglichkeit spiegelt unsere Lebendigkeit, unser Leben und Erleben, sie beeinflusst direkt den Körper und hat Auswirkungen auf unser Wohlbefinden. Lassen Sie einmal versuchsweise Ihr Becken kreisen, vor und zurück, nach rechts und nach links, oder in einer Achterschlaufe wie beim Bauchtanz. Suchen Sie Ihren eigenen Rhythmus und achten Sie auf Ihre Empfindungen. So spüren Sie schnell, wie energievoll, lebendig, verbunden, aufgeladen und gleichzeitig entspannt Sie sind.

Dabei ist der Bereich des Beckenbodens für das feurige Lieben von herausragender Bedeutung. Er wird auch als »Liebesmuskel« bezeichnet und gilt als das sensibelste Stützorgan für die Frau. Er steht symbolisch für die Verbindung mit der weiblichen Urkraft, der Erde, und zeigt an, wie wir in der Welt stehen, ob wir uns getragen und sicher fühlen. Die Taoisten sprechen sogar vom Beckenboden als dem Tor zum Leben und zum Tod. Im Liebesakt spielt er eine zentrale Rolle, hat doch ein gut trainierter Beckenboden, sowohl bei Frauen als auch bei Männern, Einfluss auf die Intensität ihrer Sexualität, das Erleben von Lust und die Tiefe des Orgasmus.

Den Beckenbodenmuskel (Musculus pubococcygeus oder PC-Muskel) müssen wir uns als eine Art handtellergroße Hängematte vorstellen, aufgespannt zwischen dem Schambein, den beiden Sitzbeinen und dem Steißbein. Ein gesunder PC-Muskel ist etwa drei Finger breit, ein schwach ausgebildeter Muskel (was oft bei Frauen der Fall ist) ist nur etwa bleistiftstark.

Der PC-Muskel besteht aus drei Schichten und wird größtenteils vom Nervus pudendus gesteuert, der die Aktivität der Geschlechtsorgane und des Anus registriert. Durch verschiedene Nervenverbindungen, unter anderem zum Uterus (bei der Frau) und zur Prostata (beim Mann), werden beim Anspannen des PC-Muskels Hormone und Endorphine wie zum Beispiel Dopamin ausgeschüttet, was zu einer Hochstimmung führen kann. Verlangen und sexuelle Potenz werden durch einen starken PC-Muskel gesteigert. So können Erektionsschwierigkeiten durch gezielte Beckenbodenübungen behoben werden, die sogar Potenzmittel ersetzen. Eine Studie der Uniklinik Köln über erektile Dysfunktion beweist, dass 80 % der Männer nach einem Beckenbodentraining wieder zu Erektionen fähig sind Denn diese Männer hatten über sechs Monate gezielt ihren Beckenboden trainiert. Mit einem Potenzmittel lag die Erfolgsquote lediglich bei 74 %, und – was erstaunen mag – 20 % der Männer, die an der Studie teilgenommen hatten, fanden über ein Placebo ebenso zu ihrer ursprünglichen Libido zurück. Allerdings bedingt das einiges an Durchhaltevermögen.

Bei Frauen ist der Beckenboden durch die zusätzliche Öffnung der Vagina von Natur aus anfälliger. Geburten und Dammschnitt oder -riss schwächen die Muskulatur eventuell zusätzlich. Auch ihnen hilft ein gezieltes Training, den PC-Muskel zu stärken, und führt zu tieferen Empfindungen und einer erweiterten Orgasmusfähigkeit.

Übung zur Kräftigung des Beckenbodens:
Zuerst einmal müssen wir den Beckenbodenmuskel identifizieren. Es ist der Muskel, der beim Wasserlassen den Harnstrahl unterbrechen kann. Probieren Sie es aus, bis Sie ein Gefühl für den PC-Muskel bekommen. Dann gilt es, die Atmung mit den Kontraktionen des Beckenbodens zu verbinden. Grundsätzlich können die Kontraktionen mit dem Ein- oder Ausatmen koordiniert werden. Wir empfehlen jedoch, das Einatmen und das gleichzeitige Kontrahieren des Muskels zu üben, da diese Kombination einen großen Einfluss auf den Energiefluss und die Energielenkung hat.

Die Grundübung besteht nun darin, beim Einatmen den Beckenboden kräftig anzuspannen und ihn beim Ausatmen völlig loszulassen. Wir empfehlen Ihnen rund 50 Wiederholungen.

Beherrschen Sie die Grundübung, dann probieren Sie die Varianten I und II aus: Bei der Variante I spannen Sie den Beckenboden 10 Sekunden lang so fest wie möglich an und atmen gleichzeitig ruhig weiter. Dies sollte drei bis 10 Mal wiederholt werden.

Variante II ist anspruchsvoller: Stellen Sie sich zunächst vor, Sie könnten die Anspannung des Beckenbodens variieren, von ganz sanft bis zu hart und fest. Denken Sie sich dann eine zehnstufige Skala und versuchen Sie nun, jeden einzelnen dieser Kontraktionsabschnitte auszuführen und zu fühlen.

Wichtig ist am Ende der Übung das Loslassen des Beckenbodens. Mit dem Ausatmen wird die Anspannung des Beckenbodens gelöst, um ihn dann sanft nach außen zu drücken. Dies wird so lange ausprobiert, bis Sie ein Gespür dafür haben, wie sich ein entspannter Beckenboden anfühlt.

Als Kombination der beiden Schlüssel bietet sich das Beckenwiegen an. Dies ist eine Bewegung, die direkt mit unserer Lebendigkeit gekoppelt ist. Spüren wir genau hin, so nehmen wir eine feine Verbindung zum Atem wahr: Rollt das Becken zurück (Zurücksinken/Flachrücken), wird der Ausatem gestützt, rollt das Becken nach vorn (Aufrichten/Hohlkreuz), wird der Einatem betont. Durch Variation von Geschwindigkeit und Heftigkeit kann der individuelle Rhythmus, die stimmige Frequenz gefunden werden, um in die eigene Lebendigkeit und Lust zu kommen. Mit jedem Aufrichten, verbunden mit einer leichten Kontraktion des Beckenbodenmuskels, fließt die Lebensenergie durch die innere Flöte (in der Mitte der Wirbelsäule) hinauf bis ins Dritte Auge. Grundsätzlich geht es bei der Beckenschaukel einmal mehr um das energetische Aufladen. Dank der Lenkung der Energie in der inneren Flöte steht uns die ganze, aktivierte Energie zur Verfügung.

Schlüssel 3: Die Stimme

Lausche in höchster Sammlung
dem verklingenden Ton.
Wenn die Vorstellung ihren Halt verliert,
tut sich der Sternenhimmel in dir auf.
Das Tantra der Befreiung, Sloka 18

Nehmen wir zur Atmung und Bewegung die Stimme hinzu, kommt es zu einem ganzheitlichen Erleben, zu einer Verbindung von Innen und Außen. Seufzen, Schreien, Summen, Worte der Liebe oder Mantren, all das sind Signale der Liebe, die unser Partner bewusst und unbewusst aufnimmt. Auch für uns selbst werden die eigenen Laute zum Verstärker unserer Gefühle und Empfindungen. Die Wahrnehmung eigener Lustgefühle wird durch das Hören mitbestimmt. Laute der Lust sind direkt und unmittelbar und erleichtern die Kommunikation zwischen Liebenden. Als weiterer Effekt wirkt die Stimme, zum Beispiel ein entspanntes Seufzen oder volles Stöhnen, tief in den Körper hinein bis zum Beckenboden und aktiviert diesen. Beim Lieben angewandt, ist das lustvolle Tönen und Stöhnen erregend für den Partner (und vielleicht auch für die Nachbarn).

Wenn das Liebesspiel unbefriedigend bleibt, können wir sicher sein, dass uns ein wichtiger Schlüssel oder sogar alle Schlüssel fehlen. Vielleicht bewegen wir uns monoton, atmen flach und halten Liebesseufzer zurück. Monotonie und Zurückhaltung sind ein Zeichen von Passivität und Stillstand, während Lebendigkeit und Wachstum sich durch Veränderung, das Fließen von Energie, zeigen. So weckt das lebendige Zusammenspiel von Bewegung, Atem und Stimme die Lebensenergie im Becken und zieht sie in der inneren Flöte nach oben. Damit sind wir pure Lebendigkeit – und haben zu unserer orgasmischen Potenz gefunden.

Schlüssel 4: Die Achtsamkeit

Das Sinnen auf die Atemkraft gerichtet,
als wäre sie ein Lichtstrahl feinster Art,
vom Grunde sich erhebend scheitelwärts,
erweckt das Urlicht.
Das Tantra der Befreiung, Sloka 5

Achtsamkeit hat im Liebesleben einen hohen Stellenwert. Erst dank dieser gewinnen die bisher genannten Schlüssel Atem, Bewegung, Stimme den ihnen zustehenden Wert. Denn über das achtsame Beobachten kommen wir aus der Reaktion in eine Aktion und können somit die momentane Situation so verändern, wie wir möchten. Achtsamkeit hilft, Bewusstsein in unser (Liebes-)Leben zu bringen und zeigt sich in zwei Formen: dem Yin- und Yang-Aspekt. Der Yin-Aspekt meint das Registrieren, ohne in das Geschehen einzugreifen. Der Yang-Aspekt bedeutet, sanft die Energien zu zügeln und den Fokus zu halten. Beim sexuellen Lieben ist es von Vorteil, beiden Formen gleichviel Aufmerksamkeit zu schenken.

Die Yin-Form: Das Yin beobachtet, ohne einzugreifen und zu verändern. Es ist Zeuge unserer Empfindungen, Gefühle und Gedanken. Diese erscheinen uns dann wie Wellen im unendlichen Ozean: Sie tauchen auf und versinken wieder in der Unendlichkeit und Tiefe unseres Bewusstseins.

Der Verstand bewertet und beurteilt Gefühle, Gedanken und Handlungen nach Lust und Unlust, Zuneigung und Abneigung, gut und schlecht und ist niemals nur einfach Zeuge des Augenblicks. Im Yoga und Tantra wird deshalb versucht, von der Gedankenebene weg auf die reine Empfindungsebene (oder Wahrnehmungsebene) zu gelangen.

Die Yang-Form: Yang macht sich zunutze, dass Energie dem Bewusstsein folgt. Ist dieses auf eine Empfindung gerichtet, wird diese verstärkt und damit deutlicher wahrgenommen. Da uns aber Gedanken, Gefühle und Emotionen immer wieder in die Vergangenheit oder Zukunft ziehen, ist ein Verweilen in der Gegenwart, im Hier und Jetzt, und das Wahrnehmen aller Empfindungen gar nicht so einfach. Die Yang-Form der Achtsamkeit hält den Geist im Körper und damit in der Gegenwart. Wir sind uns und unserer Empfindungen in jedem Augenblick voll bewusst. Dies geschieht durch die Konzentration und Fokussierung: auf den Atem, die Bewegung und die Stimme (den Ton) oder durch ein bewusstes Wahrnehmen von Körperempfindungen. Unter der Yang-Form verstehen wir ein bewusstes Lenken des Atems. Dafür nutzen wir die innere Flöte. In der Vorstellung führen wir absichtlich die Energie mit dem Einatmen vom Beckenboden hoch zum Scheitel und mit dem Ausatmen wieder zurück. Dies lenkt die Energie mit der Zeit tatsächlich in diesen Kanal und verbindet die Ebenen der Empfindungen, Gefühle und Gedanken. Beim Lieben praktiziert, hilft die Yang-Form, in einer guten Verbindung mit sich selbst zu sein und ein Mehr an (Sexual-) Energie zu kreieren.

Zusammenfassend können wir sagen, dass das reine, nicht anhaftende Beobachten ebenso zu einer inneren Freiheit führt wie das aktive Konzentrieren: Mit der Zeit werden alle Ausformungen der Lebensenergie stiller und weiter, und wir nehmen den Lebensstrom direkt wahr.

Ekstase-Techniken

Ein Geschenk in Liebe und Vertrauen

Das bewusste Einsetzen der vier Schlüssel ist die Voraussetzung dafür, dass beide Partner genügend Energie aufgebaut haben, um sich nun lustvoll auf eine sexuelle Begegnung einzulassen. Die Qualität des Liebemachens kann nun aber noch durch zusätzliche Ekstase-Techniken wie die Anus-Massage oder die sexuelle Massage gesteigert und intensiviert werden.

Die Techniken helfen, unter Begleitung des Partners, Lust an und für sich zu erfahren. Somit unterscheiden sie sich sehr stark vom »normalen« Lieben, bei dem häufig die eigene Lust abhängig ist vom Begehren des Partners. Für sich alleine Lust zu erfahren und sich in der eigenen Energie zu baden, verstärkt das Feuer der Leidenschaft und führt in Zustände, die wir als ekstatisch bezeichnen: Unser Alltagsbewusstsein weicht einem erweiterten Bewusstsein, und wir sind im Kontakt mit unserem Potenzial und unserer Essenz.

Sexuelle Massagen – Erweckung ekstatischer Energie

Wir sind ekstatische Wesen, die Ekstase nur zuzulassen brauchen. Wollen wir ekstatische Frauen und Männer sein, geht es also um mehr als um sexuelle Befriedigung. Sexuelle Massagen sind ein wundervolles Instrument, um uns und jede Zelle unseres Körpers daran zu erinnern, dass wir lustvolle, genießende Wesen sind, deren Bandbreite sexueller Empfindungen viel weiter ist, als wir selbst glauben. Für viele Menschen ist es etwas völlig Neues, am ganzen Körper und insbesondere an den Geschlechtsorganen intensiv, hochenergetisch und absolut nicht fordernd berührt und massiert zu werden. Und auch für den Gebenden gibt es viel zu entdecken: die Schönheit der Sexualorgane, eine tiefe Wertschätzung und Respekt vor dem anderen Geschlecht durch das spielerische Erkunden und Entdecken ohne Zeit- und Leistungsdruck.

Bei den sexuellen Massagen für Mann und Frau geht es nicht um Erregung, die zum Orgasmus führen soll, sondern um das Erwecken der ekstatischen Energie durch energetisches Aufladen jeder Zelle des Körpers. Natürlich – Erregung kommt, und sie darf wieder abflachen, um sich wieder neu aufzubauen. Ziel ist weder eine Erektion noch keine Erektion, weder Erregung noch keine Erregung, sondern eine wache Körperlebendigkeit, ein intensiver, orgasmischer Zustand des ganzen Seins.

Zusammen mit den Schlüsseln Atem, Bewegung, Stimme, Achtsamkeit sind sexuelle Massagen ein gutes Übungsfeld, um Unsicherheiten und Ängsten zu begegnen und sie auf natürliche Art abzubauen. Denn hier gilt: Alles darf sein, nichts muss sein. Wichtig ist ein Umfeld, das Intimität und Loslassen fördert. Ein liebevoller Austausch über intime Wünsche schafft Nähe, und natürlich helfen und unterstützen Wärme, Bequemlichkeit, Licht und Musik und vor allem ein gut riechendes Öl, damit die Massage für beide fließend, geschmeidig und angenehm ist.

Die hohe Kunst beim sexuellen Lieben ist es, die eigene Lust durch und mit dem Partner zu erfahren, ohne gleichzeitig mit ihm zu verschmelzen oder sich in ihm zu verlieren. Dank der klaren Rollenaufteilung von Geben und Nehmen können beide zentriert bleiben *und* Intimität und Nähe miteinander teilen. So sind die sexuellen Massagen, wie wir sie entwickelt haben, mit das Intensivste und Intimste, was wir den Paaren in unseren Seminaren vermitteln. Aber auch hier steht nicht die Technik im Zentrum, sondern das Miteinander-Teilen und -Austauschen. In unseren Seminaren und Trainings vermitteln wir die sexuelle Massage der Frau wie auch diejenige des Mannes mit über 20 unterschiedlichen Griffen. Damit die Qualität der sexuellen Massagen etwas fassbarer wird, geben wir skizzenhaft einen kurzen Einblick.

Die sexuelle Massage für den Mann: Das Erleben tiefer, lustvoller Empfindungen im ganzen Körper ist das Ziel der sexuellen Massage. Es geht also nicht um den Orgasmus, sondern um das Orgasmisch-Sein: eine hohe Aufladung bei gleichzeitig tiefer Entspannung.

Das Augenmerk wird immer wieder auf die emotional-geistige Verbindung mit dem Partner gerichtet. Wir haben bereits darauf hingewiesen, möchten es aber noch einmal wiederholen: Sowohl Erregung als auch Erektion haben einen wellenförmigen, natürlichen Rhythmus, vergleichbar mit Ebbe und Flut. Somit ist auch bei der sexuellen Massage die Erektion nebensächlich, sie darf sein, muss aber nicht sein. Die sexuelle Massage wird also spielerisch und intuitiv nach einer sinnlichen, körperlichen Massage angewandt. Je vertrauter die Partner miteinander sind und je besser sie seine sexuelle Reaktion kennt, desto leichter fällt es ihm, ihr die Kontrolle über seine Ejakulation zu übergeben. So kann er sich mit der Zeit ganz seinen Empfindungen hingeben.

Am einfachsten ist es, wenn die Frau an seiner linken Seite sitzt. Mit der einen Hand wird sie immer wieder einmal die Energie in den Bauch, hinauf zum Herzen und hinein in die Beine verteilen. Grundsätzlich führt sie die sexuelle Massage mit beiden Händen aus. Dafür braucht es genügend Öl oder noch besser ein Gleitmittel.

Wir empfehlen, meditativ zu beginnen, indem die Frau mit der linken Hand sowohl Penis als auch Hoden über eine längere Zeit hält. Die rechte Hand ruht derweil auf dem Herzen, so wird der

Energiefluss zwischen Sex und Herz gestärkt. Nach einer Weile geht die Frau dazu über, seine Brust zu massieren, während sie den Penis weiterhin umhüllt. Vielleicht schenkt sie ihm auch einmal ein Kompliment.

Irgendwann gleitet ihre Herzhand hinunter zum Sex, wo sie nun als Erstes seinen Hodensack massiert. Mit Daumen und Zeigefinger perlt sie die Haut langsam, aber kräftig. Sie zieht den Hodensack behutsam vom Körper weg und dehnt ihn damit aus. Dann folgt das Massieren der Hoden mit sanften, einfühlsamen, kreisenden Berührungen. Dies schenkt dem Mann völlig neue Empfindungen, die er mit einem tiefen, vollen Atem unterstützt.

Wie ist es, mit der rechten Hand die Eichel zu halten und mit dem linken Daumen und Zeigefinger kräftige Druckimpulse auf dem ganzen Penis von der Wurzel bis zur Eichel anzuwenden?

Für die wichtigsten Griffe zieht die Frau die Haut des Penis mit der linken Hand achtsam an der Penisbasis zurück, sodass die Eichel frei liegt. Mit der rechten Hand kann sie nun den Penis mit verschiedenen Griffen massieren. Legt sie ihn auf seinen Bauch, kann sie ihn von der Wurzel bis zur Spitze mit ihrer Handinnenfläche kräftig bestreichen. Dabei ändert sie immer wieder die Richtung, wie auf einem imaginären Ziffernblatt, und lässt den Penis wie einen Uhrzeiger rotieren.

Nicht nur Hände, Füße und Ohren besitzen Reflexpunkte, sondern auch der Penis. Wichtige Punkte befinden sich zum Beispiel direkt unter dem Eichelrand am Frenulum-Ursprung (Vorhautbändchen). Während sie mit Daumen und Zeigefinger die Haut des Penis an der Wurzel festhält, massiert der Daumen der anderen Hand kräftig und kreisförmig das Gebiet unterhalb der Eichel (den Reflexpunkt des Herzens). Oder sie nimmt den Penis in die Hände und massiert nun mit beiden Daumen rechts und links neben dem Frenulum.

Besonders lustvoll ist für die meisten Männer, wenn sie den Penis mit der linken Hand hält und mit der rechten Handfläche die Eichel »poliert«. Die Eichel besitzt die meisten Nervenendigungen des Sexualorgans und ist deshalb hypersensibel. Das bedingt einen guten Kontakt zum Partner, damit sie seinen Punkt ohne Wiederkehr früh genug erkennt.

Wie ist es, mit seinem Penis einen Handtanz zu machen, indem sie ihn zwischen die gefalteten Hände nimmt und an ihm auf und ab reibt? Empfindet er Lust, wenn sie ihre Hände wie beim Feuermachen um den Penis herum reibt?

Nachdem der Mann mehrmals den Punkt ohne Wiederkehr fast erreicht hat oder sich in einer hohen energetischen Aufladung befindet, ist es Zeit, die sexuelle Massage abzuschließen. Zuerst nimmt die Frau ihre Hände zurück. Der Mann atmet nun rund 20-mal rhythmisch und voll. Dann atmet er ein, spannt dabei gleichzeitig den Beckenboden an und fokussiert auf sein Drittes Auge. Er hält den Atem so lange wie möglich an. Mit dem Ausatmen lässt er völlig los und wird zum Zeugen seiner selbst.

Die sexuelle Massage für die Frau: Auch bei der Frau steht nicht der Orgasmus im Vordergrund. Das Erleben und Annehmen der vielen unterschiedlichen Empfindungen an und in der Vulva, aber auch im ganzen Körper ist das Ziel der sexuellen Massage. Ist ein Paar gut aufeinander eingestimmt, kennt der Mann die Vorlieben und die sexuelle Reaktion seiner Partnerin.

Am einfachsten ist es, wenn der Mann an ihrer linken Seite sitzt. Mit der einen Hand wird er immer wieder die Energie in den Bauch, hinauf zum Herzen oder hinein in die Beine lenken. Grundsätzlich führt er die sexuelle Massage mit beiden Händen aus. Dafür braucht es ein gutes Gleitmittel.

Für die meisten Frauen ist die Klitoris mit etwa 4000 bis 6000 Nervenenden das Lustorgan Nummer eins. Eine direkte Berührung der Klitoris hängt deshalb fast immer vom Grad der Erregung ab. So mögen es einige Frauen, wenn sie hocherregt sind, dort berührt zu werden, andere nicht.

Als Einstimmung auf die sexuelle Massage eignen sich besonders

Berührungen des äußeren Genitals. Der Mann kann zum Beispiel mit einer Hand ihre Vulva bedecken und mit der anderen auf dem Unterbauch kreisen. Dabei stellt er sich vor, mit der Energie, die zwischen seinen Händen zirkuliert, ihre Gebärmutter zu wärmen. Oder er legt seine Hand auf die Vulva und vibriert tief in sie hinein. Damit schickt er kleine Wellen durch ihren ganzen Körper. Als wunderbar wohltuend wird in der Regel auch der satte Griff an den inneren und äußeren Schamlippen erlebt. Seine Finger pressen und massieren diese gegeneinander, oder er verschiebt die Lippen mit seinen Daumen in einem Zick-Zack. Wie ist es, mit den Seiten der Zeigefinger die großen Lippen zusammenzupressen und sie abzuheben? All diese Griffe zielen darauf ab, der Frau genügend Zeit und Aufmerksamkeit zu schenken, um sich all ihrer Empfindungen im Becken bewusst zu werden. Wenn sie nach diesen Berührungen im Außen bereit ist, lädt sie ihren Partner ein zur Erforschung ihres Innenraums. Mittels feiner Beckenbodenkontraktionen saugt sie nun seinen Finger ein. Anfangs bleibt er einfach still, während sie ihren PC-Muskel immer wieder einmal anspannt. Nach einiger Zeit beginnt er mit langsamen, konkreten und kräftigen Strichen ihre Höhle zu erforschen. Auch hier geht es darum, ihr möglichst viele unterschiedliche Empfindungen zu schenken, ohne auf einen Orgasmus hinzusteuern. Alle Wahrnehmungen werden willkommen geheißen: von neutralen, vielleicht auch mal schmerzhaften bis hin zu ekstatischen.

Während der Finger in der Vulva langsam still wird, wendet sich der Mann nun der Klitoris zu. Sein rechter Zeigefinger macht kleine Kreise zwischen großer und kleiner Schamlippe. Dieses Gebiet ist für viele Frauen die eigentliche erotische Zone der Klitoris. Oder er kann die Klitoris zwischen Daumen und Zeigefinger zwirbeln und reiben. Was empfindet sie, wenn er die Haube mit Daumen und Zeigefinger vor- und zurückzieht? Wie reagiert sie, wenn er die unverhüllte Klitoris massiert?

Nachdem die Frau sich energetisch hoch aufgeladen hat, vielleicht sogar nahe an einem Höhepunkt ist, wird es Zeit, die sexuelle

Massage abzuschließen. Als Erstes lässt der Mann seine Hände auf Herz und Vulva ruhen, um sie dann achtsam zurückzunehmen. Sie atmet nun rund 20-mal rhythmisch und voll. Mit einem letzten Einatmen spannt sie dabei gleichzeitig den Beckenboden an und fokussiert auf ihr Drittes Auge. Sie hält den Atem so lange wie möglich an und lässt mit dem Ausatmen völlig los und wird so zur Zeugin ihrer selbst.

Lustzone Anus – Tabu, aber zentral

Wie wir gesehen haben, sind das Erleben von Sexualität und das Fließen der Lebenskraft stark an einen flexiblen Beckenboden gebunden. Der Beckenboden und vor allem auch der Anus sind wichtige Lustzonen für Mann und Frau.

In der frühkindlichen Entwicklung spielt der Anus eine große Rolle. Die Kontrolle über den Schließmuskel geht mit einem Reifeprozess des Kindes einher, wo es lernt, klar »Ja« oder »Nein« zu sagen. Die anale Problematik spricht ganz direkt die Themen Festhalten und Loslassen an und damit die Gegenspieler Macht/Kontrolle und Machtverlust/Unterwerfung. Entsprechend bedeutsam ist es, im Erwachsenenalter zu lernen, kontrolliert die Kontrolle über den Anus loszulassen und einem anderen Menschen diese Berührung zu erlauben.

Im Bereich des Anus haben wir Tabus, aber auch Schmerzmuster abgespeichert, die durch entsprechende Massagen befreit und geheilt werden können. Dies kann mit dem Öffnen der Büchse der Pandora verglichen werden, da allerhand Unerwartetes und Unangenehmes zutage gefördert werden kann. Und gleichzeitig ist der Anus auch ein Ort der Lust. So nehmen die Tantriker am Ende der Wirbelsäule die Kundalini-Drüse an, von der aus die Sexualenergie aufsteigt. Und – wie könnte es anders sein? – dieser Punkt kann direkt nur über den Anus stimuliert werden.

Bedeutung für den Mann: Männer erfahren sich als diejenigen, die nehmen, penetrieren. Hingabe im Sinn von Penetriertwerden kennen die meisten heterosexuellen Männer nicht. Durch die Anus-Massage kann der Mann den verdrängten femininen Teil seines Wesens (C. G. Jung spricht von der Anima) direkt auf der Körperebene erfahren und so seine Männlichkeit vervollständigen. Ein phallischer Mann hat eine starke Erektion *und* einen entspannten, offenen Anus, das heißt, er verbindet seine Kraft mit der Hingabe.

Bedeutung für die Frau: Frauen haben meist einen leichteren Zugang zu der Thematik, penetriert und genommen zu werden. Trotzdem fördert die Anus-Massage oft auch Wut und Zorn zutage, aber auch verdrängte und vergessene Erinnerungen an Unterdrückung und Gewalt. Können diese meist unbewussten, verhärteten Muster gelöst und befreit werden, erfährt sich die Frau in ihrer wahren Hingabe und in großer Klarheit. Das ermöglicht ihr, klar »Ja« und »Nein« zu sagen und angstfrei zu kommunizieren.

Wie wir bereits ausgeführt haben, ist beim feurigen Lieben der Beckenboden, und mit ihm der Anus, zentral. Ein entspannter Anus ist das A und O für das freie Fließen der Sexualenergie. Es ist gut, als Paar dieses Tabuthema bewusst und feinfühlig anzugehen, am besten nach klaren Anweisungen und in einem geschützten Rahmen.

Die Praxis der Anusmassage

Wie sieht eine Anusmassage in etwa aus? In unseren Trainings betonen wir an dieser Stelle, dass sie in erster Linie eine Frage von Beziehung und Kommunikation ist. Wir vermitteln zwar einen Ablauf und eine entsprechende Technik, doch steht diese nicht im Vordergrund. Das Zentrale beim Austausch dieser doch sehr intimen Massage ist das Zusammenspiel als Paar sowie die Körpersprache, vor allem aber die Kommunikation auf der psychisch-emotionalen und geistigen Ebene. Für den Empfänger der Massage geht es um eine direkte Körpererfahrung und das Zulassen von hohen, intensiven Energien. Die Aufgabe des Gebenden ist in erster Linie, absolut präsent zu sein, den Raum zu halten, mitzuschwingen und wahrzunehmen, was der Partner braucht. Es ist also ein Abenteuer zu zweit, allerdings mit unterschiedlichen Herausforderungen.

Als Einstieg empfehlen wir eine kräftige und sinnliche Ganzkörpermassage, bei der der Empfangende intensiv atmet und sich vollumfänglich auf die Körperempfindungen ausrichtet. Das Augenmerk wird immer wieder auf die vier Schlüssel gerichtet, um alle Empfindungen und Gefühle anzunehmen und zuzulassen.

Der Empfangende legt sich auf den Bauch, der Gebende sitzt auf der linken Seite und massiert sehr kräftig den Rücken und die Oberschenkel, insbesondere aber die Gesäßbacken, vielleicht sogar mit dem Ellbogen oder mit den Knien. Nach diesem Einstimmen und wenn beide bereit sind, zieht der Gebende einen Fingerling über den Zeigefinger der rechten Hand. Mit viel Vaseline auf dem Finger umkreist er zuerst die Rosetta (Eingang des Anus). Das braucht viel Zeit, damit der Empfangende sich des Schließmuskels bewusst wird. Hilfreich ist die Vorstellung, die Rosetta als zweiten Mund zu sehen, über den ein- und ausgeatmet werden kann. Nach einer Weile saugt der Empfangende den Finger langsam ein, indem er den Schließmuskel immer wieder sanft kontrahiert. Der Finger des Gebenden bleibt dabei ruhig, ist im direkten Kontakt und lässt sich einsaugen. Der äußere Schließmuskel fühlt sich rund und weich an, der innere ist dank seiner prägnanten Kante gut wahrnehmbar. Der Empfangende kann nun kleine Beckenbewegungen um den Finger herum machen, vor sich hin summen oder mit Tönen experimentieren. Empfehlenswert ist, immer wieder Augenkontakt herzustellen, und vielleicht berührt der Gebende ja auch einmal die Lippen des Empfangenden. Am Finger zu saugen stellt die Verbindung zwischen »oben und unten« her, alles ist miteinander verbunden.

Nun kann der Gebende mit dem Öffnen der beiden Ringe beginnen, der Finger bildet dafür einen Haken. Vielleicht hilft die Vorstellung eines imaginären Zifferblatts, auf dem nun die Massagegriffe von den Ziffern 6 bis 12 ausgeführt werden. Gefragt sind langsame, gleichzeitig aber sehr konkrete Berührungen. Jede Veränderung bedingt ein gutes Einfühlungsvermögen und darf nur millimeterweise erfolgen. Es braucht also genügend Vaseline, um den Finger langsam zu drehen. Sind die Ringe einmal geöffnet, folgen kräftige, allerdings sehr langsame und kurze Bindegewebszüge. Manchmal gibt es Stellen, die schmerzhaft erlebt werden. An diesen Punkten geht es darum, sich nicht zurückzuziehen, sondern genau dort zu bleiben und den Fingerdruck zu halten. So kann sich mit der Zeit der Schmerz in Hitze auflösen, in eine Vibration oder in ein Gefühl von Weite übergehen.

Wie gesagt, gehen die Tantriker davon aus, dass sich am Ende des Steißbeins die Kundalinidrüse (Glomus coccygeum) befindet. Energetisch löst es jeweils viel aus, wenn das Ende des Steißbeines sanft zwischen den Zeigefinger im Anus und dem Daumen im außen genommen wird, um eine ganz leise Vibration zu initiieren.

Der erste Teil der Massage braucht Zeit und löst viele Gefühle, Empfindungen und auch Erinnerungen aus. Nach einer Pause kann der Empfangende sich dann auf den Rücken drehen. Wichtig ist, immer wieder Augenkontakt zu suchen, den Körper zu berühren und die Energie in Bauch und Beine zu streichen. Der Ablauf auf der Vorderseite bleibt sich gleich wie oben beschrieben. Durch das Drehen in die Rückenlage zeigt sich nun die andere Hälfte des imaginierten Ziffernblattes, die nun geöffnet werden kann. Die beiden Schließmuskeln werden wieder gedehnt, gefolgt von Bindegewebszügen gegen die Sitzbeinknochen.

Ist der Empfangende der Mann, kann nun zusätzlich noch die Prostata berührt werden. Dazu bildet der Zeigefinger im Anus ein Häkchen, das Richtung Schambein, Beckenboden massiert, der Daumen berührt gleichzeitig von außen den Beckenboden. Der Zeigefinger führt kräftige und langsame Züge um die hintere Hälfte der Prostata aus. Der Mann hat dabei vor allem am Anfang das Gefühl, urinieren zu müssen. Wenn er sich gut in die Massage hinein entspannen kann, empfindet er vor allem intensivste Gefühle von Lust und Geilheit. Gerade beim Berühren der Prostata ist es wichtig, immer wieder stille Momente zu schenken. In diesen Pausen kann die Frau die freie Hand auf Hoden und Penis legen.

Am Ende des Austausches geht es darum, Millimeter für Millimeter wieder aus dem Anus herauszugehen. Ein besonders krönender Abschluss ist die Praxis des Tigerreitens, die wir beim stillen Lieben (Seite 211) beschreiben.

Teil 2

Herzliches Lieben – Atemberaubende Intimität

Qualitäten des herzlichen Liebens

Eine Einstimmung oder das Vorspiel

Das Herz – es ist die Mitte zwischen Bauch und Kopf, zwischen unten und oben. Aus der Energie des Beckens entspringt der leidenschaftliche, feurige Sex, steigt wilde Geilheit auf, die Lust an der Eroberung des Lebens. Das sind Eigenschaften, die wir mit unserer maskulinen Seite verbinden. Im Gegensatz dazu steht unsere feminine Seite: die Welt der Sinnlichkeit, der vertrauensvollen Hingabe, von Intimität und Nähe, in der die Energie des Herzens das Sagen hat. Diese Energie bringt uns in Berührung mit der Tiefe und dem Reichtum unserer Gefühle, aber auch mit unserer Unschuld, unserer Freude und unserer Leichtigkeit. Wenn wir mit dem Herzen lieben, sagen wir Ja zum Leben und zu uns selbst. Wir verschenken unser liebendes Herz, wir erblühen in Liebe, wir sind Liebe. Wenn wir herzlich lieben, dann weiten wir unsere Grenzen aus, öffnen unser Herz. Ein offenes Herz kennt keine Angst, weil es im Augenblick und nur im Augenblick existiert. Wenn wir uns auf diese Weise öffnen und hingeben, verbinden wir uns mit dem reinen Sein, dem großen Fluss des Lebens. Herzlich lieben heißt, sich bedingungslos verschenken, denn es ist immer genug Liebe für alle da. Wenn sich zwei Menschen auf der Ebene des Herzens füreinander öffnen, entsteht ein Raum von wahrer Nähe, atemberaubender Intimität und einer tiefen Verbundenheit, die frei ist von Pflichtgefühl und Angst.

Sich bedingungslos zu lieben heißt jedoch nicht, sich selbst dabei aufzugeben. Wer wirklich liebt, besitzt die Fähigkeit, klar Ja und Nein zu sagen, denn er weiß, dass beides gleichwertig ist. Zu lieben heißt, sich verletzlich zu zeigen und sich auf allen Ebenen mitzuteilen. Dann erinnern wir uns an die uralte Sehnsucht, bedingungslos in Liebe zu SEIN.

Auf der sexuellen Ebene verbinden sich die Energien von Sex und Herz. Dadurch werden schmerzhafte Themen und Ängste an die Oberfläche gespült. Diese wollen wahrgenommen und letztlich bearbeitet werden. Die meisten Paare können dies nicht auf Anhieb verstehen. Warum werden sie ausgerechnet jetzt, wo sie die große Liebe gefunden haben und sich vertrauensvoll auf eine Beziehung einlassen, von in der Tiefe verborgenen, längst vergessen geglaubten Verletzungen und Ängsten eingeholt? Die Antwort ist einfach. Der Körper speichert alle unsere Erinnerungen und gibt seinen Inhalt erst dann preis, wenn wir uns entspannen, ausdehnen und öffnen.

Wenn wir wirklich lieben wollen, müssen wir der Tatsache ins Auge sehen, dass wir uns auch neuen Verletzungen stellen müssen. Das ist zweifelsohne eine Lebensaufgabe. Manchmal genügt die Erkenntnis, dass der andere doch nicht so perfekt ist, wie wir anfangs glaubten, und schon keimen Zweifel an der Liebe auf, selbst wenn wir eingestehen, dass auch wir nicht vollkommen sind. Wie werden wir uns in solchen Momenten verhalten? Bleiben wir offen, oder ziehen wir uns enttäuscht zurück? Vermeiden wir die Konfrontation, oder verdrängen wir unsere Zweifel, um nicht die Konsequenzen tragen zu müssen? Das führt letztlich nur zu neuen Verletzungen, und wir fühlen uns darin bestätigt, dass die Liebe eine höchst gefährliche Angelegenheit ist, der man aus dem Weg gehen sollte.

Herzlich zu lieben bedeutet deshalb, sich im Einklang mit der eigenen Essenz, unserem innersten Wesen, zu befinden. Berühren wir diese innere Essenz, das, was uns wirklich ausmacht, dann fühlen wir uns ganz und rund. Doch bevor es so weit ist, werden alle damit verbundenen Abwehrmechanismen zutiefst erschüttert. Denn unser

Partner berührt uns genau dort, wo wir selbst nicht hinsehen wollen oder können. Doch um zu wachsen, müssen wir genau das zulassen. Jeder von uns ist stets darauf bedacht, sein Innerstes zu schützen, und hat sich dabei selbst Grenzen gesetzt. Doch wer seine Grenzen zu eng setzt, läuft Gefahr, alles zu kritisch zu sehen und sich zu isolieren. Wer sie hingegen zu weit ausdehnt, wird zu nachgiebig und verliert den Kontakt zu sich und somit auch zu seinem Partner.

Das Herz ist *der* Ort, an dem es nicht nur um die Liebe zum Partner, sondern vor allem um die Liebe zu sich selbst geht. Denn wie wollen wir eine lebendige Beziehung leben, wenn wir uns selbst nicht lieben? Sich selbst zu lieben ist die wohl anspruchsvollste Aufgabe, die sich uns stellen kann, denn niemand kann sie uns abnehmen – wir sind dabei ganz auf uns selbst gestellt. Erinnern Sie sich an das romantische Liebesideal? Dort besteht die ganze Hoffnung und Sehnsucht darin, dass uns der Partner alles gibt, was wir für unser Glück brauchen. So wie wir es in der frühkindlichen Verschmelzung mit der Mutter kennengelernt haben. Aber so, wie wir früher nicht immer alles genau dann und genau so bekommen haben, wie wir es uns gewünscht hätten, kann auch der Partner uns dies nicht immer genau so schenken. Es gibt nur einen einzigen Menschen, auf den wir uns in dieser Hinsicht jederzeit verlassen können: Das sind wir selbst. Selbstliebe heißt also, sich selbst so anzunehmen, wie wir sind. Uns selbst eine gute Mutter und ein guter Vater zu sein.

Wenn wir das Herz für uns selbst öffnen, öffnen wir uns auch für unsere Essenz, die uns einzigartig macht. Die meisten Menschen fühlen einen Mangel oder haben ein geringes Selbstwertgefühl, weil sie nicht mit ihrer Essenz verbunden sind. Das macht sie verletzlich, empfindlich und abhängig von der Zuwendung und Bestätigung anderer.

Wie finden wir zur Selbstliebe? Paradoxerweise entsteht sie durch den Kontakt mit anderen, zum Beispiel als Kind durch die liebevolle Zuwendung der Eltern. Fehlt diese, versuchen wir sie als Erwachsene in unseren Beziehungen hartnäckig einzufordern. Und das stellt eine Überforderung für jede Partnerschaft dar.

Kann die Liebe zu einem anderen Menschen nur dann gelingen, wenn wir uns selbst ohne Wenn und Aber lieben? Nein, das wäre ein zu hoher Anspruch. Es würde bedeuten, dass die meisten Menschen erst im späten Erwachsenenalter eine wirkliche Partnerschaft eingehen könnten. Vielmehr stellen uns unsere Beziehungen das optimale Lernumfeld zur Verfügung, und das ein Leben lang, um lieben zu lernen.

Unsere Essenz – Quelle des herzlichen Liebens

Essenz ist reine Lebensenergie. Sie ist ein Fluidum, das unterschiedliche Gestalten annehmen kann. Sie ist das, was uns von allen anderen Menschen unterscheidet und uns gleichzeitig mit ihnen verbindet. Um nur einige Qualitäten der Essenz zu nennen: Lust, Kraft, Mut, Liebe, Mitgefühl, Freude, Intelligenz, Brillanz, Frieden, Stille. Wir spüren sofort, wenn wir mit der Essenz verbunden sind, und wir nehmen dies auch bei anderen Menschen wahr. Essenzielle Qualitäten sind also die Eigenschaften, nach denen wir uns am meisten sehnen und nach denen wir streben. Wer mit seiner Essenz verbunden ist, strahlt Lebendigkeit, eine natürliche Autorität, Einzigartigkeit und Charisma aus. Verbunden mit der Essenz haben wir auch Zugang zu unserer eigenen Wahrheit und Weisheit und können uns für die bedingungslose herzliche Liebe öffnen.

Wenn Kinder auf die Welt kommen, sind sie noch tief verbunden mit ihrer Essenz. Das psychisch-spirituelle Gedeihen des Kindes erfordert von uns Eltern oft mehr, als wir geben können. Nicht immer gelingt es, uns auf alle Bedürfnisse eines Babys einzustellen und die Entwicklung seines Wesens optimal zu unterstützen. Nicht selten erwarten wir sogar, dass sich ein Kind in dieser ersten Lebensphase uns anpasst und nicht wir ihm. Wir lassen es schreien, weil es sich an bestimmte Stillzeiten halten soll. Wir liebkosen und bedrängen es, weil es uns gerade in den Sinn kommt und wir damit unsere Bedürfnisse nach Liebe befriedigen. Wir übersehen dabei, dass ein Kind seinen inneren Impulsen folgt und selbst bestimmt, wann es der Mutter zulächelt, mit seinen Händen spielt, der Spieluhr lauscht oder die Umgebung betrachtet. Ein Kind muss über Kontaktaufnahme und Kontaktabbruch selbst entscheiden dürfen, und wir als Eltern sollten uns darauf einstellen und es dabei bestätigen und unterstützen. Dabei lernt es, sich selbst besser zu empfinden. Es entwickelt Selbstvertrauen und Freude am Leben. Doch stattdessen verlangen wir in dieser frühen Phase von unserem Kind, sich auf unsere Bedürfnisse einzustellen. Vielleicht haben wir Angst, das Kind zu verhätscheln, und gehen deshalb nicht einfühlsam auf seine Lebensäußerungen ein, sondern verlangen, dass es sich einfügt und anpasst. Jeder von uns hat als Kind die eine oder andere Erfahrung gemacht, bei der unsere Bedürfnisse missachtet wurden und wir, anstatt zu bekommen, schon sehr früh geben mussten. Dadurch ging der Kontakt zu dem, was uns einzigartig macht, mehr und mehr verloren. Diese sehr frühe Trennung von der Essenz, so schmerzlich sie ist, ist im Grunde unvermeidlich. Denn alle Eltern, auch wenn sie nur ihr Bestes geben, wirken immer auf die eine oder andere Art und Weise auf ihr Kind ein, indem sie ihre eigenen Wünsche, Hoffnungen und Erwartungen auf es projizieren. Zusätzlich nimmt das Kind, weil es noch völlig abhängig von den Eltern ist, alle ihre Gefühle und Stimmungen in sich auf, gleichgültig, ob das seinen Bedürfnissen entspricht oder nicht. Jedes Kind liebt seine Eltern bedingungslos und schenkt ihnen seine Essenz, um zu dem zu werden, was sie sich wünschen.

Wenn wir schon selbst in bester Absicht nicht verhindern können, Spuren in unseren Kindern zu hinterlassen, um wie viel dramatischer sind die Folgen, wenn wir es mit abwertenden, überkritischen, verletzenden oder gar gewalttätigen Eltern zu tun haben! Das Kind nimmt alle Frustrationen, Spannungen und negativen Energien der Eltern auf und verbarrikadiert und blockiert gleichzeitig seine eigene Essenz. Anfangs gelingt es ihm, immer wieder zu seiner ursprünglichen Lebendigkeit zurückzukehren. Doch wenn es wiederholt verletzt, erniedrigt oder gedemütigt wird, verliert es immer mehr den Kontakt zu seiner Essenz. Je häufiger die Verletzungen stattfinden, desto mehr erstarrt seine Lebendigkeit. Es baut Kontrollmechanismen auf allen Ebenen auf. Körperlich zeigt sich das zum Beispiel durch muskuläre Verspannungen wie das Hochziehen der Schultern, was zu Nacken- und Rückenschmerzen führt. Vielleicht macht das Kind ein verbissenes Gesicht, was einen verspannten Kiefer oder Zähneknirschen zur Folge hat, oder es blockiert die Atmung, was sogar zu Verdauungsproblemen führt. Auf der emotionalen Ebene werden einige Gefühle über-, andere unterbewertet. So ist der eine zum Beispiel zu nahe am Wasser gebaut, der andere überängstlich, dickköpfig oder verwirrt. Die meisten unterdrücken Wut und Zorn und werden stattdessen zu netten und angepassten Kindern. Auf der geistigen Ebene übernehmen sie bestimmte Glaubensmuster wie »Ich bin nicht liebenswert«, »Die Welt da draußen ist nichts für mich, sie ist gefährlich, und ich kann niemandem trauen«, »Nur wenn ich Leistung erbringe, werde ich geliebt«. Wir sehen darin eine Abwehrstruktur gegen die ursprüngliche Lebendigkeit.

In einem nächsten Schritt ersetzt das Kind die verlorene Qualität durch etwas, das dieser sehr nahekommt. Zum Beispiel pure Lebensfreude durch Scheinoptimismus, Mitgefühl durch Überempfindlichkeit oder Draufgängertum, eine tiefe Hingabefähigkeit durch manipulierende Liebe. Mit der Zeit ist das Kind nicht nur überzeugt, dass diese Ersatz-Qualitäten seine Essenz ausmachen, es identifiziert sich sogar damit. Wir sprechen hier vom Ego oder einer »falschen Persönlichkeit«. Als Erwachsene identifizieren wir uns praktisch ausschließlich mit diesem Ego. Außenstehende können diese »Lebenslüge« jedoch spüren, und auch wir wissen oft schon seit früher Kindheit, dass etwas nicht stimmt, dass wir dieses Ego nicht sind.

Unter der Oberfläche nehmen wir Unsicherheit, Scham, Angst, Schwäche oder Überforderung wahr. Oder wir überkompensieren durch Unerreichbarkeit, Kontrollsucht, Narzissmus. Wir fühlen uns verloren und leer, spüren, dass uns etwas fehlt. Wir sind getrennt und abgeschnitten von unserer vitalen Essenz. Um diese unangenehmen Gefühle nicht spüren zu müssen, verdrängen wir sogar diese. Später suchen wir verzweifelt nach einer Lösung beim anderen – nicht bei uns selbst. Damit geben wir die Verantwortung für unser Gefühl der Leere ab und dem anderen die Macht über unser Glück. Wir werden passiv, resignieren und geben uns auf.

Das Ja zum Leben, das herzliche Lieben bleibt so lange eine Sehnsucht, bis wir es wagen, den Weg zu wahrer Intimität durch alle schützenden Verdrängungen hindurch zu gehen.

Glücklicherweise werden durch die rebellische Kraft und das Feuer der Sexualität diese festen Schutzmauern und starren Kontrollmechanismen erschüttert. Wenn wir in einer Partnerschaft Vertrauen entwickeln und uns in Gefühle tiefer Liebe hinein entspannen können, schwemmt dies im ersten Augenblick alle Hindernisse hinweg. Wir berühren wieder Teile unserer Essenz und erleben Momente des Glücks und der Zufriedenheit, wenn unsere schönsten Qualitäten mit denjenigen des Partners verschmelzen.

Wir sind glücklich, endlich das verloren geglaubte Paradies der frühkindlichen Essenz wiedergefunden zu haben und – nun kommt das große Aber. Durch die Intensität der Beziehung und weil wir Nähe zulassen und uns immer mehr öffnen, werden auch alle verdrängten Gefühle und Erfahrungen der Kindheit langsam wieder dem Bewusstsein zugänglich. Und wir müssen erkennen: Wir hatten nur so lange Kontrolle, solange wir nicht wirklich lebendig waren. Wir konnten nur so lange Schmerzen und Verletzungen vermeiden, solange wir uns nicht in Liebe geöffnet hatten. Sich dessen bewusst zu werden ist bitter und der Grund, weshalb viele Menschen die Verbindung zwischen Sex und Herz blockieren: aus Angst vor den damit verbundenen Erinnerungen und Gefühlen, aus Angst vor neuen schmerzhaften Erfahrungen. Das funktioniert sogar bis zu einem gewissen Grad: Sex ohne Liebe ist möglich, doch wir werden so nie unser volles Potenzial an Liebes- und Beziehungsfähigkeit ausschöpfen.

Die Gralssuche nach der umfassenden, großen Liebe führt nicht über den perfekten Partner, sondern über unser Innerstes – die Essenz. Erst die Verbindung zwischen Sex und Herz lässt unsere Essenz aufleuchten. Im herzlichen Lieben zeigt sie sich in ihrer ganzen Größe.

Ein offenes Herz

Die Liebe zur Liebe

Das feurige Lieben mit seinem intensiven Erleben von Sexualität legt unsere tiefsten Ängste frei, vor allem die Angst, die Kontrolle zu verlieren. Beim Mann zeigt sich das in der Unsicherheit, seine phallische Kraft zu leben, bei der Frau in der Befürchtung, dass Hingabe ohne Risiko nicht möglich ist. Auch beim herzlichen Lieben werden wir erneut mit Ängsten konfrontiert, diesmal vor allem mit der Angst, in der Liebe verletzt zu werden oder dass alte Verletzungen wieder aufbrechen könnten.

Sowohl Männer als auch Frauen blockieren aus diesem Grund zunächst das Aufsteigen der Energie vom Sex ins Herz. Sie misstrauen der Kraft wahrer Intimität und Nähe. Die Gründe sind jedoch verschieden: Männer wollen nicht von ihren Gefühlen überflutet werden, Frauen haben Angst, verlassen zu werden. Beide Befürchtungen sind Formen der Angst vor Intimität, der Angst vor der Liebe.

Um den Weg zur Liebe zu finden, sollten sich Mann und Frau ihrer Polarität bewusst sein: Beim Sex setzt der Mann Energie frei, und auf der Ebene des Herzens nimmt er Energie auf. Er ist aktiv, steuert seine Lust, ergießt sich und lässt sich von der hingebungsvollen Liebe seiner Partnerin tief berühren. Die Frau gibt auf der Ebene des Herzens Energie ab, und im Sex nimmt sie Energie auf. Wenn sie liebt, gibt sie sich hin und hat keine Angst, sich dabei zu verlieren. Gerade dieser Unterschied zwischen Mann und Frau ist das Fundament ihrer gegenseitigen Anziehung. So gesehen ist das feurige Lieben die Domäne der maskulinen Kraft, und das herzliche Lieben die Heimat der femininen Hingabe. Im Wechselspiel zwischen feurigem und herzlichem Lieben öffnet sich der Weg zur Liebe.

Wenn die sexuelle Energie vom Becken ins Herz fließt, können wir die Erfahrung machen, dass wir entweder mit der sexuellen Ebene verbunden sind oder mit unseren Gefühlen. Wir erleben uns getrennt und fühlen uns hin- und hergerissen. Doch es ist möglich, beides miteinander zu verbinden, und genau das ist die hohe Kunst der Liebe. Das Ziel des herzlichen Liebens: ein geiles Herz und ein herzlicher Sex. Wenn wir dies erreichen, dann leben wir ganz aus der Kraft unseres Herzens heraus und ruhen in unserer Mitte. Dieser Prozess wird für ein Paar, im Gegensatz zum Individuum, zusätzlich beschleunigt, weil durch die Kraft der Sexualität sehr viel mehr Energie befreit wird.

Berührt frei werdende Energie das Herz, werden wir das wie ein Heimkommen erleben. Es ist die Erfüllung unserer größten Sehnsucht nach Einssein und Verschmelzung. Wenn wir uns entspannen und unser Herz dabei öffnen, dürfen sich alte Verletzungen und Blockaden endlich zeigen, *weil* Liebe gegenwärtig ist. Dauerhaft ist dieses Glück also nur, wenn sich beide nichts Geringerem als der Liebe selbst hingeben. Herzliches Lieben heisst, die Liebe des Partners anzunehmen, ohne Wenn und Aber. Es bedeutet, eine Verpflichtung für die Liebe und für die Beziehung einzugehen.

Liebesglück

Zum Herzen gehören natürlich auch die Gefühle von Freude und Glück. Wie der Volksmund sagt: Unser Herz hüpft vor Freude und fließt über vor Glück. So stehen denn die Werte Glück und Freude ganz oben auf der Wunschskala der meisten Menschen. Das Streben nach Glück ist sogar in der amerikanischen Unabhängigkeitserklärung von 1776 als Grundrecht festgehalten: Alle Menschen sind gleich erschaffen und durch ihren Schöpfer mit bestimmten unveräußerlichen Rechten ausgestattet, unter anderem mit dem Recht auf Leben, Freiheit und dem Streben nach Glück. (»We hold these truths to be self-evident, that all men are created equal, that they are endowed, by their Creator, with certain unalienable Rights, that among these are Life, Liberty, and the pursuit of Happiness«.) Obwohl jeder weiß, dass Glück wankelmütig ist, betrachten wir es als Idealzustand. So hoffen die meisten Menschen auf das große Liebesglück. Fast jeder wünscht sich Erfüllung in einer Partnerschaft. Das bestätigt eine alle zehn Jahre durchgeführte Umfrage des deutschen Gesundheitsministeriums: 80 % der Bevölkerung halten Partnerglück für das Wichtigste im Leben, noch vor Sicherheit und Wohlstand. Als wirklich glücklich bezeichnen sich allerdings nur 30 % aller Deutschen. Was also ist Glück, was brauchen wir, um glücklich zu *sein*?

Glück empfinden wir, wenn unser innerer Kritiker außer Kraft gesetzt wird und wir uns für Neues öffnen. Denn egal, was wir betrachten, wir blicken dabei durch die Brille früherer Erfahrungen, die alles mit starken Emotionen und Gefühlen einfärbt. Beim Liebesakt, in der Meditation, bei extremen Körpererfahrungen wie intensivem Sport oder auch durch künstlich veränderte Bewusstseinszustände wie beispielsweise nach dem Konsum von Drogen, erleben wir Hochgefühle und Zufriedenheit. Oder wir sind ängstlich, traurig, ärgerlich, zum Beispiel wenn wir Auseinandersetzungen mit dem Chef erleben, wenn der Partner den Hochzeitstag vergessen hat oder sich einer der beiden sexuell verweigert.

Interessanterweise werden Glück und Leid in verschiedenen Hirnregionen abgebildet: Euphorie eher im Großhirn (Neokortex), Traurigkeit und Angst hingegen im limbischen System. Bis zu einem gewissen Grad sind wir unseren Emotionen also einfach ausgeliefert, weil sie auf einer Instinktebene größtenteils unbewusst ablaufen und somit schwer zu kontrollieren sind. Da wir Menschen aber dank der Evolution über ein weiterentwickeltes Gehirn (Neokortex) verfügen, haben wir die Fähigkeit zur Selbstreflexion. So können wir uns unserer Emotionen durchaus bewusst werden, zum Beispiel, indem wir unsere Ängste wahrnehmen und zulassen. Gelingt dies, werden wir weder von ihnen beherrscht, noch müssen wir sie ausagieren. Das bedarf allerdings einiger Übung. Wir müssen lernen, einen neutralen Beobachter in uns zu entwickeln. Wenn wir die Welt durch die Augen des neutralen Beobachters sehen, können wir eingefahrene Reaktionsmuster dauerhaft verändern und unser Empfinden und Verhalten in neue Bahnen lenken. Doch es ist eine Tatsache, dass wir negative Emotionen intensiver erleben als positive, Ärger und Trauer heftiger als Glück und Freude. Wir werden also stärker von unseren negativen Emotionen bewegt und beeinflusst als von positiven. Ärger und Angst können sogar Glück und Freude in den Hintergrund drängen. Dabei gibt es Glücksmomente in jedem Leben und an jedem Tag. Doch nur wenn wir unsere Aufmerksamkeit auf sie richten, können wir sie wahrnehmen. Wenn es uns gelingt, diese Augenblicke wertzuschätzen, wird unser ganzer Tag zu einem glücklichen. Es liegt also an uns, ob wir in Frieden mit uns sind, denn die Wahrnehmung von Glück hängt weniger von äußeren Bedingungen ab, sondern vielmehr von unserer Aufmerksamkeit. Für den Optimisten ist das Glas Wasser noch halb voll, für den Pessimisten ist es halb leer. Die Herausforderung liegt darin, die Verantwortung für unser Glück selbst in die Hand zu nehmen. Für Partnerschaften bedeutet das, damit aufzuhören, den anderen glücklich machen zu wollen oder gar zu müssen. Wir sind nicht verantwortlich für das Glück des Partners, sondern wir können nur selbst glücklich sein und dieses Glück ausstrahlen und aus vollem Herzen verschenken.

Dabei hilft uns auch die Natur, oder besser eine biochemische Reaktion des Körpers. Wie wir beim feurigen Lieben schon gesehen haben, sind bei Verliebten zunächst die Hormone für die aufregenden Hochgefühle verantwortlich. Genauso ist es auch beim Glück. So ist nach den neuesten neurobiologischen Erkenntnissen unter anderem der Botenstoff Dopamin für positive Gefühle zuständig. Er wird im Mittelhirn sythetisiert und steuert Begehren, Entschlossenheit, Erregung und Antrieb. Der für uns wichtige Effekt für die Paarbeziehung besteht darin, dass der Reiz des Neuen die Dopamin-Ausschüttung fördert. Das heißt nichts anderes, als dass die Quelle des Glücks zu sprudeln beginnt, wenn wir aus unseren Gewohnheiten ausbrechen, Neues ausprobieren und Kontraste zu unserem bisherigen Leben setzen. Für eine Partnerschaft ist dieses Wissen von großer Bedeutung. Wenn wir die Erkenntnis nun auf die Sexualität übertragen, sehen wir uns herausgefordert, das Unvorhergesehene zu schätzen, das Neue im Vertrauten zu entdecken und Genüsse zu variieren. Sexualität immer wieder neu und anders zu erleben erhöht die Chance auf Glück in einer Paarbeziehung. Doch Achtung: Wir wissen auch, dass die im Orgasmus ausgeschütteten Bindungshormone (Oxytocin und Vasopressin) die animalische Lust besänftigen. Befinden wir uns hier dann nicht in einem Teufelskreis? Nein, denn es kann uns gelingen, Begehren und Liebe aufrechtzuerhalten, indem wir liebevoll aufmerksam sind, offen für Neues bleiben, unsere Fantasien ausleben, jeden Augenblick der Freude und des Glücks zelebrieren. Können Sie sich vorstellen, wie es wäre, wenn Sie sich unabhängig von allen äußeren Umständen, von Ihrer Lust und ohne einen Orgasmus anzustreben, so oft wie möglich vereinigten? Wenn wir neue Impulse, Abwechslung und das bewusste Erleben von Glücksmomenten miteinander kombinieren, können wir wahre Intimität *und* heißen Sex zugleich erfahren.

Liebesfähigkeit

Wahre Intimität ist nur durch große Hingabebereitschaft zu erreichen, echte Liebesfähigkeit nur durch Vertrauen. Sich wirklich hinzugeben ist wie eine Entdeckungsreise durch helle und dunkle Landschaften. Die hellen Aspekte der Hingabe sind Offenheit und Entspannung, Kontrolle aufzugeben, sich verletzlich zu zeigen, zu akzeptieren und zu respektieren. Hingabe sucht nichts und will nichts. Sie ist reines Sein. Die dunkle Seite der Hingabe sind Kontrolle und Manipulation, Verlust von Selbstvertrauen, Abhängigkeit. In der extremen Form zeigt sich dieser Schattenaspekt in Resignation, Selbstaufgabe und Unterwerfung. Wirkliche Hingabe benötigt deshalb Vertrauen. Vertrauen in uns selbst, Vertrauen in die eigene Kraft, Vertrauen darin, sich selbst schützen zu können. Wir müssen aber auch darauf vertrauen können, dass unser Partner uns nicht verletzen, sondern nur das Beste für uns will.

Grundsätzlich sollten wir nichts Geringeres anstreben, als uns immer und nur der Liebe hinzugeben. Sich immer und in jeder Situation der Liebe hinzugeben bedeutet, mit einem offenen Herzen durch die Welt und das Leben zu gehen – und alles willkommen zu heißen, was das Leben für uns bereithält. Hingabe heißt sich öffnen, ohne etwas dafür zu verlangen. Es ist ein freiwilliges Geben und Sich-Verschenken an das, was ist, unabhängig davon, ob es zu unseren Konzepten, Ideen oder Vorstellungen, wie die Dinge zu sein haben, passt. Vor dieser Offenheit haben wir zumeist Angst, weil wir Schmerz und Verletzung vermeiden möchten. Wir müssen jedoch akzeptieren, dass es nicht möglich ist, nicht zu verletzen und nicht verletzt zu werden. Indem wir leben, indem wir in Beziehung sind, erleben wir Schmerz und fügen auch anderen Schmerz zu. Übernehmen wir Verantwortung dafür, stärken wir sogar unsere Liebesfähigkeit. Leiden entsteht erst, wenn wir uns vor dem Schmerz verschließen. Je offener, herzlicher und liebender wir uns der Welt zeigen, desto reicher wird sie uns mit derselben Herzlichkeit und Hingabe antworten.

Das ist ein hohes Ziel und vielleicht ein überwältigender Anspruch. Wer sich jedoch der Hingabe an die Liebe und nichts Geringerem als der Liebe verpflichtet, wird diesen Weg auch in einer Partnerschaft entschlossener gehen können. Denn abseits aller negativen Gefühle, die uns überkommen, Projektionen, die uns in die Irre führen, und hässlicher Gedanken, die uns quälen, werden wir erfahren, dass hinter all dem eine große Liebe steht, die uns trägt. Schmerz wird dadurch ausgeglichen. Denn gerade in schmerzvollen Zeiten können wir immer wieder Momente der Gnade erleben. Durch diese wächst in uns wahre Liebes- und Beziehungsfähigkeit.

Liebe im Sex

Hingabe ist grundsätzlich eine feminine Qualität, die sowohl im Mann als auch in der Frau vorhanden ist. Voraussetzung für die Hingabe ist das Zusammenspiel von Yin und Yang, denn ohne den maskulinen Aspekt von Bewusstsein und Zielgerichtetheit wird die feminine Hingabe ihre Wirkung verfehlen. Sie kommt dann der Selbstaufgabe gefährlich nahe.

Sich bewusst hinzugeben ist das größte Geschenk an uns selbst und natürlich auch an den Partner. So fühlt sich die Frau geliebt und genährt, wenn sie ihren Mann mit ihrer vulvischen Kraft aufnimmt. Umgekehrt fühlt sich der Mann stark in seiner phallischen Kraft, wenn er die Partnerin mit seinem ganzen Wesen penetriert. Allerdings kann selbst seine beste Absicht, sie tief zu berühren und zu erfüllen, nur so weit gehen, wie sie sich für diese Energiefülle öffnet. Meistens bestimmt der Mann die Tiefe und Intensität der sexuellen Begegnung durch seine phallische Kraft, während die Frau Energie und Ekstase einbringt.

Frauen sind in der Lage, durch Sexualität sehr tiefe spirituelle Erfahrungen zu machen, weil sie sich beim Sex, eher als ein Mann, auf der Ebene der Gefühle öffnen. Während sich die Frau der Ekstase hingibt, zügelt der Mann bewusst seine Energie auf der körperlichen und geistigen Ebene. Darin liegt natürlich auch eine Gefahr. Wenn die Frau sich nicht bewusst verschenkt, endet ihre feminine Hingabe oft in Unsicherheit und Bedürftigkeit, was wiederum den Boden für Abhängigkeit schafft. Statt Liebe entsteht dann emotionale Fesselung.

Dies wird begünstigt durch die unterschiedliche Ausrichtung von Mann und Frau in der Liebe. Der Mann sehnt sich nach Leere und

Freiheit. Er strebt danach, sich zu entladen, um leer zu werden. Er ist glücklich, wenn sie seine phallische Kraft als Geschenk annimmt. Er will sich als reines, ungebundenes Bewusstsein erleben, reduziert dies aber oft unbewusst auf ein paar Minuten genitaler Lust. Sie hingegen will sich geliebt, erkannt und einzigartig fühlen, sie will durch seinen Penis mit Liebe, Leidenschaft und Energie gefüllt werden. Dabei verwechselt sie oft unbewusst den ganz persönlichen Moment der Verschmelzung in Liebe mit der Liebe selbst, die ewig und unermesslich tief ist. Sie will genießen und gleichzeitig voller Ausstrahlung sein, lebt aber ihre Liebe in der eingeschränkten Form von persönlicher Fürsorge und emotionaler Sicherheit.

Aus der Hingabe an einen geliebten Menschen wächst die Hingabe an die Liebe selbst, entsteht herzliche Liebe. Diese Liebe erlöst Mann und Frau aus ihren Abhängigkeiten und ihrer Verletzlichkeit. Hingabe in ihrer höchsten Form aber besteht in der Hingabe an das eigene Wesen, an die eigene Essenz, an die Liebe und an das Leben überhaupt. Aus der Verbundenheit mit einem Partner und dem Miteinander in einer liebevollen Beziehung erschließen sich beide Partner den Zugang zu jener umfassenden Quelle, genannt Sexualität, aus der schließlich wahre Liebe fließen kann. Diese wahre Liebe ist gekennzeichnet durch echte Hingabe, die frei ist von Verpflichtungen und Erwartungen.

Die Aufgabe des Mannes

Die wohl gefährlichsten »Feinde« eines Mannes sind seine Emotionen, und diesen muss er sich stellen. Aktivität hat für die meisten Männer einen höheren Stellenwert als Intimität. So sucht das Maskuline seine Freiheit in der Handlung oder in der Erfüllung eines Auftrags. Eine solche Mission kann zum Beispiel sein, die Frau zu befriedigen. Weil er ein guter Liebhaber sein will, ist es ihm wichtig, dass seine Partnerin einen Orgasmus hat. So fragen Männer manchmal nach dem Liebesspiel »Wie war ich?«, weil sie eine Bestätigung für ihre »Leistung« suchen. Die meisten Frauen wissen, wie unsicher ein Mann in diesem Punkt ist, streben aber ihrerseits nach Macht und täuschen Hingabe vor. Er merkt dies unterschwellig und fühlt sich frustriert. Andere Männer betrachten Liebe nur vom Standpunkt ihrer sexuellen Kraft aus und gehen mit technischem Knowhow an die Sache heran. Eine Frau erlebt dann die sexuelle Begegnung ohne Tiefe und ohne Liebe und kann sich weder sich selbst noch ihm gegenüber öffnen. Er ist enttäuscht, weil er merkt, dass sie es einfach über sich ergehen lässt und nicht wirklich beteiligt ist. Die größte Wachstumsmöglichkeit des Mannes besteht darin, sich für die Wahrheit seiner Gefühle zu öffnen. Das bedeutet, authentisch zu sein in dem, was er will und was er nicht mag. So wird er zum Beispiel lieber auf Sex verzichten, wenn er keine Lust hat, wenn er sich unsicher fühlt oder wenn er wütend auf seine Frau ist. Er muss lernen, unabhängig von ihren Reaktionen bei sich zu bleiben und der eigenen Lust zu frönen. Das ermöglicht seiner Partnerin, sich ihm gegenüber ebenso authentisch zu zeigen, sich unsicher und verletzlich zu geben oder wild und heiß auf Sex. Dann kann er die Geilheit seines Sex mit der Freude, Verspieltheit und dem Humor seines Herzens verbinden, ohne Angst zu haben, von ihren Gefühlen überflutet zu werden.

Die Aufgabe der Frau

Die meisten Frauen sind sich anfangs der Kraft ihrer Liebe gar nicht bewusst. Eine Frau genießt ihre sexuelle Macht, die sie in der Liebe erfährt, und blüht darüber regelrecht auf. Viele Frauen aber denken, dass sie diese Macht und diese tiefen Liebesgefühle dem Mann zu verdanken haben. Mit anderen Worten: Sie projizieren ihre eigene Lebendigkeit und Hingabefähigkeit auf ihn. Wendet sich der Mann von ihr ab, weil es ihm mit der Zeit einfach zu viel ist, fühlt sie sich unverstanden, ungeliebt und verraten. Er hingegen versteht nicht, weshalb sie beim Sex nicht »zur Sache kommt«, stattdessen dauernd reden will oder sich »jedes Mal in Tränen auflöst«.

Ihre Herausforderung besteht im Erkennen, dass sie selbst die

Quelle ihrer Liebe ist und nicht der Mann. Gibt sie sich ihrem eigenen Wesen hin und vertraut sie ihrer eigenen Liebesfähigkeit, gewinnt sie an Stärke und Freiheit. Erst wenn sie beides zusammenbringt, die Tiefe ihrer Gefühle mit der Zielgerichtetheit ihrer Kraft, wenn sie also ihre femininen mit ihren maskulinen Eigenschaften vereint, wird sie wirklich unabhängig. Im Liebesleben kann sie sich nun öffnen für Zärtlichkeit und Wildheit. Und erst jetzt wird sie fähig, sich der phallischen Kraft ihres Partners hinzugeben, ohne sich dabei zu verlieren oder von ihrem Partner abhängig zu werden.

Mitfühlen in Liebe

Mitfühlen ist das Vermögen, sich in einen andern Menschen einzufühlen, ohne sich selbst dabei zu verlieren und ohne den andern auf- oder abzuwerten. Wir öffnen unser Herz für die Wahrheit eines Wesens, indem wir präsent bleiben und ihm den Raum für seine Entfaltung lassen. Wir fühlen mit, ohne uns mit den Gefühlen des anderen zu identifizieren, ohne ihn zu schützen oder verändern zu wollen. Mitfühlen ist die Kunst, im eigenen Zentrum und doch im Herzen offen zu bleiben.

Es besteht jedoch ein großer Unterschied zwischen Mitgefühl und Mitleid, und es ist klug, hier klar zu unterscheiden. Wenn wir mitleiden, verlieren wir unser Zentrum und somit unsere Energie. Wir versetzen uns so stark in den anderen, dass wir unsere eigene Identität verlieren und das Leid des anderen wie unser eigenes empfinden. Dadurch verschmelzen wir auf eine negative Art, denn wir verlieren den Respekt vor uns selbst und vor dem anderen. Wir trauen unserem Partner gar nicht zu, seinen Schmerz selbst tragen zu können.

Mitfühlen hingegen macht uns authentisch. Wir zeigen uns verletzlich und stark zugleich, wir lassen uns berühren und öffnen uns: für uns selbst, für die anderen, für die Welt.

Diese Fähigkeit zum Mitfühlen verdanken wir den sogenannten Spiegelneuronen. Diese Nervenzellen im menschlichen Gehirn sind Resonanzzellen, die es uns ermöglichen, beobachtete Situationen auch gleichzeitig mitzuempfinden. Ohne sie gäbe es keine Intuition und kein Mitgefühl. Kinder lernen die Fähigkeit der Einfühlung zwischen dem zweiten und dritten Lebensjahr. Wenn diese Veranlagung nicht gefördert wird, verkümmert die Ausbildung dieser Neuronen. Ihnen ist es egal, ob wir etwas nur unbeteiligt beobachten, uns etwas nur vorstellen oder wirklich involviert sind – es werden immer die gleichen Prozesse durch sie ausgelöst. Die Filmwelt macht sich diese Tatsache zunutze. Da Spiegelneuronen den Betrachter mitfühlen lassen, was einem Schauspieler auf der Leinwand geschieht, weinen wir bei den herzzerreißenden Szenen mit. In Partnerschaften kann sich das in der Tendenz äußern, emotional völlig im anderen aufzugehen. Wenn wir uns diesen Vorgang nicht bewusst machen, können wir nicht unterscheiden, welches unsere Gefühle und welches diejenigen des Partners sind. Wir verlieren unsere eigene Mitte und erleiden die schmerzlichen Gefühle des anderen mit, anstatt zentriert mitzufühlen.

Zudem nehmen wir eine Situation nicht einfach nur im Außen wahr. Wenn wir die Welt wahrnehmen, blicken wir stets durch die Brille unserer gesammelten Lebenserfahrungen. Ohne Unterlass und in Bruchteilen von Sekunden bewerten wir alles, was uns begegnet, entscheiden, ob uns etwas sympathisch, unsympathisch oder gleichgültig ist, ob wir es gut, schlecht oder belanglos finden. All dies sind nur Spiegelungen unseres Ego, des Gegenspielers des Mitgefühls. Die Folgen sind bedenklich: Wir interpretieren jede Äußerung unseres Partners nach diesen verborgenen Bewertungskriterien. Wenn wir hingegen mitfühlen, akzeptieren wir, dass der Partner müde und erschöpft ist, und verstehen seine Aussage: »Ich habe im Moment keine Lust, ich will allein sein«. Wir wenden uns nicht beleidigt ab, sondern bringen ihm eine Tasse Tee und wenden uns dann wieder unseren eigenen Interessen zu. Wenn wir jedoch mitleiden, werden wir selbst lustlos, erschöpft oder aggressiv. Wir interpretieren seine Aussage und hören Botschaften wie: »Er liebt mich nicht, weil ich für ihn nicht erotisch bin« oder »Sie weist mich zurück, weil ich ein Versager bin.«

Soll Mitgefühl die Basis unserer Partnerschaft sein, gilt es, in unseren Emotionen nichts anderes zu sehen als Spiegelungen unserer Innenwelt. Niemand kann etwas in uns auslösen, was nicht bereits in uns angelegt ist. Verstehen wir dies, gibt es keinen Schuldigen mehr, keine bösen Absichten des anderen. Der Partner ist nicht unser Feind, sondern der klarste Spiegel, den wir uns wünschen können. Er ist der beste Gefährte auf dem Weg zum herzlichen Lieben. Weil wir Vertrauen in uns selbst haben, lassen wir uns berühren, öffnen uns und bleiben verwundbar. Dann tritt an die Stelle der Tendenz unseres Ego, dem anderen Schuld zu geben, ihn abzuwerten und zu verurteilen, reines Mitgefühl.

Wahre Intimität leben

Loslassen um der Liebe willen

Wahre Intimität lässt das Herz aufblühen. Denn sie geht über die sexuelle Intimität hinaus und umfasst auch die körperliche, seelische, mentale sowie soziale Ebene. Wir werden durch sie in unserem ganzen Wesen berührt.

Die meisten Menschen verspüren den innigen Wunsch nach Nähe und verstehen darunter ein völliges Verschmelzen mit dem Geliebten. Unglücklicherweise sind wir aber alle auf diesem Weg schon verletzt worden. Daraufhin haben viele von uns unbewusst eine Entscheidung gefällt: uns nie mehr ganz zu öffnen, um neue Schmerzen zu vermeiden. Die Tragik: Wir schließen uns dadurch selbst von Liebe und Intimität aus. Denn die Wahrheit ist, dass Liebe ohne Schmerz nicht möglich ist. Wer Nähe zulässt und sich öffnet, wird immer Gefahr laufen, verletzt zu werden und Grenzüberschreitungen in Kauf nehmen zu müssen, aber er erlebt auch grenzenlose Freude, überfließendes Glück und echte Intimität.

Es mag paradox klingen: Nähe entsteht, wenn wir loslassen von unseren Erwartungen und Vorstellungen, wie der Partner zu sein hat, damit wir ihn lieben können. Loslassen von dem Versuch, den anderen festhalten oder verändern zu wollen. Loslassen von den subtilen Manipulationen, ihn an uns zu binden. Vor allem aber heißt es loslassen von der Idee, dass Intimität daraus erwächst, dass wir möglichst viele Gemeinsamkeiten haben. Intimität als Paar entsteht nämlich nur dann, wenn jeder der beiden intim mit sich selbst sein kann, wenn beide tief in ihrem eigenen Sein verwurzelt sind und dadurch das Spiel von Nähe und Distanz möglich wird.

Abschied von falscher Zärtlichkeit

Das größte Hindernis auf dem Weg zu wahrer Intimität ist die romantische Verklärung der Liebe. Indem wir unseren Partner idealisieren, sehen wir ihn nicht so, wie er ist, sondern nur, wie wir ihn gerne hätten. Dabei betrügen wir uns letztendlich nur selbst: Idealisierung ist Selbstbetrug.

Wenn die Fassade der Idealisierung zu bröckeln beginnt, sobald sich die Routine des Alltags einschleicht, das Begehren nachlässt und wir uns fragen, warum wir gerade mit diesem Menschen Tisch und Bett teilen, versuchen wir oft, alle Defizite mit hilfloser Zärtlichkeit zu übertünchen. Viele verlieben sich genau dann in einen anderen Menschen, und das Spiel beginnt wieder von vorne (serielle Monogamie). Doch wie wäre es, wenn wir uns stattdessen der Herausforderung stellten, zu wirklich Liebenden zu werden? Dieser Weg führt uns zu persönlichem Wachstum, auch wenn oder gerade weil wir auf uns selbst zurückgeworfen werden. Wer sich von einer Beziehung in die nächste stürzt, weicht dieser Aufgabe gerne aus, ebenso wie diejenigen, die die nun manifest werdenden Unstimmigkeiten im Liebesleben ignorieren. Zwar ersparen sie sich einiges an Schmerz, aber sie erleben auch kaum die atemberaubende Intimität, die dieser Weg schenken kann. Hier geht es nicht um richtig oder falsch, jeder wird seine Wahl treffen und sich den daraus ergebenden Herausforderungen stellen müssen.

Welchen Weg wir auch wählen: Die Angst vor dem Verlust der Liebe bleibt uns nie erspart. Um der Angst den Stachel zu nehmen, wird diese gerne mit einer falschen Friedfertigkeit kompensiert. Der französische Philosoph und Soziologe Georges Bataille spricht in »Die Tränen des Eros« von der Diktatur der Zärtlichkeit. Diese Diktatur verbietet strikt alles, was an Hässlichkeit, Eifersucht und Lieblosigkeit eben auch in jeder Beziehung steckt. Doch genau diese verborgene Aggressivität muss ausgedrückt werden, sonst vergiftet sie das Beziehungsklima und führt schließlich zu Überreaktionen und wechselseitigen Verletzungen.

Gestehen wir es uns ein: Am Anfang einer Beziehung wird der Partner maßlos überhöht. Während wir ihn auf ein Podest stellen, versinken alle anderen Mitmenschen in der Mittelmäßigkeit, und oft brechen wir sogar den Kontakt zu ihnen ab. Irgendwann aber kommt der Punkt der Wahrheit, an dem Idealisierung und Überschätzung abfallen und wir mit unseren eigenen Schattenaspekten konfrontiert werden. Und zwar mit genau der gleichen Intensität, mit der wir vorher den Partner, uns selbst und die Beziehung verklärt haben. Die eigenen Gefühle von Mangel, Minderwertigkeit und Angst, nicht zu genügen und verlassen zu werden, projizieren wir auf den Partner. Wir klagen ihn schonungslos an, meist ohne zu merken, dass wir im Grunde nur in unser eigenes Spiegelbild blicken. Vielleicht verschließen wir auch die Augen und beschwichtigen unsere Angst mit falscher Zärtlichkeit. Er reagiert auf beide Arten der Aggression entweder mit Rückzug, Sprachlosigkeit oder Angriffsattacken. Vielen Paaren erscheint diese Phase wie ein Weltuntergang. Sie fühlen sich wie gelähmt, und es kann sein, dass die Beziehung auch wirklich zu Ende ist. Doch genau in dieser Phase liegt die ganz große Chance, durch Selbsterkenntnis zu wachsen. Für sich selbst und für die Partnerschaft als Ganzes.

Es ist ein Kampf, der zwischen verletzten Gefühlen und Selbsterkenntnis hin und her geht. Mal fühlen wir uns stark und klar, dann fallen wir in Aggressivität zurück, mal verweigern wir uns trotzig, dann sind wir bereit zu Hingabe. Dieser Wettstreit zwischen echter und falscher Zärtlichkeit lässt letztendlich unsere Persönlichkeit reifen.

Die Liebe zu sich selbst finden

Intimität bedeutet, uns dem Partner zu öffnen, ohne zu erwarten, dass er unsere Äußerungen und unser Verhalten versteht oder sich seinerseits öffnet. Das ist eine immense Herausforderung. Wenn wir nur daran denken, wie oft wir uns schon von den Stimmungen und Launen des anderen beeinflussen ließen und uns gegenseitig dafür beschuldigt haben. Oder wir versuchen alles, um es dem Partner recht zu machen, und sind dann beleidigt, wenn er dies nicht anerkennt. Das ist nichts anderes als Manipulation. Je weniger wir uns selbst wertschätzen und lieben, desto größer ist die Wahrscheinlichkeit, uns in einer Beziehung manipulieren zu lassen und somit abhängig zu werden.

Intimität als Paar bedingt Intimität mit sich selbst. Dazu müssen wir mit unserer eigenen Essenz verbunden sein. Je tiefer der Kontakt mit uns selbst ist, desto leichter können wir Verbundenheit als Paar zulassen. Zur Selbstliebe ist nur ein innerlich freier Mensch fähig, der zunächst einmal gut für sich selbst sorgen kann. Erst wenn wir reif genug sind, unser Bedürfnis nach Liebe nicht auf andere zu projizieren, steht uns der Weg zu wahrer Intimität offen.

Sich selbst zu lieben, ist eine Erleichterung, denn wir fühlen uns nicht mehr verpflichtet, den anderen zu »retten«. Es genügt, wenn wir mit uns selbst verbunden sind und unser Herz unserem Partner gegenüber weit aufmachen.

Selbstregulierung – Im rhythmischen Wechsel vom Ich zum Du

Was uns in der Partnerschaft so schwerfällt, fiel uns als Säugling noch leicht: sich auf unser Gegenüber einzulassen, wenn es sich gut anfühlt, oder, wenn nötig, einfach bei sich zu bleiben.

Babys können einerseits im direkten Kontakt mit ihrer Mutter sein. Sie verschmelzen mit ihr, lassen sich nähren, denn Mama ist die Quelle ihres Glücks. Andererseits sind sie auch fähig, unabhängig von der Umwelt für sich zu sorgen, wenn dieser Kontakt im Moment nicht stimmig ist. Dann unterbrechen sie ihn, wenden sich nach innen, um sich mit der eigenen, inneren Kraftquelle zu verbinden. Sie finden Trost in sich selbst und beschäftigen sich gerne auch alleine. Erst wenn es ihr eigener Rhythmus wieder verlangt, stellen sie den Kontakt zur Mutter wieder her.

Selbstregulierung ist auch für Erwachsene eine wichtige Voraussetzung für den gesunden Umgang mit dem Thema Nähe und Distanz in der Partnerschaft. Anders ausgedrückt: In dem Maße, in dem es gelingt, uns selbst zu regulieren, sind wir abhängig oder auch unabhängig von unserem Partner.

Selbstregulierung bringen wir also als instinktive Fähigkeit mit auf diese Welt. Was also ist passiert, dass wir uns nicht mehr selbst regulieren können? Unsere Mütter und unsere Väter hatten, genauso wie ihre eigenen Eltern, keine Unterstützung bei der Entwicklung von Selbstregulierung. Aus diesem Defizit heraus haben sie uns entweder übermuttert (blieben zu lange und zu nahe), oder sie waren zu distanziert (waren zu weit weg oder nicht präsent).

Vereinfacht gesprochen deutet Abhängigkeit in Beziehungen auf ein Nähe-Distanz-Problem in der Mutter-Kind-Beziehung hin. Dies zeigt sich in der Regel in zwei Ängsten: der Angst vor Überflutung (vereinnahmt und verschlungen zu werden) oder der Angst vor dem Verlassenwerden (alleine zu sein und verraten zu werden).

Eine nicht auf Abhängigkeiten basierende Partnerschaft ist deshalb eine lebenslange Herausforderung und setzt voraus, dass wir Verantwortung für die eigenen Wünsche und Bedürfnisse übernehmen. Wir können die Verbindung zum Partner jederzeit unterbrechen, ohne dass der andere in Panik geraten muss, weil er weiß, dass auf den Rückzug wieder Annäherung folgt. Dieser ständige Wechsel zwischen Hin- und Wegbewegung ist das Geheimnis lebendiger Beziehungen, in der beide atmen können, weil Nähe und Distanz gleichwertig nebeneinanderstehen.

Differenzierung – Ich und Du zugleich

Um wahre Intimität zu erreichen, benötigen wir nicht nur die Fähigkeit, uns selbst zu regulieren, sondern auch die Fähigkeit zu differenzieren. Damit ist die Kunst gemeint, zwei widersprüchliche Tendenzen miteinander zu verbinden: Ein autonomes Selbst zu entwickeln *und* gleichzeitig in einer tiefen Beziehung zum Partner zu bleiben. Erst dann ist es möglich, sowohl Nähe als auch Distanz zu leben und sich für das eine oder das andere bewusst zu entscheiden.

Die größte Herausforderung besteht darin, sich nicht über den Partner oder die Partnerschaft zu definieren. Wir könnten uns fragen: Wer bin ich ohne Partner? Welchen Selbstwert habe ich? Auch hier gilt es, den Partner weder zu dämonisieren noch zu idealisieren.

In dieser Auseinandersetzung werden wir wieder einmal auf uns selbst zurückgeworfen, und das kann wieder Ängste auslösen, die wir erkennen und denen wir uns stellen müssen. Genauso wichtig ist es aber auch, sich nicht durch die Ängste des Partners manipulieren zu lassen.

Den meisten Konflikten in Beziehungen liegt die scheinbare Unvereinbarkeit zwischen Nähe und Distanz zugrunde. Das romantische Ideal mit seiner Verschmelzungsfantasie zweier sich liebender Körper, die ein einziger Geist zu lenken scheint, ist tief in uns verankert. Daher nehmen viele Menschen fälschlicherweise an, Differenzierung und tiefe Verbundenheit seien Gegensätze.

Wenn wir uns zu wenig vom anderen differenzieren, speisen wir unsere Identität nur noch über ein Selbstbild, das der andere uns spiegelt. Wir sind nur jemand durch unser Gegenüber. Problematisch daran ist, dass wir so ständig auf Kontakt und Bestätigung durch den anderen angewiesen sind. Selbst wenn uns unser Partner ablehnt, fühlen wir uns noch wohler, als wenn wir auf uns selbst gestellt wären, denn wir haben schlicht und ergreifend keine von ihm unabhängige, eigene Identität.

Eheliche Gewalt bekommt meist dort Raum, wo zwei wenig differenzierte Menschen eine starke emotionale Verschmelzung eingehen. Das Lösen der gegenseitigen Umklammerung ist dann nur über starke physische Kräfte möglich.

Differenzierung geschieht aber nicht durch Abbruch und Verweigerung, sondern dadurch, dass wir im direkten Kontakt mit dem anderen bleiben. Sie darf aber auch nicht mit Individualismus oder totaler Unabhängigkeit verwechselt werden. Nur wenn wir in uns selbst ruhen und offen bleiben, sind wir fähig zu Hingabe, Mitgefühl und wahrer Intimität. So fördert Differenzierung immer Selbstbestimmtheit und Wechselseitigkeit, aber nicht Egoismus.

Symptome wie sexuelle Langeweile, Unlust, Mangel an echter Intimität sind ein Indiz dafür, dass wir Vermeidungsstrategien anwenden. Erst wenn Intimität ohne Vertrauensbeweise und Bestätigung des Partners gelebt wird, ist eine Liebesbeziehung belastbar und lebendig.

Transformation – Von Emotionen zu Gefühlen

Gerade für Paare ist die Unterscheidung zwischen Emotion und Gefühl von großer Bedeutung. Der wichtigste Unterschied zwischen beiden: Emotionen wurzeln in der Vergangenheit, Gefühle hingegen gehören zur Gegenwart. Emotionen haben eine zerstörerische Kraft, weil sie unbewusst sind und auf Projektionen fußen. Im Gegensatz dazu sind Gefühle dem Bewusstsein zugänglich, sie sind ruhig und klar und kennzeichnen eine reife Persönlichkeit. Gefühle sind ein authentischer Ausdruck dessen, was *jetzt* ist.

Diese bahnbrechende Unterscheidung ist relativ neu und in erster Linie dem in den USA lebenden Neurologen- und Neuropsychologenpaar Antonio und Hanna Damasio zu verdanken.

Was also sind Emotionen genau? Emotionen stammen aus dem limbischen System und sind Teil des Überlebensprogramms. Sie werden automatisch mit bereits Erlebtem verglichen und bewertet. Man könnte sagen, dass wir Sklaven unserer Emotionen sind, weil diese stets an vergangene Erlebnisse gekettet sind. Solange uns Emotionen regieren, können wir nicht im gegenwärtigen Augenblick sein. Eine unserer Klientinnen beispielsweise geriet jedes Mal in Rage, wenn ihr Mann auf der Straße einer anderen Frau zulächelte. In einem Paar-Coaching untersuchten wir, warum sie so eifersüchtig reagierte. Sie erzählte von vielen Situationen aus ihrer Kindheit. Allen gemeinsam waren Gefühle von Verunsicherung, Verlustangst und einer immensen Wut. Es verletzte sie vor allen Dingen, dass ihr Vater ihren Bruder vorzog und nie für sie da war. Wenn sich nun später ein geliebter Mensch jemand anderem zuwandte, und sei es auch nur für einen Augenblick, fühlte sie sich in ihrem ganzen Sein existenziell bedroht.

Starke Emotionen wie Wut, Scham, Angst, Trauer oder Euphorie gehen immer mit klaren Körperreaktionen wie Erröten, Hitzeempfinden, Erstarren und Verspannungen, Erbleichen oder Herzklopfen einher. Gefühle dagegen werden als ruhige, sanfte Welle des Wohlseins und der Sinnlichkeit empfunden, oder auch als spontanes Gefühl eines Sich-Öffnens und eines warmen Fließens in der Herzgegend.

Wenn es um Sexualität geht, sind wir alle unweigerlich mit heftigen und verdrängten Emotionen aus der Vergangenheit belastet. Diese treffen nun in einer Liebesbeziehung unweigerlich auf die Verletzungen des Partners. Ein weiteres Beispiel aus unserer Praxis: Die Frau sagt ihrem Partner, dass sein erigierter Penis alleine sie nicht anmache. Dies verletzt ihn zutiefst, weil er davon ausgeht, dass sein Penis sein größtes Geschenk an sie sei. Zusätzlich fühlt er sich von ihr überhaupt nicht verstanden, weil er ja auf ihren Wunsch nach einem langen und sinnlichen Vorspiel stets eingeht. Die Geschichte der Frau zeigt auf, dass sie Übergriffe durch ihren Vater erlebt hat. Während ihrer Pubertät hat er ihr immer wieder an die Brust gegriffen. Obwohl sie diese Thematik bereits in einer früheren Therapie aufgearbeitet hatte, sind immer noch subtile Abwehrmuster wirksam. So genießt sie das Werben ihres Partners, das gemeinsame sinnliche Vorspiel. Den Koitus beschränkt sie dann allerdings auf eine möglichst kurze Zeit. Kaum ist er in sie eingedrungen, bekommt sie einen Orgasmus und zieht sich von ihm zurück. Sein Vorwurf an sie: Er möchte gerne langen, liebevollen und mitreißenden Sex – sie reagiert jedoch mit Rückzug. Das Nein, das sie ihrem Partner gibt, gilt aber im Grunde ihrem Vater. Auf der anderen Seite möchte ihr Partner es ihr immer recht machen, genauso wie er es seiner dominanten Mutter immer recht machen wollte. Diesen Hintergrund zu beleuchten mag im Moment zwar ernüchternd sein, doch es ist die einzige Möglichkeit zur Wandlung von Emotionen in Gefühle. Denn Emotionen müssen erkannt werden, bevor wir sie heilen und transformieren können. Dazu brauchen wir wieder die Fähigkeit zur Differenzierung, damit wir die Verantwortung für unsere eigene Vergangenheit übernehmen. Erst wenn wir den ursprünglichen Schmerz wieder zulassen, kann sich der Teufelskreis auflösen. Wenn wir den Schmerz fühlen, kommen wir in die Gegenwart und können uns auch gegen die Emotionen des Partners abgrenzen. Und das wiederum hilft nicht nur ihm, sondern besänftigt auch das Beziehungswesen. Sie erinnern sich an das wütende, sabotierende, sarkastische oder beleidigte »Zubial«. Erst wenn beide in der Gegenwart angekommen und mit ihren Gefühlen verbunden sind, können sie wahre Intimität zulassen und sich einander schenken.

Grenzen setzen – Vom Tanz der Gegensätze

Wenn wir nicht lernen, uns abzugrenzen, laufen wir Gefahr, uns ständig mit Gedanken, Gefühlen und Themen zu beschäftigen, die eigentlich nicht uns gehören. Wo beginne ich und wo höre ich auf? Was ist meine innere Essenz, und wie weit öffne ich mich für die

Welt? Das sind die Fragen, die uns auf der Suche nach den Grenzen zwischen mir und dem anderen beschäftigen.

Als Menschen spüren wir eine tiefe Sehnsucht in uns, die Spaltung in Denken, Fühlen und Empfinden aufzulösen und letztlich sogar die Trennung zwischen uns und der Welt. Wir wollen die Grenzen auflösen, weil wir auf der Suche nach der Einheit sind. Das bedeutet jedoch nicht, dass wir grenzenlos sind, Grenzen permanent überschreiten oder nicht setzen können. Denn das hätte Reibung, Streit, Übergriffe und Krieg zur Folge. Erst die Grenze zwischen meiner Welt und der Welt des anderen ermöglicht die gleichwertige Begegnung zwischen zwei Individuen. Inwieweit sich die beiden annähern oder sogar zulassen, dass die individuellen Grenzen überschritten werden, das bestimmen die Situation, die Chemie zwischen den beiden und ihre Bereitschaft, einen gemeinsamen Raum für eine bestimmte Zeit zu teilen. So wird zum Beispiel ein körperlicher Abstand von dreißig Zentimetern, der den Intimbereich markiert, in unseren Breiten von den meisten Menschen unbewusst eingehalten. Wird dieser Abstand unterschritten, fühlen wir uns unwohl, sind irritiert und ziehen uns zurück.

Der Tango ist ein sehr schönes Bild für den Umgang mit Grenzen. Mann und Frau kommen zusammen in der Absicht, während der Zeitdauer des Tanzes den Raum zu teilen. Jeder von beiden hat dabei seine eigene Aufgabe in diesem Spiel. Der Mann bereitet mit seiner starken, selbstbewussten Präsenz der Frau den Raum, sich völlig ihrer femininen Bewegung hinzugeben. Die Frau zeigt sich in ihrer ganzen sinnlichen Schönheit, im Schutz der maskulinen Kraft. Jeder bleibt in seiner Energie, doch sie treffen sich, um genau diese Unterschiede gemeinsam zu zelebrieren. Der Tango zeigt, dass Gegensätze noch eine andere Funktion haben, als zwischen zwei verschiedenen Polen zu trennen. Der Tanz verbindet die beiden Pole zu etwas, das größer, schöner und intensiver ist als die Summe beider.

Was für jede Begegnung gilt, das gilt auch für das Begehren. Wer begehrt, der will die Grenzen des anderen stürmen, will die eigenen

Grenzen verlieren und eins mit dem anderen werden. Doch Begehren kann nur aus der Polarität entstehen.

Im feurigen Lieben, so haben wir gesehen, leben wir das Prinzip der Polarität voll aus, ohne es infrage zu stellen. Wir lieben die Spannung, die sich aus den wundervollen Gegensätzen des Maskulinen und Femininen ergibt. Wir spielen bewusst und unbewusst mit den Grenzen zwischen dem Ich und dem Du, wir fordern Grenzüberschreitungen geradezu heraus, wir laden den anderen zu uns ein oder grenzen uns ab und pochen auf unsere Individualität. Das ist spannungsvoll und aufregend, und manchmal auch ganz schön anstrengend.

Im herzlichen Lieben sind wir uns der Gegensätze nicht nur bewusst, sondern setzen sie ein, um Eros und Leidenschaft zu entfachen. Wir tasten uns möglichst nahe an diese Grenzlinie heran, wir tun es in der Absicht und im Wissen, dass diese Linie nicht real ist. An der Grenzlinie erkennen wir, dass wir im anderen stets nur uns selbst lieben. Wir lieben den anderen nicht, obwohl er so schrecklich anders ist, sondern wir lieben ihn, weil er so wundervoll anders ist. Auch wenn es sich paradox anhört: Wir üben Abgrenzung, um den anderen besser lieben zu können. Doch die Qualität einer Partnerschaft zeigt sich tatsächlich darin, wie sehr jeder Partner er selbst bleiben *und* in Liebe sein kann: Genau das ist wahre Intimität.

Partnerschaft als Weg

Binden um der Liebe willen

Beziehungen verlaufen nie statisch, sondern sind glücklicherweise immer in Bewegung. Wir beziehen uns aufeinander, mal mehr, mal weniger, mal klammernd, mal mit sehr langer Leine, mal feurig, mal eher zaghaft, mal von ganzem Herzen, mal eher funktional. Das ist normal, richtig und gut.

Was uns aber immer wieder in Schwierigkeiten bringt, das sind unsere Vorstellungen davon, wie eine Beziehung sein sollte und wie sie sich anfühlen müsste. Wenn wir aber genauer hinsehen, erkennen wir, dass es nicht nur verschiedene Beziehungsformen, sondern auch verschiedene Beziehungsphasen gibt. Beziehungen sind und bleiben komplex, weil alles auf verschiedenen Ebenen zugleich passiert.

Im ewigen Kreislauf der Beziehungsphasen

Niemand ist zu Beginn einer Partnerschaft wirklich beziehungs- und liebesfähig. Dies lernen wir mit viel Geduld und Mut, wenn wir die verschiedenen Phasen Verliebtheit, Symbiose, »Komm – Geh«, »Zeus und Hera« und »Yin – Yang« zulassen und dadurch miteinander in die Tiefe gehen. Wieder geht es um Wandel, Loslassen und um die Auseinandersetzung mit unseren Ängsten. Diese Beziehungsphasen gehen ineinander über, folgen nicht immer direkt aufeinander, können einander ablösen und auch im Verlauf einer Partnerschaft mehrmals aktiv werden. Es gibt Abschnitte, nach denen sich ein Paar zurücksehnt, denen es nachtrauert, und es gibt Phasen, die lieber gemieden oder als schmerzhaft empfunden werden. Jede dieser Phasen hat ihre ganz besonderen Herausforderungen und Chancen. Es ist wichtig, dabei im Fluss zu bleiben und anzunehmen, was ist.

Wir verändern uns ständig: Wir heiraten, bekommen Kinder, wechseln den Arbeitsplatz, ziehen um, werden entlassen, werden älter, werden krank und so weiter. Dieser ununterbrochene Wandel verlangt uns einiges ab. Schon beim feurigen Lieben haben wir gesehen, dass Veränderungen und Zeiten des Umbruchs stets Gefühle von Angst und Sehnsucht mit sich bringen und nicht selten das Potenzial von Verletzungen bergen. Wir neigen dann möglicherweise dazu, diese Unsicherheit zu verdrängen, und projizieren das Negative lieber auf unseren Partner. Die Folge davon können Streit, Machtkämpfe, Krisen oder sogar die Trennung sein. Paare, die in eine solche Dynamik geraten sind, sollten das Beziehungswesen gut im Auge behalten, denn dieses verrät uns sehr schnell, wenn die Beziehung in eine Sackgasse zu geraten droht.

Phase 1: Verlieben

Wir verlieben uns aufgrund der Gesetze »Gegensätze ziehen sich an« oder »Gleich und Gleich gesellt sich gern«. Sowohl die erste Begegnung als auch die wechselseitige Verführung beruhen auf jahrtausendealten Abläufen, wie sie auch im Tierreich zu finden sind. Wenn das Werben um Lust und Liebe beginnt, spielen neben unbewussten Kriterien vor allem Duftstoffe, Aussehen, Statussymbole, Macht, Schönheit und Intelligenz eine Rolle. Auf den Punkt gebracht: Männer suchen auch heute noch Sexobjekte und Frauen Erfolgsobjekte. Der Mann sucht eine Frau, die seinen Samen zum Leben bringt, die Frau einen Mann, der sie und die gemeinsamen Kinder ernährt. Das hört sich höchst unromantisch an. Und doch ist es der ausschlaggebende, aufgrund unserer Entwicklungsgeschichte immer noch aktive Aspekt bei der Partnerwahl. Und vielleicht gerade weil es so ernüchternd ist, gibt es diesen unglaublichen Hormon-Aufruhr, der im Gegenzug für Romantik pur sorgt: Schmetterlinge fliegen im Bauch, Männer imponieren mit Balzgehabe, Frauen zieren sich, das Feuer der Leidenschaft brennt lichterloh, Sex ist atemberaubend, Zeit und Raum verändern sich, wir idealisieren, wir projizieren. Kurz gesagt, es ist eine verrückte Zeit, und dank der rosaroten Brille sehen wir nur das am Partner, was wir sehen wollen. Alles andere wird ausgeblendet – noch!

Nach dieser Phase sehnen sich die meisten Paare später zurück. Abgesehen von der Leidenschaft birgt sie auch ein großes Geschenk: In ihr offenbart sich nicht nur das Potenzial der Individuen, sondern auch das Potenzial des Paares als Ganzes. Wenn es später schwierig wird, können wir uns an dieser Zeit des Verliebtseins immer wieder orientieren, in der wir den Partner bedingungslos angenommen haben und seine Einzigartigkeit erkennen konnten. Diese Erinnerung kann später so manches Mal zu einer Quelle von Glück und Zufriedenheit werden. Zum Glück können wir uns immer wieder in denselben Partner verlieben. Und doch ist die erste Phase der Verliebtheit innerhalb einer Beziehung einmalig.

In Liebesfilmen folgt an dieser Stelle der Abspann, doch genau hier ist eigentlich der Punkt, an dem wir Verliebtheit in Liebe verwandeln können.

Phase 2: Symbiose

Die Phase der Symbiose gehört eigentlich zum Verliebtsein dazu. Das Verlieben ist so überwältigend, dass dabei das Gefühl von Ich und Du zeitweilig verloren geht zugunsten eines umfassenderen Wir-Gefühls. Verliebte fühlen sich eins, und in gewisser Weise sind sie es auch. Wie schon eine unbekannte Nonne im 13. Jahrhundert schrieb: »Dû bist mîn, ich bin dîn … verlorn ist das sluzzelîn.« Wir verschmelzen mit dem Körper des Geliebten, aber auch mit seinem Denken, seinen Träumen, seinen Wünschen und Gefühlen. Wir betonen das Gemeinsame, und alles, was als trennend wahrgenommen werden könnte, wird als Bedrohung verstanden und auf die Umwelt projiziert. Die Phase der Symbiose ist kapriziös, unbeständig und unberechenbar. Neurowissenschaftlichen Studien zufolge hält sie zwischen 12 und 18 Monaten an. Durch die Hormone Vasopressin und Oxytozin, die bei sexueller Reizung und beim Orgasmus ausgeschüttet werden, wird bindungstypisches Verhalten gefördert. An die Stelle von starkem sexuellem Reiz tritt langsam ein Gefühl von Enge und Verschmelzung. Früher oder später aber taucht dann die Frage auf: Wer bin ich eigentlich – ohne dich?

Phase 3: Komm – Geh

Irgendwann wird es in der Zeit des Verschmelzens einem der Partner zu eng. Die positiven Gefühle von Einssein und Heimkommen springen über in ein Gefühl, sich zu verlieren und aufzulösen. Die Angst vor Überflutung steht der Angst vor dem Verlassenwerden gegenüber. Wenn einer der beiden Partner aus der Symbiose ausbricht, strebt er danach, den Zustand der Selbstauflösung und der Regression für sich rückgängig zu machen und wieder innerhalb seiner eigenen Grenzen zu leben. Das Verlangen nach mehr Raum und Zeit für sich und den eigenen Freundeskreis, nach Rückzug und Alleinsein kommt auf. Bisher verdrängte Unstimmigkeiten werden nicht mehr länger geleugnet, der erste Streit findet statt, und vielleicht werden plötzlich auch andere Frauen und Männer wieder attraktiv.

Die Phase der Symbiose erinnert zu sehr an das starke Verbundensein mit der Mutter. Und Mama hat immer auch den Beigeschmack einer Bedrohung für das Ich, die eigene Identität. Dies löst unweigerlich Ängste aus und führt zum »Komm-Geh«-Spiel. Der eine sagt: Ich gehe, ich brauche mehr Raum. Der andere wünscht: Bleib bei mir, ich liebe dich doch. Der eine wendet sich vom anderen ab, kommt dadurch in seine Kraft zurück, während der andere im Versuch, ihn festzuhalten, regrediert und an Selbstwert verliert.

Die Rollen bleiben meist über längere Zeit in dieser Aufteilung fixiert. Es kann aber auch zu einem Rollenwechsel kommen, dann wird der Gejagte zum Jäger und umgekehrt.

Wenn in uns der leise Verdacht aufkeimt, dass der andere eben doch anders ist, als wir meinten, sind wir zunächst enttäuscht, wollen uns dies aber noch nicht wirklich eingestehen. Um die Idealisierung aufrechtzuerhalten, gehen wir lieber innerlich auf Distanz. Diese schleichende Entfremdung spiegelt sich im »Komm-Geh«-Verhalten: Einer klammert sich fest, und der andere verweigert sich, einer bleibt in der Idealisierung, und der andere beginnt zu nörgeln und zeigt sich mehr und mehr von seiner negativen Seite.

Der Sex ist hier bereits nicht mehr so leidenschaftlich wie in der Phase der Verliebtheit. Beide werden vorsichtiger, fühlen sich schnell verunsichert und möchten nicht verletzt werden. Einige Paare brechen hier die Beziehung ab, weil die Muster aus der Ursprungsfamilie oder aus früheren Beziehungen noch nicht verarbeitet wurden.

Der Übergang in die nächste Phase ist meist schleichend. Der Unterschied ist jedoch daran zu bemerken, dass sich beide einander zuwenden, um ihr eigenes Territorium wieder zu definieren. So wird erstmals mit härteren Bandagen gekämpft, sozusagen in mythischem Ausmaß.

Phase 4: Zeus – Hera

Anfangs geht es in der Phase von Zeus und Hera (den olympischen Hauptgöttern aus der griechischen Sagenwelt) rein um Besitzansprüche. Mann und Frau bekämpfen sich als zwei gleich starke Wesen mit der gleichen Intensität, mit der sie sich vorher idealisiert haben. Es sind schonungslose Kämpfe, wie wir sie nicht nur zwischen dem Göttervater Zeus und seiner Gemahlin Hera kennen, sondern auch als Stoff für Filme wie »Der Rosenkrieg«. Es geht um Streit und Versöhnung, Kompromissbereitschaft und Durchsetzung: Jeder muss sein Territorium neu definieren und ist bereit, dieses auch zu verteidigen. Wer hat in welchen Bereichen die Macht? Auf der sexuellen Ebene kann sich das in einem Sado-Maso-Verhältnis zeigen, in dem beide Rollen fixiert und nicht austauschbar sind. Dasselbe gilt aber auch auf der sozialen und emotionalen Ebene. Wer liest welchen Zeitungsteil zuerst? Bekommt er den Nachrichtenteil und sie die Gesellschaftsseiten? Wer »herrscht« über welchen Teil der Wohnung? Darf sie im Wohnzimmer schalten und walten, während er den Hobbyraum besetzt? Die Aufteilung des Territoriums gibt zwar beiden eine gewisse Sicherheit, weil klar ist, wer wo bestimmt und wer sich wo fügen muss. Trotzdem wollen beide auch alles, und so bleiben sie in einem ständigen Kampf gefangen. Sie richten die ganze Energie gegeneinander und können nicht liebevoll zueinander sein. Es ist der typische Geschlechterkampf, ein Kampf auf Leben und Tod. Das hört sich zwar furchtbar an, doch ist es auch ein Weg zu psychischer Reife, denn beide setzen sich für ihre Wahrheiten ein und sind bereit, ihren Lebensentwurf und ihre Weltsicht zu verteidigen.

In dieser Phase geht es darum, wieder die eigene Unabhängigkeit in der Partnerschaft herauszuarbeiten. In der Phase des Verliebtseins sahen wir nur die hellen und schönen Seiten des Partners, jetzt sehen wir, mit der gleichen Intensität, all seine Schwächen und seine Mängel. Und diese werden bis aufs Blut bekriegt und abgewertet.

In der Phase von Zeus und Hera scheint oft die Beziehung am Ende zu sein. Es ist schmerzhaft, man hat sich müde gekämpft, auseinandergelebt, mit seiner Rolle abgefunden oder glaubt, den falschen Partner gewählt zu haben. Das lähmende Gefühl der Enge, weil sich beide gegenseitig behindern, ist nicht länger auszuhalten und wird oft durch Überaktivität im beruflichen oder gesellschaftlichen Leben kompensiert. Manche versuchen, durch Hochzeit, Schwangerschaft, Krankheit oder einen Seitensprung das Ruder noch einmal herumzureißen. Andere fühlen sich einfach nur noch erschöpft und unfähig, einen Schritt zu machen. Für sie ist die Beziehung zu einer Falle geworden.

Nach den Grabenkämpfen kann aus Zeus und Hera auch eine »vernünftige Partnerschaft« entstehen, in der sich beide einrichten und als Team gut funktionieren. Sie können zurückfinden zu Engagement, Zuneigung, Fürsorge, Toleranz, Vertrautheit und die Stärke des anderen wieder anerkennen.

Sexuell herrscht in dieser Phase entweder totale Funkstille oder genau das Gegenteil: Es geht noch leidenschaftlicher zu. Werden die Machtkämpfe ins Sexuelle übertragen, kann das feurig bis gefährlich werden. Viele Paare kennen das Phänomen, sich nach einem Streit heiß und leidenschaftlich zu lieben.

Jetzt steht eine Entscheidung an: Entweder ein Paar bleibt zusammen, oder die beiden trennen sich, hoffentlich in Würde und Respekt. Wenn sie sich für einen gemeinsamen Weg entscheiden, kann das in die Yin-Yang-Beziehung führen, in der größtmögliches Wachstum möglich wird: für sich, den Partner und die Partnerschaft.

Phase 5: Die Yin-Yang-Beziehung

So wuchsen wir
Zusammen, einer Doppelkirsche gleich,
Zum Schein getrennt, doch in der Trennung eins
Zwei holde Beeren, einem Stiel entwachsen.

Das Shakespeare-Zitat ist eine Metapher für eine gereifte Partnerschaft, in der aus einem Ich und Du das Wir entsteht und aus dem Wir wieder das Ich und Du. Jeder versteht sich als Individuum und erkennt die Einzigartigkeit des anderen. Gleichzeitig nehmen sie sich aber auch als Paar, als ein Wesen, wahr.

Diese Phase wünschen wir uns alle bereits gleich nach der Verliebtheit. Tatsächlich ist sie aber die Belohnung für alle Mühen, die Frustration, den Schmerz und die Verzweiflung und dafür, dass wir nie aufgegeben haben.

Die Yin-Yang-Beziehung ist eine reife, gewachsene und erfüllende Liebesbeziehung. Beide schöpfen aus der eigenen Fülle, verschenken sich selbst, schenken sich einander und schenken sich der Welt. Beide haben ihre femininen und maskulinen Kräfte gut ausbalanciert und sind deshalb auch nicht mehr auf die maskuline und feminine Rolle fixiert. Sie handeln aus dem Moment, aus dem *jetzt*, genauso, wie es gerade stimmt und angemessen ist.

Die Yin-Yang-Partner kennen und genießen das Anderssein. Sie sind gleichwertige Partner, die sich spielerisch an der Verschiedenheit reiben und das Gemeinsame feiern. Sie spielen mit all ihren Möglichkeiten und sehen den Partner immer wieder mit anderen Augen. Sie kennen beide Seiten aneinander, die hellen wie auch die dunklen Aspekte. Sie haben das, was wir ein liebendes Herz nennen, und sie haben etwas Drittes, auf das sie ausgerichtet sind: Das können Kinder sein, ein Haus, eine gemeinsame Aufgabe, ein Projekt oder eine Berufung. Jeder kann aber auch gut für sich alleine sein und dies genießen. Außerdem pflegen sie kontinuierlich jenes subtile, empfindsame Geschöpf: ihr Beziehungswesen, das jetzt schnurrt, zufrieden und satt auf dem Sofa liegt. Sie sind fähig zur Differenzierung und Selbstregulierung, übernehmen jeder für sich die Verantwortung für den jeweils eigenen Prozess, fördern und unterstützen zugleich den Weg des Partners, weil ihnen das eigene Wachstum genauso am Herzen liegt wie das des Geliebten.

Die drei Beziehungspolaritäten

Neben den fünf Phasen einer Beziehung können wir auch drei grundlegende Polaritäten in Beziehungen unterscheiden: Nähe und Distanz, Wandel und Beständigkeit, Ich und Du. Diese drei Polaritäten beschreiben die Grundthemen jeder Partnerschaft. Es ist wichtig, sich der Dynamik der sich in diesen Polaritäten wechselseitig beeinflussenden Kräfte bewusst zu werden, damit sie nicht nur als ein »Entweder-oder«, sondern auch als ein »Sowohl-als-auch« erlebt werden können. Die Erfahrung zeigt, dass jedes Paar meist einen Pol der Paarpolarität bevorzugt, während es den anderen besonders meidet. So mag ein Paar den Pol der Nähe betonen und den Gegenpol Distanz vernachlässigen. Wieder zeigt sich die Angst, die wir spüren, wenn wir uns unseren Grenzen annähern. Ein bewusster Umgang mit den Beziehungspolaritäten bringt nicht nur in die Partnerschaft Lebendigkeit, sondern auch in die sexuelle Begegnung.

Nähe und Distanz

Für jede Partnerschaft ist die Pendelbewegung zwischen Autonomie und Kontakt bzw. – in den Extrempositionen – zwischen Beziehungsabbruch und Verschmelzung ein Dauerthema. Nur wer in einer gesunden Mutter-Vater-Kind-Beziehung aufgewachsen ist, kann sich mehr oder weniger angstfrei abgrenzen und ebenso angstfrei Nähe zulassen. Auf diese Erfahrung können aber die wenigsten zurückgreifen. Wenn zwei mit ähnlichen Bedürfnissen nach Nähe und Distanz und einem ähnlichem Erfahrungshintergrund zusammenkommen, ist die Irritation noch am geringsten. Aber auch dann kommt es immer wieder zur Polarisierung: Der eine übernimmt den Part der Distanz, sei es durch inneren Rückzug, viel Arbeit und gesellschaftliches Engagement oder sogar durch eine Beziehung neben dem Partner. Der andere übernimmt den Part der Nähe und beginnt zu klammern und bekommt Angst, verlassen zu werden. Bildhaft gesprochen: Der Mann reagiert auf Stress häufig mit Rückzug in seine Höhle und zeigt sich erst wieder, wenn er sein Problem gelöst hat. Die Partnerin sollte wissen, dass dies kein Beziehungsabbruch ist, und ihm diese Auszeit gönnen. Die Frau reagiert auf Stress mit einem Bedürfnis nach Sicherheit. Sie will sich verbunden und verstanden fühlen und sucht deshalb das Gespräch. Wenn der Partner das weiß, kann er ihr ein aufmerksamer Zuhörer sein und ihr seine Schulter anbieten, sie auch einmal in den Arm nehmen. Er muss ihr Problem weder verstehen noch lösen.

Im Extremfall zeigen sich hier die ganzen Abhängigkeitsthemen, die wir alle in der einen oder anderen Form kennen. Denn ein gesundes Pendeln zwischen Nähe und Distanz basiert immer auf der Fähigkeit zur Selbstregulation.

Wandel und Beständigkeit

Diese Beziehungspolarität spielt sich auf der Zeitachse einer Beziehung ab. Menschen wünschen sich zwar Wandel und Veränderung, aber nur so viel, dass sie noch über alles Kontrolle haben. Doch wie viel Kontrolle haben wir, wenn wir die Arbeitsstelle verlieren, den

Wohnort wechseln, wenn die Familiensituation sich ändert, ein Kind geboren wird oder aus dem gemeinsamen Haus auszieht, wenn wir krank werden oder einer der Partner einen Seitensprung begeht?

Immer wieder zeigt uns das Leben auf, dass nur die Unsicherheit sicher ist. Alles befindet sich in steter Veränderung, deshalb ist es sinnlos, an einem Pol festhalten zu wollen. Es geht vielmehr darum, die Balance zu finden zwischen den extremen Ausschlägen. Betonen wir zu stark den Pol von Wandel, lassen wir uns nicht auf die Beziehung ein und sind auf der ständigen Suche nach etwas Besserem. Dann sind wir unzuverlässig, unbeständig und flatterhaft. Wollen wir zu viel Beständigkeit, werden wir starr, unflexibel und unbeweglich. Es geht also um die Bereitschaft und Fähigkeit, Veränderungen nicht nur zuzulassen, sondern offen dafür zu sein, um an ihnen zu wachsen und gleichzeitig Sicherheit und Vertrauen zu geben.

ICH und Du

Eigentlich wäre es ganz einfach. ICH-Sein bedeutet, echt, authentisch und wahrhaftig zu sein und entsprechend zu handeln. Das bedingt, dass wir uns bewusst werden über eigene Wünsche, Bedürfnisse, Ziele und Grenzen und diese auch ausdrücken. Somit sind wir transparent für den Partner und bleiben vor allem uns selbst treu. Betonen wir jedoch nur die Ich-Seite, werden wir egoistisch, narzisstisch und verletzen den anderen höchstwahrscheinlich. Authentisch-Sein ist nur dann gesund für beide, wenn es durch Einfühlungsvermögen ausgeglichen wird. Einfühlungsvermögen ist die Fähigkeit, empathisch zu sein, mitzufühlen und wahrzunehmen, wie es dem anderen gerade geht. Die Kunst besteht also darin, die eigene Wahrheit so auszudrücken, dass der Partner dabei offen bleiben kann. Es ist unsere Wahrnehmung und Sichtweise, und die muten wir dem Partner zu. Allerdings, ohne ihn gleichzeitig anzuklagen, ihm die Schuld für irgendetwas zuzuweisen oder ihn gar verletzen zu wollen.

Der Kehrseite des Einfühlungsvermögens ist der Verzicht auf unsere Authentizität. Weil wir Angst davor haben, verlassen zu werden, gehen wir Kompromisse ein. Wir verleugnen uns selbst, um die Liebe des anderen nicht zu verlieren. Damit verraten und verletzen wir aber nicht nur eine Person, sondern zwei: uns selbst und den Partner.

Wenn wir authentisch sind, gehen wir immer das Risiko ein, den Partner zu verletzen. Deshalb müssen wir auch bereit sein, seinen Schmerz und seine Kränkung auszuhalten, ohne uns gleich wieder zurückzunehmen. Wir sprechen hier also abermals von der Fähigkeit zur Differenzierung. Nur so haben wir die Chance, dass auf Dauer zwei gleichwertige Partner miteinander über das, was sie im Innersten bewegt, kommunizieren.

Kommunikation als Resonanz

Schläft ein Lied in allen Dingen,
die da träumen fort und fort,
und die Welt hebt an zu singen,
triffst du nur das Zauberwort.
Joseph von Eichendorff

Auf dem Weg zur wahren Partnerschaft ist das Zauberwort »Kommunikation«. Alles in diesem Universum hat eine Eigenschwingung und zeigt uns sein Wesen, sobald wir in Resonanz zu dieser Schwingung treten. Dieses Zauberwort kann ein Blick, eine Berührung, eine Stimmlage oder eben ein Wort sein. So fördert eine gute Kommunikation Klarheit, Intimität, Liebe und Respekt.

Beim Thema Kommunikation gibt es zwei wichtige Grundsätze. Der erste lautet:
Man kann nicht nicht kommunizieren.

Dies ist das berühmte Axiom des Kommunikationsforschers Paul Watzlawick. Auch wenn wir uns verweigern, nicht sprechen, uns zurückziehen, ist dies eine Botschaft, die »gelesen« und interpretiert werden kann. Selbst wenn wir ans Ende der Welt flüchten, ist dies eine Aussage. Aber auch Mimik, Gestik, Ausstrahlung und Stimmungen sind genauso Botschaften wie Worte. Wir lösen immer eine Reaktion aus. So etwas wie Nichtkommunizieren gibt es also nicht.

Der zweite Grundsatz lautet:
Wir können den anderen nicht ändern.

Meist wollen wir, dass sich der Partner ändert, ob es nun um ein bestimmtes Verhalten, eine Meinung oder eine Anschauung geht. Dies ist aber in den meisten Fällen unmöglich. Verändern können wir immer nur uns selbst oder unsere Haltung zu einem Problem oder einem Menschen. Dann besteht sogar die Chance, dass auch der Partner anfängt, sich zu verändern.

Wenn wir eine Auswahl der wichtigsten Regeln für eine erfolgreiche Kommunikation treffen müssten, wären es die folgenden. Sie alle helfen, Gespräche zu vertiefen, Gefühle von Verbundenheit und Vertrauen zu wecken. Ihnen gemeinsam sind Prinzipien von Wertschätzung, Gegenseitigkeit, Gemeinsamkeit und der Verzicht darauf, Macht auszuüben. Sie folgen dem Weg der herzlichen Liebe.

1. Den Standpunkt im Gespräch immer vom Du zum ICH zurückholen: Schuldzuweisungen bringen grundsätzlich nichts. Aber auch sich klein zu machen und sich zum Opfer zu stilisieren ist fehl am Platze. Statt zu jammern, sagen wir besser genau, was wir wollen. Wir schildern unser Erleben, teilen unsere Gefühle, Empfindungen und Gedanken mit und nehmen Vorwürfe als Anlass, über uns selbst zu reflektieren. Den besten Spiegel finden wir auch hier in der Sexualität. Rein von der sexuellen Anatomie ausgehend, berührt der Mann seine Partnerin so, wie er selbst gerne berührt wird: konkret und handfest. Die Frau hingegen stimuliert ihn so, wie sie selbst gerne berührt wird: sanft und sensibel. Das ernüchternde Resultat ist, dass beide nicht das bekommen, was sie sich wünschen. Aber haben sie auch ihre Bedürfnisse und Vorstellungen dem anderen mitgeteilt? Anstelle einander beim Sex ständig Vorwürfe zu machen, dass die Art der Stimulation schon wieder nicht stimmt, anstatt den Partner ständig zu korrigieren, ist es viel sinnvoller, sich über folgende Frage auszutauschen: Wie will ich berührt werden? Was brauche ich, um heiß zu werden, mich sinnlich und erotisch zu fühlen? Welche Stimulationen törnen mich an, welche törnen mich ab?

2. Kurz, prägnant, direkt kommunizieren: Für das Gesprächsverhalten ist es förderlich, uns kurz, prägnant und direkt auszudrücken. Wir konzentrieren uns auf das Wichtigste und vermeiden es, Monologe zu führen und den anderen »an die Wand« zu reden. Damit wahren wir das Gesicht unseres Gegenübers. Wir ziehen uns nicht auf irgendwelche Machtpositionen zurück und werten unseren Partner nicht ab oder demütigen ihn gar, indem wir ihn nicht beachten, nicht ansehen, nicht auf ihn eingehen oder das Thema wechseln. In der sexuellen Begegnung sollten wir uns bemühen, authentisch und ehrlich über die eigenen Gefühle und Empfindungen zu sprechen. Warum habe ich keine Lust? Weshalb ist es schwierig, einen Orgasmus zu bekommen? Was hindert mich daran, Kontrolle aufzugeben und mich hinzugeben?

3. Trennen zwischen emotionalem Ausagieren und Sprechen: Wenn wir emotional aufgeladen und sehr wütend, traurig oder beleidigt sind, ist es häufig besser, diese Energie erst einmal für sich über eine Katharsis (Reinigung) zu entladen. Jeder wird seine eigene Methode haben, Dampf abzulassen: Einige gehen vielleicht joggen, andere schimpfen eine Weile laut vor sich hin, wieder andere hacken Holz, und manch einer setzt sich hin und meditiert. Nach einer solchen Katharsis ist es viel eher möglich, über das Vorgefallene zu sprechen.

4. Die unterschiedlichen Kommunikationsarten von Mann und Frau beachten: Damit ist die simple Tatsache gemeint, dass Mann und Frau unterschiedlich kommunizieren. Der amerikanische Bestsellerautor John Gray hat dies mit seinem Buch »Männer sind anders.

Frauen auch« populär gemacht. Vielfach läuft die Kommunikation eines Paares nicht nur schlecht, sondern beide reden schlicht und ergreifend aneinander vorbei. Nicht aus böser Absicht, sondern weil beide die besonderen Unterschiede zwischen der Kommunikation des Mannes und der der Frau zu wenig berücksichtigen.

So will die Frau in erster Linie verstanden werden, der Mann sucht hingegen eher nach Lösungen. Männer bewältigen ihre Probleme alleine und kommen gar nicht auf die Idee, dass ihre Partnerin nur über ihre Probleme reden will. Für sie wäre die Welt in Ordnung, wenn er etwas Einfühlungsvermögen zeigte und zuhörte. Wenn sie mit ihm über ihre Probleme sprechen kann, fühlt sie sich ihm nahe. Lösungen sind ihr dann nicht so wichtig. Wenn der Mann begreift, dass es die Wahl des Zeitpunktes und sein belehrender Ton sind, die bei ihr auf Ablehnung stoßen, und nicht seine Lösungsvorschläge an sich, wird er mit einem Schmunzeln darüber wegsehen können. Wenn die Frau merkt, dass nicht ihre Bedürfnisse, sondern ihre langatmige Art, diese vorzubringen, von ihm abgelehnt wird, nimmt sie es nicht persönlich. Beide fühlen sich verstanden und akzeptiert mit dem, was sie einander mitteilen.

Streiten als Kraftquelle

Wenn Paare sich wirklich aufeinander einlassen, ist Streit nicht zu vermeiden, und zwar als völlig normale Gegenreaktion auf die Tendenz, miteinander zu verschmelzen. Im Streit suchen wir nach Veränderung und Entwicklung im polaren Gefüge der Zweierbeziehung. Je mehr wir in uns ruhen, je besser wir zuhören und uns einfühlen, statt nur zu reagieren, desto konstruktiver ist der Streit.

Streit hat immer mit Projektion und Gegenprojektion zu tun. Je emotionaler wir dabei sind, desto heftiger fliegen die Fetzen. Wer streitet, hat Angst. Angst um das eigene Territorium, Angst vor Verlust oder Veränderung, Angst vor Bedrohung der eigenen Identität. Worum gestritten wird, ist nebensächlich, denn jeder hat auf seine

Art recht. Beim Streiten geht es also nicht ums Gewinnen, sondern ums Kommunizieren, und zwar so, dass beide am Ende die Gefühle des anderen wahrnehmen können und nicht mehr so sehr in die eigenen Emotionen verstrickt sind.

Die Frage ist nicht, ob wir streiten sollen, sondern wie wir streiten, ohne uns selbst und den anderen dabei zu verlieren. Wenn klar ist, dass wir beim Streiten einfach das (scheinbar) »Böse« nach außen projizieren, dann kann ein Paar mit etwas gutem Willen eine Streitkultur aufbauen, die zu wirklicher Versöhnung führt. Wie immer gilt es, einige wichtige Punkte zu beachten. Inspiriert zu diesen Punkten hat uns der Hamburger Psychologe und Paartherapeut Michael Cöllen. Streiten setzt eine Menge Aggression, Konfrontation und Wut frei. Diese sind wichtige Kraftquellen für Selbstwert, Lust und Sicherheit. Streiten kann also durchaus kräftigend und verbindend wirken. Um Streiten sicher zu machen, gilt es, Regeln aufzustellen und einzuhalten.

1. Während des ganzen Streits kommt es darauf an, im Kontakt mit dem Partner zu bleiben, indem wir immer wieder Augenkontakt miteinander herstellen. Durch Wegschauen, Nichtbeachten und Themenwechsel untergraben wir den Dialog.
2. Beim Streiten gilt es, immer wieder zum Hauptthema zurückzukehren, das eigentliche Ziel zu benennen.
3. Die Würde des Partners ist unantastbar. Wir dürfen den anderen nicht lächerlich machen, ihn auf irgendeine Weise abwerten oder gar physisch angreifen.
4. Es gilt, Trotz zu überwinden und die Hand für einen Versöhnungsschritt zu reichen. Letztendlich ist nur derjenige liebesfähig, der verzeihen kann und um Verzeihung bittet.

Gelingt es den Partnern, auf allen Ebenen miteinander zu kommunizieren und zu schwingen, können sie den Reichtum einer Beziehung voll auskosten. Gerade wenn wir uns leidenschaftliche Liebe schenken und uns bedingungslos aufeinander einlassen wollen, müssen wir uns in der Kunst einer klaren und nähestiftenden Kommunikation üben. Selbst wenn zwei sich über alles lieben, sind es immer noch zwei Welten, die aufeinandertreffen. Es sind zwei Wesen mit einem anderen Erfahrungshintergrund, mit eigenen Sehnsüchten, Träumen und Fantasien. Und da braucht es neben der körperlich-sexuellen Kommunikation auch die Fähigkeit, miteinander zu reden, sich seelisch zu offenbaren, aber auch, streiten zu können. Wenn dies gelingt, können wir einander immer wieder aufs Neue entdecken und uns für die atemberaubende Intimität des herzlichen Liebens öffnen.

Herausforderungen beim herzlichen Lieben

Treue – Schmerz und Eifersucht

Der Wunsch nach Treue in der Partnerschaft ist groß: 75 Prozent der Deutschen setzen die eheliche Treue an erste Stelle, wobei damit unausgesprochen die sexuelle Treue gemeint ist. Zwischen diesem Bedürfnis und der gelebten Realität öffnet sich aber eine riesige Kluft.

Natürlich gibt es neben dem eigenen Partner viele attraktive Männer und Frauen. Und so wird man sich als Paar mit dem Thema Treue auseinandersetzen müssen. Was verstehen beide unter diesem Begriff? Hat seelische Treue einen höheren Stellenwert als sexuelle Treue? Gilt das für beide oder nur für einen? Welche Ängste werden aktiviert bei der bloßen Vorstellung eines Seitensprungs? Die Angst, verlassen zu werden, Sicherheiten zu verlieren, sei es in finanzieller, emotionaler oder sozialer Hinsicht, oder die Angst, dem anderen nicht mehr zu genügen?

Erst wenn wir in uns die Freiheit haben, die Partnerschaft für Dritte zu öffnen, können wir uns frei für die Zweierbeziehung entscheiden. Und erst wenn wir in der Partnerschaft, in der wir leben, ohne Nebenbeziehung glücklich sein können, macht uns das frei für die Beantwortung der Frage nach Außenbeziehungen. Erst an diesem Punkt können wir frei wählen, was das Beste ist – für uns und für unsere Partnerschaft.

Eine große Herausforderung ist immer wieder das Thema Eifersucht, denn es konfrontiert uns unvermeidlich mit unseren biologischen Wurzeln, die stärker sind als jede Vernunft. Entwicklungsgeschichtlich gesehen ist Eifersucht eine natürliche Reaktion auf soziale Bedrohung. Um die Aufgabe der Elternschaft erfolgreich zu erfüllen, wird jedes Anzeichen dafür, dass es einen Nebenbuhler gibt, von starken Emotionen begleitet. Auch Tiere, die lebenslange Partnerschaften eingehen, wie Orcas, Gänse oder Elefanten, sind extrem eifersüchtig.

Eifersucht wird meist als Krise erlebt. Bereits die Befürchtung des Partnerverlustes kann starke körperliche und emotionale Reaktionen auslösen. Vor Eifersucht gefeit ist dabei so gut wie niemand, da sie die Folge jenes Wunsches nach Symbiose in der Partnerschaft ist. Eifersucht schützt die Partnerschaft jedoch nicht und verhilft auch nicht zur Treue. Sie untergräbt das Selbstwertgefühl, denn sie lässt uns glauben, dass der Nebenbuhler attraktiver für unseren Partner ist.

Frauen und Männer sind gleichermaßen eifersüchtig, aber nicht auf gleiche Weise. Frauen reagieren stärker, wenn sie merken, dass der Partner sich emotional anderweitig bindet. Eine unserer Klientinnen ist sehr eifersüchtig darauf, dass ihr Mann tagtäglich mit seiner Bürokollegin essen geht. Die beiden gehen sehr vertraut miteinander um, wissen viel über das Beziehungs- und Liebesleben des anderen, sie tauschen sich über alles aus. Der Mann kommt abends nach Hause, fragt seine Partnerin, wie ihr Tag war. Er ist liebevoll und aufmerksam, wenn er ihr begegnet. Trotzdem reagiert die Frau mit Eifersucht. Ihr Mann hat Freude an seinem Beruf, pflegt gute Kontakte, von denen er voll Begeisterung erzählt. Sie hingegen ist der Meinung, dass er sich zu wenig um sie kümmert. Sie fühlt sich nicht gesehen, wertgeschätzt und schon gar nicht mehr geliebt. Ihr Selbstwert ist am Boden. Mit der Zeit hat sie richtige Hassgefühle auf die Bürokollegin ihres Mannes aufgebaut, weil ihr diese vermeintlich oder vielleicht auch tatsächlich etwas wegnimmt.

Männer reagieren mit Eifersucht, wenn die Partnerin sexuell ausbricht. Ein Paar in einer unserer Gruppen lebt eine offene Partnerschaft. Beide haben Außenbeziehungen, was auch in ihrem Freundeskreis bekannt ist. Sie haben klare Absprachen, wie zum Beispiel, Kondome zu benutzen und einander von den Erfahrungen zu erzählen. Aber – sie geben der eigenen Partnerschaft den höchsten Stellenwert. Die Frau blüht durch die Außenkontakte sichtbar auf. Sie fühlt sich erotisch und begehrt, was ihren Selbstwert steigert. Der Mann hingegen leidet immer wieder unter starken Eifersuchtsattacken, wenn seine Frau begeistert von einem One-Night-Stand berichtet. Sein Leidensdruck entsteht, weil ihn immer wieder uneingestandene Ängste einholen, dass seine Frau einen besseren Liebhaber als ihn finden könnte und er ihr nicht mehr genügte. Diese Befürchtungen kann er aber nicht einmal sich selbst gegenüber eingestehen. Er versucht, selbstsicher zu wirken, seine Eifersuchtsgefühle zu negieren und zu verstecken. Beide Beispiele zeigen auf, dass es kein richtig und falsch gibt. Die einzige »Lösung« ist, sich seine Gefühle einzugestehen.

Insgesamt ist das Thema hochaktuell, weil der Eifersucht heute keine wirtschaftlichen und sozialen Grenzen mehr gesetzt sind. Während früher die Ehe als heilige Institution galt und Seitensprünge unter den Tisch gekehrt und totgeschwiegen wurden, entfalten sie heute ihre volle Sprengkraft. Trennung und Scheidung haben den Status des Außergewöhnlichen verloren. Eifersucht kann in der Folge auch nicht mehr das sein, was sie früher war: eine Emotion, die Partner ermuntert, den Wert des anderen neu zu sehen und sich selbst wieder mehr um die Pflege der Beziehung zu kümmern.

Gefühle von Eifersucht einfach so zu überwinden ist schier unmöglich, und der Realität des Seitensprungs zu entgehen ist statistisch gesehen nur wenigen vergönnt. So gehen die meisten Verheirateten mindestens einmal während ihrer Ehe fremd. Bereits eine Untersuchung in den 40er-Jahren zeigte, dass eines von zehn Kindern einem Seitensprung entstammt. Diese Zahl hat sich in den letzten 60 Jahren sehr wahrscheinlich noch erhöht.

Das Thema Seitensprung war und ist stark von einer chauvinistischen Doppelmoral geprägt. Im männerdominierten Privatrecht der alten Germanen durfte der betrogene Ehemann seine Frau töten, ebenso war es in Texas bis zum Jahr 1974 rechtlich nicht strafbar, dass ein Mann seine Frau und deren Geliebten umbrachte, wenn er sie in flagranti erwischte. In der Literatur ist es praktisch immer die Frau, die Ehebrecherin, die das gefährliche Dreiecksverhältnis initiiert. Napoleon Bonaparte regelte im Code civil den Seitensprung (allerdings nur den männlichen) so: Der außereheliche Verkehr des Mannes verletzt die ehelichen Pflichten nicht, solange der Mann seine Konkubine nicht in die eheliche Wohnung aufnimmt.

Möglicherweise steuert Männer der genetische Auftrag, ihr Erbgut so vielversprechend wie möglich zu verteilen, weswegen sie schon rein biologisch auf Seitensprung getrimmt sind. Hingegen suchen Frauen für die Aufzucht ihrer Kinder einen verlässlichen Vater und setzen deshalb den Seitensprung eher als taktisches Mittel ein. Rechnerisch müsste der Seitensprung zwischen beiden Geschlechtern ausgewogen sein, da es dazu immer eine Frau und einen Mann braucht. Wobei Männer damit prahlen, während die Frauen ihn eher geheim halten.

Der Beweggrund für einen Seitensprung liegt heute vor allem darin, dass die idealisierten Vorstellungen vom Partner früher oder später verblassen. Ernüchterung stellt sich ein, Langeweile, Missverständnisse und sexuelle Probleme nehmen zu. Kurz: Die Energie bleibt irgendwo zwischen Bauch und Herz stecken, und man lädt sich lieber mit neuen, aufregenden Emotionen auf, als sich mit den eigentlichen Themen auseinanderzusetzen.

Der Seitensprung in Form von One-Night-Stands und Affären ist zwar die häufigste Form von Untreue, doch es gibt noch andere, die kaum als solche anerkannt werden, zum Beispiel die Sucht nach Romanzen, die viele Menschen davon abhält, ihre realen Beziehungen mit allen Konfrontationen zu leben. Auch wenn er immer wieder für Schlagzeilen sorgt, wird auch der allgegenwärtige Pornokonsum tabuisiert, aber auch die weitverbreitete Internet- oder Chatsucht, bei der alle Sehnsüchte auf einen virtuellen Partner projiziert werden.

Hat ein Partner trotz anderslautender Abmachungen bereits einen Seitensprung gemacht und ist dieser transparent, haben beide ihre Lektion zu lernen. Was sind die Gründe dafür, dass es zu einem One-Night-Stand oder gar zu einer Affäre kam? Welche Bedürfnisse sind in der Beziehung nicht abgedeckt? Warum gerade jetzt? Ehrlichkeit und das Zugestehen von Schmerz und Eifersucht des einen sind ebenso wichtig wie das Benennen und Aushalten von peinigenden Schuldgefühlen des anderen. Wenn Schuldzuweisungen vermieden werden und die beiden nicht ins Täter-Opfer-Schema fallen, wenn das Vorgefallene weder bagatellisiert noch dramatisiert wird, dann kann ein Seitensprung ein Vorbote für Wandel hin zu einem neuen, besseren Gleichgewicht sein.

Partner, die sich treu bleiben, tun dies meist nicht in Ermangelung von Gelegenheiten, ebenso wenig aus familiären, ökonomischen oder weltanschaulichen Gründen. Sie tun dies einfach, weil es ihnen so entspricht, um sich selbst und ihrer Liebe treu zu bleiben. Das sind vor allem die Paare, die sich durch ihre Krisen »hindurch-lieben«.

Commitment – Eine Übereinkunft

Wer sein Herz öffnet, braucht ein sicheres Gefäss, in dem sich die Beziehung entfalten kann. Einigen Paaren reicht das Versprechen der gegenseitigen Treue. Andere ziehen einen offizielleren Rahmen dafür vor. Dieser kann vom Staat oder von der Kirche, aber auch selbstbestimmt als Liebesvertrag geregelt werden. Werfen wir jedoch zunächst einmal einen Blick zurück in die Geschichte, wie früher mit Verträgen in Beziehungen umgegangen wurde.

Die folgenschwere Trennung zwischen der »Heiligen« und der »Hure« stammt von dem Kirchenvater Hieronymus, der im 4. Jahrhundert lebte. Damals wurde die Idee geboren, dass Sex nur der Zeugung dienen dürfe und aufregender Sex mit der eigenen Frau schändlich sei. Erst gut tausend Jahre später wurde auf dem Konzil von Trient die Ehe als Sakrament dargelegt, doch noch weitere 300 Jahre durften sich nur Adlige und besitzende Bürger verheiraten (und Sex mit kirchlichem Segen praktizieren).

Gegenbeispiele der neueren Vergangenheit: 1972/73 galt in der in Wien von Otto Mühl gegründeten Kommune AAO, der Aktionsanalytischen Organisation, die absolute sexuelle Freiheit. Die Ehe wurde als »spießige, bürgerliche und verlogene« Zweiergemeinschaft zugunsten der freien Sexualität verteufelt. In der spirituellen Gemeinschaft Damanhur bei Turin (Italien) wird die Ehe auf Zeit geschlossen und das Eheversprechen immer wieder neu eingefordert oder aufgehoben.

Wer also nicht streng religiös ist oder staatlichen Sanktionen folgt, der hat es heute nicht leicht, einen authentischen Weg zu gehen. Da es immer weniger äußere Grenzen in Form von Ge- und Verboten gibt, sind wir umso mehr aufgefordert, über die eigenen Grenzen nachzudenken und uns darüber auszutauschen, gerade wenn beide unterschiedlichen Vorstellungen von Erotik anhängen. Manchmal hilft es schon, zwischen konkret umsetzbaren Wünschen und reinen Fantasien, die gar nicht umgesetzt werden müssen, zu unterscheiden.

Herzliches Lieben ohne Abmachungen ist nicht möglich. Grenzen zu erkunden und vielleicht sogar zu überschreiten, bedingt klare Absprachen. Natürlich ist dazu nicht mehr zwingend die Rechtsform der Ehe nötig. Vielmehr geht es darum, dass beide Partner sich verpflichten, den Weg der Liebe zu gehen. Ein offenes Herz lebt im Hier und Jetzt und kennt nur seine eigene Liebe und den Wunsch, diese Liebe auszudrücken und zu verschenken. Und die beste Übung dafür ist immer noch, sich so oft wie möglich zu lieben, weil Sexualität immer wieder die Erfahrung tiefster Intimität ermöglicht.

Ein erster Schritt besteht also in der Entscheidung, wirklich den Weg der Liebe gehen zu wollen. Wir empfehlen zusätzlich, dies durch den Abschluss eines Liebesvertrages zu unterstützen. Wie kann dieser in der Praxis aussehen? Beide Partner müssen sich zuvor klar werden über ihre Wünsche und Erwartungen, auch diejenigen in Bezug auf die Gestaltung des gemeinsamen Lebens. Der Vertrag regelt die zentralen Fragen: Was erwarten wir von unserer Partnerschaft? Wie gestalten wir diese Beziehung? Was ist dem Einzelnen wichtig (das muss nicht übereinstimmen)? Wo können wir Kompromisse finden? Dürfen Beziehungen neben der Partnerschaft sein oder nicht? Wenn ja, wo liegt die Grenze dessen, was noch akzeptabel ist? Darf ein Partner alleine ausgehen, mit anderen tanzen oder flirten? Ist es in Ordnung, wenn ich eine andere Person massiere, sie küsse oder sogar Petting mit ihr habe? Darf ich mit ihr schlafen? Wie ist es, wenn daraus eine Affäre wird? Wie viel will der andere wissen? Wichtig ist, alles zusammenzutragen und darüber zu diskutieren. Wenn ein Konsens gefunden wird, hält das Paar alle Punkte in Form eines Liebesvertrages schriftlich fest. Auch die Dauer des Vertrages ist festzulegen, in der sich beide an die Abmachungen halten. Wenn die Vertragszeit um ist, setzen sich die beiden zusammen und prüfen, was sich bewährt hat und was nicht. Unsere Erfahrungen zeigen, dass die meisten Paare ihre Grenzen am Anfang viel zu weit setzen, ihre Abmachungen zu wenig klar sind. Zumindest schärft der Austausch über einen Liebesvertrag das Bewusstsein für die eigenen Bedürfnisse und die der Beziehung, denn in einem solchen Vertrag werden die Vorlieben, Fantasien, aber auch Ängste und Grenzen eines Paares manifest.

Vergeben – Der Königsweg des Herzens

Wann haben Sie das letzte Mal einem anderen Menschen aus ganzem Herzen vergeben? Vergeben ist ein reifer Ausdruck der tief empfundenen Erkenntnis, dass wir voll und ganz verantwortlich für unser Leben sind, für alles, was sich uns an Erlebnissen und scheinbaren Katastrophen zeigt. Wenn wir Verantwortung für das übernehmen, was uns widerfährt, können wir niemandem mehr die Schuld an dem geben, was wir an Verletzungen erfahren haben. Denn wir wissen, dass alles davon abhängt, wie wir auf unser Leben blicken: Betrachten wir es mit Wohlwollen oder verurteilen wir es? Gehen wir liebevoll mit unserem Leben um oder kritisch? Blicken wir durch die Brille unserer stillen Gefühle oder die unserer aufgewühlten Emotionen?

Wir sind spirituelle Wesen, die hier auf Erden menschliche Erfahrungen in einer polaren Welt machen. Gerne deuten wir diese Polarität als gut oder schlecht und sehen die Lösung entweder darin, alles »gut« zu finden und »gut« zu machen, oder aber wir wehren uns mit aller Macht gegen alles »Schlechte« und »Böse«, das uns widerfährt. Gerade in Beziehungen führt dieses Trennen sehr schnell in Situationen, in denen der eine austeilt und der andere einsteckt. Beide verstricken sich in Täter-Opfer-Muster. Der erste Schritt in Richtung Vergebung bedeutet anzuerkennen, dass dem so ist. Der zweite Schritt bedingt, die volle Verantwortung im Beziehungsspiel zu übernehmen. Dann wird Vergebung zur Chance, in die Gegenwart zu kommen, die ganz von Liebe erfüllt ist, Liebe für sich selbst und Liebe für den Partner.

Sind wir zum Beispiel wütend, dann heißt Vergeben nicht, uns die Wut zu verbieten, uns zu verbiegen und einzureden, es sei ja alles halb so schlimm. Es geht vielmehr darum, die Wut anzunehmen, sie zu spüren, um sie durch unsere eigene Liebe zu transformieren. Vergeben fängt immer bei uns selbst an und endet bei uns selbst. Wir befreien uns, indem wir die Projektionen, die auf den anderen gerichtet sind, zurücknehmen, und wir schenken so dem Partner die Freiheit, sich selbst zu vergeben.

Vergeben kann jeder für sich allein. Wir können uns selbst vergeben und dem Gegenüber. Wenn wir wirklich von ganzem Herzen vergeben, verändern wir nicht nur unsere eigene Haltung, sondern auch die Haltung dessen, dem wir unsere Vergebung schenken, weil er sich vielleicht erst jetzt entspannen oder Frieden finden kann.

Den Weg der Versöhnung können wir jedoch nur zu zweit gehen. Denn bei der Versöhnung müssen wir einen Schritt über das bloße Vergeben hinausgehen: Wir brauchen eine neue beidseitige Verpflichtung, ein neues Ja-Sagen zum anderen.

Viele Jahre der Partnerschaft werden unvermeidlich zum Nährboden für Missverständnisse, Kränkungen und Verletzungen. Abgesehen davon, dass wir ja den Partner unbewusst und oft auch ganz bewusst verletzen, sind wir uns selbst auch viel zu selten wirklich treu. Sobald der gemeinsame Weg aber wirklich im Zentrum steht, damit beide individuell und gemeinsam wachsen können, müssen wir immer wieder bereit sein, uns selbst und dem Partner verzeihen zu können. Das hat uns ein Paar in unserer Praxis recht deutlich vor Augen geführt. Die Frau hatte über mehrere Jahre einen Liebhaber, und zwar den Freund ihres Mannes. Das Verhältnis hat sie allerdings geheim gehalten. Dem Mann ist nichts aufgefallen, weil er an Sexualität nicht interessiert war und deshalb nicht auf etwaige unterschwellige Hinweise reagierte. Nach dem Lesen von »Die Kraft der männlichen Sexualität« hat er mit Coaching-Sitzungen angefangen und dann den Mut gefasst, mit seiner Partnerin über ihr vertrocknetes Liebesleben zu reden. Durch die Gespräche kam die Affäre ans Licht. In der Folge durchlebte das Paar eine schwierige und schmerzhafte Zeit. Oft war von Trennung die Rede, denn die Frau war zu keinem Zeitpunkt bereit, auf ihre Liebschaft zu verzichten. Als sie dann schwer erkrankte, haben sich alle drei mehrmals getroffen. Das Ganze endete damit, dass sich das Paar trennte und die Frau ihre Affäre aufgab – und das, obwohl alle einander sehr verbunden waren und auch immer sehr respektvoll voneinander sprachen. Nach einiger Zeit kam es zu einem abschließenden Gespräch, in dem alle einander ihren Respekt ausdrückten, um Verzeihung baten und einander auch ein Stück weit vergeben konnten. Dieses Beispiel zeigt, dass alle drei nach einer Zeit voller Herausforderungen und Schmerzen ihr Herz wieder öffnen konnten. Diese Offenheit ist nichts anderes als Hingabe an den Fluss des Lebens.

Die Schlüssel des herzlichen Liebens

Begehren durch Intimität

Die Schlüssel des Herzens fördern sexuelles Begehren durch Intimität. Wenn ein Paar sich auf wahre Intimität einlässt, wird sehr viel Energie freigesetzt, die ins Liebesspiel einfließen kann. Es gehört Mut dazu, sich vorbehaltlos zu zeigen und sein innerstes Wesen zu offenbaren. Die folgenden Schlüssel öffnen den Weg zu dieser wahren Intimität als Paar. Sie helfen, Sex und Herz miteinander zu verbinden – zu herzlichem Sex und einem Herzen voller sexueller Kraft.

Schlüssel 1 – Der Kuss

Küssen ist ein sehr intimer Akt und verrät viel über unsere Innenwelt, aber auch über die Einstellung zu unserem Partner. Wie sich ein Kuss für Sie anfühlt, hängt mindestens genauso von Ihrer persönlichen Lebensgeschichte und Ihrer Haltung zur Beziehung ab wie von den Lippen Ihres Partners.

Durch das Spiel von Lippen und Zungen beginnt ein Dialog, der den Umgang mit Intimität und Macht in der Beziehung spiegelt. Jeder Kuss ist von daher auch ein einzigartiges Yin-Yang-Spiel. Denn beim Küssen werden Empfindungen und Emotionen bereitwillig aufeinander abgestimmt, es findet ein lustvolles Wechselspiel der maskulinen und femininen Aspekte statt. Der Kuss ist tatsächlich ein Vorspiel für die Vereinigung von Penis und Vulva.

Die Lippen und der Mund enthalten jede Menge hochempfindliche Nervenenden, die einen leidenschaftlichen Kuss zur natürlichen Droge werden lassen. Chemische Botenstoffe des Gehirns, sogenannte Neuropeptide, bringen die Immunabwehr auf Trab. Was die wenigsten wissen: Den Lippen und ihren Empfindungen werden im Lustzentrum des Gehirns mehr Platz und reaktive Zellen zugeordnet als Penis oder Vagina! Wir empfinden also beim Küssen mehr als beim Liebesakt selbst.

Viele Paare küssen mit geschlossenen Augen, mit der Begründung, dass das Schauen von intensiven Empfindungen ablenkt. Es hat aber einen besonderen Reiz, sich mit offenen Augen zu küssen. Wenn wir beim Küssen dem Partner in die Augen schauen und uns darin spiegeln, sind wir dem Partner und uns selbst besonders nahe. Das kann sehr schön sein, manchmal auch ein wenig beängstigend, weil wir uns in einem solchen Kuss ganz und gar preisgeben.

Küssen als Schlüssel des Herzens ist wundervoll sinnlich, eine Experimentierwiese für die Rhythmen des Liebesspiels. Es kann beliebig ausgedehnt werden, es kann für sich stehen oder als Vorspiel auf den Hauptakt. Beim Küssen können wir ganz unmittelbar unsere Empfindungen ausdrücken, sanft oder heftig, aktiv oder passiv, fordernd oder hingebungsvoll. Küssen fördert Nähe und Intimität, Geben und Nehmen und ist eine wundervolle Möglichkeit zur wortlosen Kommunikation zwischen Liebenden.

Schlüssel 2 – Die Umarmung

Eine Umarmung sollte das Herz ebenso füllen wie die Arme. Doch gerade hier zeigt sich, dass es für viele gar nicht so leicht ist, Nähe zuzulassen. Normalerweise dauert nämlich eine Umarmung nur 4-5 Sekunden, dann bricht einer den Körperkontakt ab.

Eine Umarmung, die absichtlich länger ausgedehnt wird, kann umgekehrt eine besondere Intimität und Nähe herstellen: Sie drückt aus, wie wir zueinander stehen. Das Thema Nähe und Distanz wird ganz konkret spürbar.

Denn die Art, wie zwei Menschen sich umarmen, spiegelt ihre Dynamik als Paar wider. Partner mit emotionaler Verschmelzung stehen häufig in einer »A-Form« und stützen einander buchstäblich ab. Verliert einer der beiden das Gleichgewicht, dann muss der andere gezwungenermaßen gegensteuern und Halt geben. Partner, die zu ihrer eigenen Mitte gefunden haben, stehen auch körperlich im eigenen Zentrum und geraten nicht so leicht ins Wanken. Geschieht es doch einmal, fällt es dem einen Partner leichter, wieder die Balance herzustellen, weil der andere zentriert genug ist, um die anfängliche Störung nicht noch zu verstärken. Er ruht einfach weiter in sich. Der andere erwartet nicht, dass der stabile Partner das fehlende Gleichgewicht behebt. Er weiß, dass er sein Zentrum selbst finden muss.

Umarmung ist dann ein Schlüssel des Herzens, wenn wir uns bis zur völligen inneren Entspannung umarmen. Doch ab einer gewissen Tiefe der Entspannung regt sich mit großer Wahrscheinlichkeit ein Gefühl von Unwohlsein, Ungeduld oder Unsicherheit, weil wir an die Grenzen unserer Fähigkeit zur Selbstregulation stoßen. Durch bewusstes Atmen und Entspannen lösen wir diese Gefühle von Unwohlsein auf und finden zu einem neuen Gleichgewicht, das noch mehr Tiefe und Vertrauen schenkt.

Umsetzung: Wenn wir bis zum Punkt der Entspannung gehen wollen, wird eine Umarmung mindestens zehn Minuten dauern. Dann erst senkt sich das Niveau der Anspannung, und die Unsicherheiten lösen sich langsam auf. Jeder steht im eigenen Lot, ist mit seinem Zentrum verbunden. Becken, Brust und Kopf sind im gegenseitigen Kontakt. So steht jeder für sich und doch beide in einer gemeinsamen, intimen Umarmung. Wenn wir den Partner halten, ohne ihn zu stützen oder zu tragen, können beide einfach ihr Sein genießen. Denn durch die Umarmung finden wir auch zurück zu uns selbst. So ist es ein Geschenk, für sich zu stehen und gleichberechtigt einfach miteinander zu sein.

Schlüssel 3 – Essenzielle Gespräche

Das, was wir unter essenziellen Gesprächen verstehen, lehnt sich an die von Michael Lukas Moeller, dem verstorbenen Frankfurter Psychoanalytiker und Paartherapeuten, entwickelte Methode der Zwiegespräche an. Die Gespräche nennen wir deshalb essenziell, weil sie uns nicht nur der eigenen Essenz näherbringen, sondern auch der Essenz des Partners und der Essenz als Paar. Das hört sich zunächst vielleicht wenig ansprechend an, doch sind diese Gespräche höchst aufregend, denn es geht um den Austausch über das eigene erotische Erleben, um Lust und Begehren. Solche Gespräche setzen einiges an Fantasie frei und steigern die Intensität des Liebesaktes. Die essenziellen Gespräche sind eine gute Methode, sich auszutauschen und sich einander im Innersten zu zeigen, ohne in Schuldzuweisungen zu verfallen oder alles persönlich zu nehmen. Sie sind ein wirkungsvolles Ritual, das ein Paar in jeder Phase der Beziehung, in guten wie in schwierigen Zeiten, nutzen kann, um die Einfühlung in den anderen zu vertiefen und sich selbst besser kennenzulernen. Chancen in der Beziehung können besser erkannt und umgesetzt werden, Konflikte lassen sich leichter beilegen und festgefahrene Rollenmuster entlarven. Dank dieser Gespräche kann der Teufelskreis der erotischen Abstumpfung durchbrochen werden. Denn Spracharmut hungert mit der Zeit den größten Teil der Erotik aus. Die meisten von uns sind durch erotische Worte berührbar und lassen sich durch sie verführen. Der Austausch kann Details und Varianten der Vorlieben zur Sprache bringen und natürlich auch das erotische Zusammensein intensivieren, indem wir uns fragen: Was bewegt mich erotisch im Moment am stärksten? Wenn wir den Geliebten genauso leidenschaftlich und hingebungsvoll beim Wort nehmen, wie wir ihn in die Arme nehmen, ist Sprache *das* Aphrodisiakum überhaupt.

Umsetzung: Wir empfehlen, mit einem essenziellen Gespräch in der Woche zu beginnen. Anfangs sollte jeder Partner fünfzehn bis zwanzig Minuten Zeit haben, sich mitzuteilen. Eine Pause von zehn Minuten vor dem Wechsel steigert die Intensität der Kommunikation. Wenn diese Art des Gesprächs zu einer festen Gewohnheit geworden ist, können Sie die Redezeit auf dreißig bis vierzig Minuten erhöhen. Doch viel wichtiger als die Dauer des Redens ist die Regelmäßigkeit, mit der Sie dieses Ritual vollziehen – darin liegt das Geheimnis des Erfolgs.

Der Inhalt des Gesprächs sollte offen bleiben, jeder kann das mitteilen, was ihn gerade bewegt, wie er sich, den anderen und die Beziehung erfährt. Während der eine redet, bleibt der andere aufmerksam, hört aber nur zu. Keiner muss etwas sagen, und jeder entscheidet für sich, was er preisgeben will. Natürlich führt größtmögliche Offenheit am weitesten, aber auch Schweigen und Schweigen-Zulassen dürfen ihren Platz haben. Vielen fällt es am Anfang schwer, über ihre sexuellen Vorlieben und Fantasien zu sprechen. Ist diese Anfangshürde aber einmal genommen, fällt es ihnen erfahrungsgemäß leichter, vom Gespräch direkt zum Sex überzugehen.

Indem wir mitteilen, was uns gerade bewegt, geben wir dem anderen die Chance, sich in uns einzufühlen. Umgekehrt hören wir, was ihn bewegt, und bekommen Einblicke in sein Seelenleben. Sich einzufühlen in die Situation des anderen ist das oberste Ziel der essenziellen Gespräche, denn damit fangen wir an zu verstehen, was Intimität ohne Manipulation bedeutet. Zu beachten ist auch, dass es sich bei dieser Form des Austausches weder um Streitgespräche handelt, noch um Gespräche, in denen es darum geht, Machtverhältnisse zu demonstrieren.

Essenzielle Gespräche kennzeichnen sich durch exploratives Sprechen, durch das wir in einen größeren Kontakt mit der eigenen Wahrheit kommen können. Vielleicht teilen wir unsere Träume mit unserem Gegenüber oder sprechen über unsere Fantasien, ob erotisch oder nicht, über unsere Pläne, Sehnsüchte, Hoffnungen – kurz: Unsere innere Welt steht im Mittelpunkt des Gesprächs. Indem wir über diese sprechen, erfahren wir viel über uns selbst und öffnen uns gleichzeitig unserem Partner. Genau das wird die Intimität als Paar vertiefen.

Wir empfehlen, klare Vereinbarungen darüber zu treffen, wie oft und wie lange solche Gespräche durchgeführt werden sollen. Wir raten auch, gleich einen Ausweichtermin festzulegen, da erfahrungsgemäß die Widerstände zu Beginn, aber auch später so groß sein können, dass es tausend gute Gründe dafür geben wird, dass der Termin nicht eingehalten werden kann.

Schlüssel 4 – Die Erweckung des Eros

Diese sinnliche Übung bringt die Energie des Eros zum Fließen. Sie kann für sich allein stehen oder als Vorspiel zum sexuellen Lieben genutzt werden. Es ist eine Form der Begegnung, die hilft, die eigenen Körperempfindungen wahrzunehmen. Gleichzeitig ermöglicht sie auch, im Austausch den anderen zu sehen, zu achten und seine Einzigartigkeit anzuerkennen.

Wie wir wissen, fließt sexuelle Energie grundsätzlich vom Becken hinauf in das Herz und weiter in den Kopf. Auf der feinstofflichen Ebene gibt es jedoch zwischen Frau und Mann einen Unterschied im Energiefluss. Diesen Unterschied zu nutzen verstärkt die Energie.

Frauen geben Energie über das Herz, die Brüste ab und nehmen sie im Genital auf. Männer hingegen geben Energie im unteren Bereich des Beckens ab und nehmen sie im Herzen auf. Die Anatomie spiegelt dies deutlich wider.

Für diese einfache und gleichzeitig effektive Übung, den Eros zu wecken, ist nichts weiter nötig, als liebevoll aufmerksam zu sein und sich Zeit zu nehmen.

Übung für die Frau: Die Frau legt sich entspannt hin und richtet ihre Aufmerksamkeit darauf, intensiv ein- und auszuatmen. Ihre Aufgabe ist es, möglichst viele Empfindungen wahrzunehmen und gegenwärtig zu bleiben.

Der Mann setzt sich am besten an ihre rechte Seite. Er lädt seine Hände durch Reiben mit Energie auf und legt sie auf ihr Brustbein, ohne die Brustwarzen zu berühren. Er beginnt, ihre Brüste mit je einer Hand zu umkreisen, von der Mitte nach oben und außen wieder zurück. Welche Empfindungen löst das aus? Die Kreisrichtung kann sich auch ändern. Was für eine Empfindung löst sie dann aus? Indem der Mann die Brüste etwa zehn Minuten auf diese Weise umkreist, weckt er die Erosenergie des Herzens bei der Frau.

Die Brüste der Frau sind mit positiver Energie geladen. Erst wenn dieser abgebende Pol geweckt ist, kann er überfließen. Die Energie des Herzens fließt dann hinunter ins Becken, in die Vulva, um von dort dann in der Körpermitte durch die innere Flöte aufzusteigen.

Es geht nicht darum, die Frau sexuell zu erregen, sondern darum, dass sie sich in ihre Kraft hinein entspannen kann. Die Aufgabe des Mannes besteht darin, seine Aufmerksamkeit in seinen Händen zu konzentrieren und auf die Antworten ihres Körpers zu achten. Auf diese Weise unterstützt er seine Partnerin darin, nichts anderes als den auftauchenden Empfindungen nachspüren zu können.

Übung für den Mann: Der Mann legt sich entspannt hin, die Frau setzt sich an seine rechte Seite. Sie lädt ihre Hände durch Reiben mit Energie auf und umhüllt mit der rechten Hand Hoden und Penis, lässt die Hand aber still ruhen. Mit der linken Hand kreist sie auf dem Unterbauch, anfangs im Uhrzeigersinn. Was empfindet er? Und was, wenn sie jetzt die Richtung ändert? Sie stellt sich dabei vor, wie seine Energie im Unterbauch zu fließen anfängt, das ganze Becken des Mannes auflädt und eine Verbindung zu seinem Penis entsteht.

Männer geben Energie auf der sexuellen Ebene ab. Doch viele Männer sind nicht oder nicht genügend verbunden zwischen Genital und Hara (Unterbauch) und haben dadurch nicht ihre ganze phallische Energie zur Verfügung. Mit dieser Übung, die ebenfalls etwa zehn Minuten dauert, werden die beiden Zentren verbunden. Für den Mann ist es wichtig, nichts erreichen zu wollen, sondern sich ganz in den Moment hinein zu entspannen.

Ekstasetechniken

Das Selbstliebe-Ritual – Mehr als Selbstbefriedigung

Wir könnten auch sagen: von der Masturbation zur Selbstliebe. Das Selbstliebe-Ritual hat eine sexuelle Ebene, die jedoch auf einer Haltung beruht, sich selbst zu akzeptieren. Denn nur wer sich selbst lieben kann, wird sich auch auf eine tiefe Beziehung einlassen können. Nur wenn wir uns selbst genug sind, kann unser Ich ein anderes Du lieben und über dieses andere Du hinaus die ganze Welt.

Das Thema Selbstliebe ist heutzutage etwas belastet, weil es mit Egoismus und Narzissmus gleichgesetzt wird. Dabei bedeutet Selbstliebe nichts anderes als das Abenteuer, mit seinem eigenen Selbst in Kontakt zu treten. Es öffnet den Zugang zur eigenen Leiblichkeit, zu den eigenen Gefühlen, und es bedeutet die Fähigkeit, zwischen dem Ich und der Umwelt klar zu unterscheiden.

Wenden wir uns also dem sexuellen Aspekt der Selbstliebe zu – immer noch ein großes Tabuthema. Um es gleich vorwegzunehmen: Es gibt keine wissenschaftliche Begründung für die Geschichten darüber, dass Masturbation die physische oder mentale Gesundheit schädigen soll. Alles, was während Jahrhunderten in dieser Hinsicht in der westlichen Kultur verbreitet wurde, zum Beispiel dass Onanie diverse Krankheiten auslöse (von Pickeln bis zur Schwindsucht), dass sie ein Zeichen von Unreife, Disziplinlosigkeit und moralischer Zügellosigkeit sei oder dass die geschlechtliche Entwicklung bei jungen

Männern gestört würde, sind erwiesenermaßen nichts als Märchen. Tatsache ist, dass die meisten Männer und Frauen im sexuell aktiven Alter masturbieren, und zwar unabhängig davon, ob sie in einer Partnerschaft leben oder nicht.

Die sexuelle Selbstliebe öffnet den Zugang zum eigenen Mann- und Frau-Sein und zu den dazugehörigen sexuellen Reaktionen. Wer sich selbst gut kennt, wer weiß, was ihm oder ihr gefällt und guttut, wer die eigene Erregung steuern, verstärken oder abschwächen kann, der lernt durch Beobachten, Forschen und das Erleben am eigenen Körper, was es genau bedeutet, ein Mann oder eine Frau zu sein. Und wer diesen Weg geht, der wird auch in der Sexualität mit dem Partner mehr Genuss und Tiefe erleben können.

Wir deuten Selbstbefriedigung folglich nicht als Ersatz für etwas, sondern als eigenständige Form der Sexualität, die dem persönlichen Lustgewinn dient, für das Kennenlernen des eigenen Körpers (oder des Körpers des Partners) wichtig ist und den Zugang zu den eigenen sexuellen Reaktionen öffnet. Masturbation ist für uns ein Weg, nicht nur mit sich selbst eine Liebesbeziehung aufzubauen, sondern auch die Beziehung mit dem Partner zu vertiefen. Üblicherweise assoziieren wir mit Masturbieren eine Spannungsentladung. Mit dem Wort Selbstliebe hingegen zeigen wir, dass wir über diese sexuelle Praxis in einen tieferen Kontakt mit uns treten können. Wir schließen uns Woody Allan an, der einmal mit einem Augenzwinkern meinte: »Onanie ist Sex mit jemanden, den ich mag.«

Prinzipiell ist die sexuelle Reaktion, also die Art, wie wir begehren, wie wir Erregung aufbauen und den Orgasmus herbeiführen, ein erlerntes Verhaltensmuster. Das bedeutet nichts Geringeres, als dass wir jederzeit umlernen können, um mehr Genuss und Erfüllung zu erlangen. Selbstbefriedigung ist mit Abstand die beste Möglichkeit, den Orgasmus zu modulieren. Wir können also einerseits (um)lernen, andererseits aber überhaupt erst lernen, einen Orgasmus zu bekommen, ihn zu vertiefen oder zurückzuhalten. Tatsache ist, dass die meisten Menschen durch Masturbation herbeigeführte Orgasmen als ihre intensivsten Höhepunkte erleben. Das kann damit erklärt werden, dass beim Onanieren die ganze Aufmerksamkeit nur auf einen selbst gerichtet ist. Beim Sex mit dem Partner gewinnt das Zusammenspiel, wie zum Beispiel das Synchronisieren der Lust, aber auch die Beziehungsebene eine größere Bedeutung. So gesehen ist es verständlich, dass es einfacher ist, einen Orgasmus alleine zu erreichen. Einige erleben es dabei allerdings als einen kleinen Wermutstropfen, dass die Befriedigung sowohl körperlich, meist aber auch seelisch, nicht so tief ist wie beim Sex zu zweit. Dafür gibt es eine Erklärung. Bei einem Orgasmus zu zweit ist die Ausschüttung von Prolactin viermal höher als bei der Selbstliebe. Prolactin ist ein Milchbildungshormon, und sein Pegel schießt nach dem Orgasmus bei beiden Geschlechtern in die Höhe. Es schenkt uns ein Gefühl von Sättigung und Wohlbefinden, verhindert aber gleichzeitig auch den Aufbau von neuer sexueller Erregung.

Die Praxis der Selbstliebe: Wie sieht der Weg der sexuellen Selbstliebe nun konkret aus? In einem ersten Schritt geht es zunächst um nichts anderes, als überhaupt einmal Energie aufzubauen. Am effizientesten geschieht dies über die Kombination der Schlüssel Atem, Bewegung, Stimme und Achtsamkeit. Man kann zum Beispiel den ganzen Körper zehn Minuten lang kräftig ausschütteln, anschließend fünfzehn Minuten »chinesisch« reden (brabbeln, Laute ohne Sinn machen) und dabei die Laute mit Gesten untermalen. Um dann fünf Minuten still zu sitzen und auf das Echo zu lauschen.

Sobald wir uns lebendig und energetisch aufgeladen fühlen, besteht der nächste Schritt darin, sich in die Energie hinein zu entspannen. Energieaufladung und das Entspannen in die Energie hinein sind dabei zwei völlig entgegengesetzte Energiebewegungen.

Der dritte Schritt führt uns zum eigentlichen Kern des Selbstliebe-Rituals. Jetzt geht es darum, die sexuelle Erregung dazuzunehmen und verschiedene Arten und Qualitäten sinnlicher Empfindungen und sexueller Stimulationen zu erkunden. Welche Berührungen sind vertraut, welche sind neu, welche können die Lust noch steigern? Bei der Selbstliebe lernen wir nicht nur unsere sexuelle Reaktion kennen, wir lernen auch, die Lust- und Energiewellen langsam aufzubauen und den Moment des Orgasmus zu erkennen. Sobald wir mit unserer Erregung in Kontakt sind, können wir den Orgasmus hinauszögern, ihn zulassen und intensivieren.

Selbstliebe für die Frau: Beim Selbstliebe-Ritual der Frau geht es in erster Linie darum, Kontrolle loszulassen, um sich ganz dem Augenblick hinzugeben. Die weibliche Erregungskurve ist vergleichbar mit Wellen, die manchmal lustvoll ansteigen, um dann wieder in das Meer des Ozeans einzutauchen. Auch wenn die Frau im Orgasmus nicht so viel Energie verliert wie der Mann, lautet die Herausforderung, der Versuchung den Orgasmus zu widerstehen.

Sobald sich die Frau mithilfe der Schlüssel Atmung, Bewegung, Stimme und Achtsamkeit lebendig fühlt, massiert sie ihren ganzen Körper, um noch besser in Kontakt mit ihren Empfindungen zu kommen. Vielleicht mag sie es besonders, ihre Brüste zu berühren, die Hände darauf zu legen oder sie zu massieren. Mit der Zeit richtet sie die Aufmerksamkeit mehr auf ihr Becken. Sie beginnt vielleicht, sich den Bauch zu massieren, den Beckenboden anzuspannen und wieder loszulassen. Wenn sie bereit ist, nimmt sie am besten ein Gleitmittel (ohne Duftstoffe, um Irritationen der Haut zu vermeiden) und salbt den ganzen Beckenboden ein. Nun geht es darum, erotische Gefühle zu wecken und zu intensivieren. Wie fühlen sich die inneren und äußeren Venuslippen (Schamlippen) an? Wie ist es, sie zwischen Daumen und Fingerspitzen zu reiben, zu massieren, zu stimulieren? Fast alle Frauen lieben es, ihre Perle (Klitoris) zu berühren, sei es über die Haube (Kapuze) oder direkt. Wie fühlt es sich an, kleine sanfte Kreise auf oder um die Perle herum zu machen, die Haube vor- und zurückzuziehen? Es ist eine Entdeckungsreise nach neuen Empfindungen und neuen Orten der Lust. Wie ist es, die Öffnung der Vagina zu berühren, das Innere der Scheide zu erforschen, absichtslos, neugierig wie ein Kind? Fahren Sie fort, sich zu streicheln und zu massieren, lassen Sie es sich gut gehen. Wenn Sie spüren, dass die Erregung ansteigt und auf einen Höhepunkt zusteuert, hören Sie für einen Augenblick auf mit der Stimulation. Bleiben Sie mit der Aufmerksamkeit bei den Empfindungen und widerstehen Sie der Versuchung, die Spannung zu entladen. Sobald die Erregungskurve etwas abflacht, stimulieren Sie sich weiter. Vielleicht haben Sie Lust, den Göttinnen-Punkt (G-Punkt) mit einzubeziehen? Bauen Sie die Energie zusätzlich immer wieder über Atmung, Stimme und Bewegung auf. Auch bei einem zweiten Fast-Höhepunkt stoppen Sie. Erst wenn Sie sich auf der dritten Stufe der Energieskala befinden, lassen Sie völlig los und kosten Sie den Orgasmus aus. Natürlich kann es auch sein, dass Sie keine Lust auf den Höhepunkt haben. Wenn dem so ist, lenken Sie die Energie und Aufladung hinauf in ihr Herz, damit dieses gestärkt wird.

Selbstliebe für den Mann: Auch das Selbstliebe-Ritual des Mannes ist sehr vielschichtig. Einerseits geht es darum, den Wellencharakter der Lust kennenzulernen, um mehr Lebendigkeit zu erfahren. Anderseits kann er die Tiefe der eigenen Körperempfindungen intensivieren und lernen, zwischen Ejakulation und Orgasmus zu differenzieren. Ein Orgasmus ohne Ejakulation wird als Talorgasmus bezeichnet. Um in eine sexuelle Erregung zu kommen, brauchen die meisten Männer visuelle Reize. So schauen sie zum Beispiel einer sinnlich-erotischen Frau nach oder benutzen Fantasien oder pornografische Bilder. Wenn Sie sich jedoch einen breiteren Zugang zu Ihren Empfindungen, eine Ganzkörperwahrnehmung wünschen, ist es wichtig, immer wieder in die Körperempfindungen hineinzuspüren und die Bildern loszulassen.

Der erste Schritt ist, sich über die vier Schlüssel (Atmung, Bewegung, Stimme und Aufmerksamkeit) aufzuladen. Bleiben Sie bei einer intensiven Atmung und beginnen Sie, den Körper zu massieren. Verbinden Sie das Ausatmen mit einem Seufzer. Beginnen Sie nun mit der sexuellen Stimulation. Mithilfe eines guten Öls oder eines Gleitmittels erleben Sie die Berührungen in der Regel viel sinnlicher. Probieren Sie verschiedene Massagegriffe an Hodensack und Penis aus. Welche Berührungen kennen Sie? Welche sind neu? Verbinden Sie die Berührungen immer wieder mit Ganzkörperbewegungen. Während Ihre Hand ruhig bleibt, stoßen Sie das Becken nach vorne und nach hinten oder machen Sie Kreisbewegungen. Dies kommt dem direkten Lieben mit der Partnerin sehr nahe. Wagen Sie den Versuch und stehen Sie dazu einmal auf. Ihr Erleben wird völlig anders sein. Wie ist es, die Hoden zu nehmen und zu drücken oder den Hodensack kräftig zu dehnen und zwischen Daumen und Zeigefinger zu perlen? Welche Empfindungen entlocken Sie der Berührung am Schaft, am Frenulum (Vorhautbändchen), am Eichelrand oder an der Eichel direkt? Wie ist es, die Vorhaut vor- und zurückzuschieben oder mit der Handinnenfläche die Eichel zu »polieren«? Probieren Sie aus, wie es sich anfühlt, kurz vor dem Punkt ohne Wiederkehr einen starken Druck unterhalb der Eichel auf das Frenulum oder auf den Perineumspunkt (am Beckenboden zwischen Anus und Sex) auszuüben? Für viele ist es hilfreich, am Punkt ohne Wiederkehr die Augen zu öffnen, den Atem anzuhalten und den Beckenboden anzuspannen. Besonders wichtig ist es jedoch, die ganze Energie mithilfe der Vorstellungskraft vom Genital ins Herz zu lenken. Wie ist es, wenn Sie sich bei einer hohen Erregung den Mund oder die Nippel berühren? Entzünden Sie das Feuer, indem Sie den Penis zwischen den Händen reiben. Entdecken Sie die Stellen rechts und links neben dem Frenulum mit kleinen kreisenden Bewegungen des Daumens. Es kann sein, dass zwischendurch Fantasien auftauchen. Selbstverständlich ist das in Ordnung. Lenken Sie aber immer wieder die Aufmerksamkeit auf Ihre Empfindungen im ganzen Körper. Verteilen Sie die Energie durch Streicheln oder durch das Lenken der Aufmerksamkeit auf das Gesäß, den Bauch, die Brust, die Oberschenkel und das Gesicht.

Das Selbstliebe-Ritual ist der effektivste Weg, Ejakulation und Orgasmus als zwei getrennte Energiephänomene zu erfahren. Um den Unterschied besser kennenzulernen, empfehlen wir, das Selbstliebe-Ritual ohne Ejakulation abzuschließen.

Beim herzlichen Lieben steht das Thema Selbstliebe im Vordergrund. Selbstliebe auf der sexuellen Ebene ist ein Abenteuer. Was wollen wir wirklich? Wie können wir uns selbst all das schenken, was wir wirklich brauchen? Zweifelsohne ist die Selbstliebe ein herausfordernder Weg, gleichzeitig aber auch der stärkste Spiegel, um uns zu zeigen, inwieweit wir uns selbst wirklich lieben. Wie sehr können wir uns all das geben, um uns als sinnlich-erotische Männer und Frauen zu erleben? Wie viel Zeit schenken wir uns, wie viel Zuwendung und Zärtlichkeit können wir uns selbst geben, um eine Atmosphäre von Offenheit, Wahrhaftigkeit, Sinnlichkeit, Lust und Liebe zu erschaffen?

Teil 3

Stilles Lieben – Lieben als Meditation

In-Liebe-Sein öffnet den Raum der Stille

Eine Einstimmung oder das Vorspiel

Stilles Lieben bedeutet: sich lieben und dabei still und meditativ werden. Wenn wir die Sexualenergie mit der Stille verbinden, führt uns das weg vom Tun, hinein ins SEIN. Nicht wie wir »heiß werden«, steht im stillen Lieben im Vordergrund, nicht die Erektion oder der Orgasmus, sondern die Stille selbst und das orgasmische Sein. Dank der sanften Penetration, einer speziellen Technik der Vereinigung, ist es sogar möglich, dass sich Mann und Frau jederzeit, ohne erregt zu sein, sexuell vereinigen können, um dann möglichst lange und ruhig ineinander zu verweilen.

Bisher haben wir unsere Aufmerksamkeit vor allem auf das »Außen« gerichtet, auf den Erwerb von Wissen über Sex, auf das Erlernen von Ekstase-Techniken und das Aufarbeiten der eigenen Biografie. Jetzt richten wir unsere Aufmerksamkeit nach innen und bereisen die Erlebnislandschaften unserer Innenwelt. Wenn wir uns auf diese Reise einlassen, werden wir erstaunt feststellen, wie ungeheuer lebendig wir sind, wenn wir still und meditativ lieben. Natürlich gibt es auch hier verschiedene Abstufungen: von der Verlangsamung des Sex bis hin zur Verbindung von Sexualität und Meditation.

Wie können wir nun diesen Raum der Stille und des Friedens betreten und ihn mit dem sexuellen Lieben verbinden? Wir öffnen ihn, indem wir zunächst das Maskuline und Feminine in uns selbst vereinigen, um dann als Paar diese beiden polaren Energien im sanften

Liebesakt miteinander erneut zu verbinden. Aus dieser »inneren Hochzeit« wird nun die Stille geboren. In ihr offenbart sich unser innerstes Wesen. Genauso, wie bereits Buddha sagte: »Das innerste Wesen aller Dinge ist ein und dasselbe: vollkommene Ruhe, unwandelbare Stille.«

Damit werden wir zu dem, was das Yin-Yang-Zeichen symbolisiert: Liebende im Einklang der Gegensätze, Liebende im harmonischen Gleichgewicht von Liebe und Bewusstsein. Wir lieben uns und sind dabei in vollkommener Ruhe, während sich die maskulinen und femininen Qualitäten vereinigen. Noch einmal zur Erinnerung: Hingabe und Liebe sind feminine Qualitäten. Sie sind jedoch nur dann kraftvoll, wenn wir uns ihrer bewusst sind. Dann aber verändert unsere Liebesfähigkeit die Welt. Bewusstsein und Präsenz sind maskuline Qualitäten. Aber erst wenn sie mit Liebe umhüllt sind, sind unsere Handlungen klar und nachhaltig. Beim stillen Lieben verbinden sich die beiden polaren Kräfte, Liebe und Bewusstsein, bleiben jedoch in ihrer Einzigartigkeit bestehen und ergänzen einander zu etwas Größerem, zur Stille. Einer Stille, die vor Lebendigkeit vibriert.

Damit das gelingt, müssen beide mit ihrer Mitte verbunden bleiben. Diese Mitte ist einerseits das körperliche Zentrum, andererseits die energetische, seelische Mitte, also unser innerstes Wesen. Wenn sich die Kräfte von Yin und Yang in uns selbst, aber auch zwischen den beiden Partnern im Gleichgewicht befinden, dann erst öffnet sich ein Raum der Stille. Doch dieser Raum ist kein Vakuum, denn wir nehmen weiterhin unsere Gedanken, Emotionen, Gefühle und Empfindungen wahr. Die Gedanken werden auch weiterhin kommen und gehen. Doch wir geben ihnen keine Energie, wir lehnen sie weder ab, noch haften wir ihnen an. Wir *haben* Gedanken, wir *sind* aber nicht unsere Gedanken. Wir nehmen sie einfach wohlwollend wahr, bewerten sie nicht, sondern lassen sie vorüberziehen wie Wolken am Himmel. Auch Emotionen und Gefühle werden immer wieder auftauchen. Sie kommen und gehen wie Wellen im Meer. Wir betrachten sie als das, was sie sind: einfach nur Wellen – und so werden sie wieder zum Meer. Aus der Stille heraus öffnen wir die Pforten unserer Wahrnehmung: Wir spüren das Pochen des Herzens, fühlen das Pulsieren der Körperzellen, hören, wie der Atem ein- und ausströmt. Dabei begegnen wir uns selbst und sehen auch den Partner in der Tiefe seines Wesens. Wenn wir lernen, achtsam unsere Reaktionen wahrzunehmen, entsteht das sexuelle Begehren aus der Stille. Aus der natürlichen Anziehung der Genitalien wird das Feuer der Leidenschaft geboren, die transformierende Kraft der Sexualenergie. In diese Kraft hinein können wir uns nun entspannen, um Bewusstsein und Liebe zu erfahren, in diesem Augenblick öffnen wir uns für das JETZT, für die Gegenwart, für das SEIN.

Die radikalste Veränderung gegenüber dem feurigen und dem herzlichen Lieben findet beim stillen Lieben also auf der sexuellen Ebene statt. Wir »machen« nicht mehr Liebe, wir sind die Liebe selbst.

Die Yin-Yang-Beziehung des stillen Liebens

Wenn wir das stille Lieben praktizieren, bringen wir Yin und Yang in der Beziehung ins Gleichgewicht. Dann wird möglich, was sich wohl jeder wünscht: eine reife Liebesbeziehung, in der Mann und Frau sich auch in einer langjährigen Partnerschaft immer wieder sexuell begegnen. In ihr gibt es keine Abhängigkeiten, denn die polaren Kräfte des Maskulinen und Femininen sind in vollkommener Harmonie. Sie ist die Belohnung für die fortwährende Auseinandersetzung mit uns selbst, für unseren Glauben an die Beziehung, für unser Durchhaltevermögen in Krisen. Sich dem anderen zu schenken, aber auch zuzumuten, ist der Kern der Yin-Yang-Beziehung. Beide Partner wissen um ihre Einzigartigkeit und um den Wert ihrer Beziehung, die sie wie einen kostbaren Schatz hüten und bewahren.

In einer Yin-Yang-Beziehung begegnen sich Mann und Frau als gleichwertige Partner. Sie übernehmen die Eigenverantwortung für ihr Leben, wissen, wer sie sind und was sie wollen, als Mensch und als sexuelles Wesen. Wenn beide die Herausforderungen im feurigen Lieben gemeistert haben, treffen sie sich als Geliebte und Geliebter. Die Frau ist eine vulvische Frau, der Mann ein phallischer Mann, und beide haben auch den jeweiligen sexuellen Gegenpol integriert. Ist auch die Integration der Herausforderungen im herzlichen Lieben gelungen, sind sie sich nun wahrhaftige Gegenüber, die einander in liebevoller Achtsamkeit zugewandt sind. Sie übernehmen Verantwortung für ihre Gedanken, Gefühle und Empfindungen und können sich mitteilen.

Die Yin-Yang-Beziehung zeichnet sich also dadurch aus, dass sich Mann und Frau ihrer Liebes- und Beziehungsfähigkeit sicher sind. Sie wollen ihr Leben und ihre Partnerschaft so bewusst wie nur möglich gestalten – ohne Schuldzuweisungen. Keiner ist Opfer, niemand ist Täter, und der andere muss auch nicht errettet werden. Jeder begegnet dem anderen aus der Fülle seines Wesens und stellt sich die Frage: Was kann ich dem Partner schenken? Was ist mein Beitrag zur Beziehung? Was möchte ich mit dem anderen verwirklichen?

In der Yin-Yang-Beziehung geht es immer um das Phänomen der Vereinigung, vor allem im Liebesakt, aber auch im Alltag. Mann und Frau stehen sich als gleichwertige und doch unterschiedliche Partner gegenüber. Jeder öffnet sich der Energie des anderen bereitwillig, sie beschenken sich damit gegenseitig, tauschen sich aus, teilen Intimität und Sexualität und sind gleichzeitig in ihrer inneren Mitte verwurzelt.

Orgasmisch-Sein im stillen Lieben

Das stille Lieben führt durch Achtsamkeit im Liebesakt hin zum reinen Sein, vor allem aber auch zur Heilung von Körper, Seele und Geist. Erst wenn wir beim Lieben ruhig werden, können wir die leisen Empfindungen in unserem Becken und in unseren Genitalien wahrnehmen. Erst wenn wir uns nicht mehr mit unseren Fantasien und Bildern identifizieren, können wir meditativ lieben. Und erst jetzt verlieren selbst die subtilsten Glaubensmuster an Macht. Indem wir im Lieben achtsam verweilen, können sich die Verspannungen in unseren Sexualorganen lösen, und die befreite Energie verströmt sich als stille Leidenschaft und Begehren. Achtsamkeit ist die Fähigkeit, vertrauensvoll wahrzunehmen, wie die Dinge wirklich sind; sie bringt Langsamkeit in unser Leben. Wenn wir achtsam sind, nehmen wir immer etwas Abstand vom Geschehen und sind trotzdem stets mit offenem Herzen dabei, verspüren aber nicht den Wunsch, einzugreifen und etwas zu verändern.

Wenn wir durch Achtsamkeit im Liebesakt die Sexualorgane entspannen, finden sie zu ihren ursprünglichen Kräften zurück: Heilen, Nähren, Lieben und SEIN. So geht es beim stillen Lieben nicht um den Orgasmus, sondern um das Orgasmisch-Sein: sich hineinentspannen in die Lebendigkeit des Augenblicks und alles annehmen, genauso, wie es ist.

Grundsätzlich unterscheiden wir beim stillen Lieben einen Yin- und einen Yang-Aspekt. Der Yin-Aspekt lädt uns ein, präsent zu sein und die Empfindungen in den Genitalien wahrzunehmen. Der Yang-Aspekt hingegen ermöglicht uns, die Heilkraft der Sexualenergie aktiv zu nutzen.

Die Yin-Seite des stillen Liebens bedeutet, uns von fast allem zu verabschieden, was wir gelernt und erfolgreich in die Praxis umgesetzt haben. Mit anderen Worten: Wir müssen loslassen. Wir werden dazu aufgefordert, uns von den mit viel Aufwand erlernten Techniken wieder zu verabschieden, um dem Moment des Augenblicks zu vertrauen. Auf der Körperebene bedeutet das nichts anderes, als still zu werden: sich nicht mehr bewegen, einander weder liebkosen noch küssen, sich auch nicht stimulieren oder stimulieren lassen. Wir verzichten völlig auf alle bisher verfolgten Techniken und Konzepte, damit wir neuen Erfahrungen einen Raum öffnen können – Erfahrungen, wie wir sie noch nicht kannten oder höchstens hin und wieder gestreift haben. Dieser Raum ist das Hier und Jetzt, in dem es kein

Vorher und kein Nachher gibt und den wir uns auch nicht mithilfe einer bestimmten Technik erschließen. Wir bleiben in der Gegenwart, indem wir uns auf unsere Körperempfindungen fokussieren, denn diese finden immer nur im JETZT statt. Indem wir uns völlig auf unsere Empfindungen ausrichten, gewissermaßen mit diesen Empfindungen eins werden, verblassen alle Vorstellungen über Zukunft und Vergangenheit, über Richtig und Falsch. Wenn wir darauf achten, nur noch Penis und Vulva zu sein, unser Bewusstsein ganz in unseren Sexualorganen zu halten, lösen sich alle Vorbehalte, Ideale und Strategien auf. Damit wird alles still und leer, und beide ruhen liebevoll im Hier und Jetzt. Indem wir der Weisheit der Genitalien vertrauen, führt uns die Yin-Seite des stillen Liebens direkt in eine wache, liebende Präsenz.

Die Yang-Seite des stillen Liebens lässt uns die Heilkraft der Genitalien für Körper, Geist und Seele nutzen. Der Weg zur Heilkraft führt über das Nichtstun, das Geschehenlassen, das Akzeptieren all dessen, was ist, und das Öffnen für neue Erfahrungen. Wir nutzen die Heilkraft des Penis und die umfassende Liebe der Vulva, indem wir minimale und zeitlupenmäßige Bewegungen initiieren. Wenn wir ganz bewusst die Positionen verändern, kann der Penis immer wieder neue Stellen in der Vulva berühren. Erst innige, sanfte und bewusste Berührungen lassen die Heilkraft fließen. Es geht also nicht darum, etwas zielgerichtet erreichen zu wollen, wie wir das aus unserem alltäglichen Leben kennen, sondern den Antworten des Körpers auf die Regungen, die aus seiner Tiefe aufsteigen, zu lauschen: ein Pulsieren im Beckenboden, ein Zucken, ein An- und Abschwellen der Genitalien oder sogar ein Fließen oder Schmelzen im ganzen Körper. Aber nicht wir bewegen uns, sondern ES bewegt und atmet uns. Wenn wir lange genug im Nichtstun und in der Achtsamkeit verweilen, werden uns diese Eigenbewegungen geschenkt. Dann werden Phallus und Vulva zu heiligen und heilenden Organen, denen eine ganz eigene Weisheit innewohnt.

Orgasmisch-Sein und Meditation

Beim Lieben verbinden wir zwei Dimensionen miteinander, die an sich schon immer zusammengehörten: Sexualität und Meditation. Allerdings haben die meisten von uns sie nie gleichzeitig erfahren, sondern immer nur getrennt erlebt. Im stillen Lieben kehren wir nun wieder zu dieser ursprünglichen Einheit zurück: Sexualität wird zur Meditation, und Meditation wird zur Liebe.

Was aber ist unter Meditation zu verstehen? In den meisten spirituellen Traditionen gibt es, vereinfacht gesagt, drei grundlegende Meditationstechniken: Konzentration, Achtsamkeit und Hingabe. Das gemeinsame Ziel dieser Ansätze ist, den Geist zu beruhigen und die Liebe zu wecken. Beides streben wir im stillen Lieben an: die Beruhigung des Geistes und die Stärkung der Liebesfähigkeit. In jeder Meditationstechnik geht es darum, den inneren Beobachter, den Zeugen einzusetzen. Gemeint ist damit der Teil in uns, der wahrnimmt, ohne zu bewerten. Diesen Beobachter brauchen wir immer wieder, um die Ereignisse und leisen Regungen beim Lieben wahrzunehmen. Allein durch das reine Beobachten werden Impulse verstärkt, und wir kommen immer mehr ins Fließen. Sabotiert wird dieser innere Zeuge allerdings nur allzu oft durch das Ego. Dieses Ego, unsere falsche Persönlichkeit (siehe Kap. 2), wertet ab, beurteilt, hält uns klein und katapultiert uns immer wieder aus dem Jetzt hinaus. Wir können das Ego jedoch weder verneinen noch auflösen oder bekämpfen. Jeder Versuch wird dieses nur stärker und raffinierter werden lassen. Das Einzige, was uns aus dieser Falle befreit, ist eine hohe Präsenz, ein bewusstes Ausrichten auf den Atem und die Körperempfindungen. Und das ist die einfachste Form der Meditation. Techniken können uns zwar den Weg in die Meditation zeigen und helfen, diesen Zustand zu erreichen. Aber Meditation selbst beruht letztlich nur auf dem Vertrauen in das Hier und Jetzt. Meditation ist Hingabe an jeden einzelnen Augenblick, als ob er eine Ewigkeit wäre. Sie ist Hingabe an das Leben selbst.

Achtsames Lieben

Achtsamkeit ist von zentraler Bedeutung, um beim Lieben Lust und Intimität zu erfahren. Achtsamkeit ist vermutlich auch einer der bekanntesten Meditationsansätze, bei dem es darum geht, in die Kraft der Gegenwart zu kommen. Nur wenn wir im JETZT sind, können gewohnheitsmäßige Reaktionen, Emotionen und Glaubenssätze aufgelöst werden. Hier, beim stillen Lieben, tauchen nicht integrierte Themen leise auf, was sehr intensiv, wenn nicht sogar erschütternd sein kann. Es sind subtilere Reaktionen, Abwandlungen der Angstreaktionen, wie wir sie vom feurigen oder herzlichen Lieben kennen. Hier zeigen sie sich, indem wir nicht präsent sind, flach oder monoton atmen, abschweifen, emotional werden, uns langweilen oder zweifeln.

Was gäbe es Schöneres, als die ersten tiefen Meditationserfahrungen beim Lieben zu erleben? Damit sich diese Möglichkeit eröffnet, müssen wir allerdings auf etwas verzichten, auf das wir uns beim »normalen« Liebemachen stützen. Ist es nicht so, dass wir, um etwas zu erreichen (beim »normalen« Lieben ist dies der Orgasmus), fast immer auf dieselben angelernten Bewegungs- und Atemmuster zurückgreifen? Dadurch bleiben die Empfindungen auf allen Ebenen sehr eingeschränkt, und wir erreichen herzlich wenig. Beziehung hingegen entsteht vor allem durch das Gefühl von Verbundenheit und Begehren, während Aktionismus und Zielgerichtetheit Lust und Nähe zerstören. Es ist deshalb wichtig, alles loszulassen und nichts zu tun, vor allem aber auf die typischen stoßenden Bewegungen des Beckens zu verzichten. Anstelle dessen nehmen wir unsere Körperempfindungen einfach wahr, vor allem im Genital. Wir »machen« keine Bewegungen, denn diese stören die Wahrnehmung. Sobald wir wirklich in Meditation sind, wird es still, und wir können aus der Tiefe unseres Körpers leise Regungen aufsteigen spüren – keine willentlichen, sondern vom Körper selbst in Gang gesetzte.

Entspanntes Lieben

In dieser Welt sind wir ununterbrochen unzähligen Reisen ausgesetzt. Der Alltag mit seiner Zeitnot und Hektik fordert viel von uns, hohe Konzentration und Aktivismus. Wir hangeln uns von einem Zeitfenster zum nächsten und zahlen dafür einen hohen Preis: Erschöpfung und Resignation. Kein Wunder. Unser Nervensystem läuft permanent auf Hochtouren, und wir wissen gar nicht mehr, wie es sich anfühlt, entspannt zu sein und ruhig zu werden. Die wenigen Zeitinseln, die wir uns zur Erholung gönnen, genügen auf lange Sicht nicht. Gefragt ist deshalb die Fähigkeit, uns in jedem Moment und in jeder Situation entspannen zu können. Dafür gibt es ein einfaches, aber sehr effektives Mittel, über das wir jederzeit verfügen: das bewusste Atmen. Zwei, drei entspannte, tiefe Atemzüge, ein Seufzer. Sobald wir unsere Aufmerksamkeit auf das Atmen richten, tritt die Hektik des Alltags für einen kurzen, jedoch zentralen Moment in den Hintergrund. Wie der vietnamesische, in Frankreich lebende Mönch und Weisheitslehrer Thich Nhat Hanh lehrt: »Einatmend entspanne ich Körper und Geist. Ausatmend lächle ich. Im gegenwärtigen Moment verweilend weiß ich, dass dies der einzige Moment ist.«

Mit Entspannung ist nicht gemeint, abzuschlaffen, abzuwarten oder passiv zu sein. Das führt uns nicht aus dem Stress heraus. Eine wirkliche Entspannung ist immer begleitet von einer Prise Achtsamkeit. Legen wir uns zum Beispiel beim Meditieren hin, um uns vermeintlich besser zu entspannen, schlafen wir ein oder hängen Tagträumen nach. Wenn wir uns hingegen bewusst und aufrecht hinsetzen, bleibt ein Teil in uns sehr wach, weil wir immer wieder in die Lotrechte zurückfinden müssen. Dadurch bleiben die Gelenke offen, die Körperflüssigkeiten pulsieren, der Atem fließt, und wir werden zum Zeugen unseres Seins. Das Geheimnis der Entspannung besteht also darin, aufmerksam wahrzunehmen und anzunehmen, was ist. Wir lassen so die Vergangenheit und Zukunft los. Wir sind zeitlos und präsent. Beruhigt sich der Atem, lässt auch der Körper nach und nach los, und die Gedanken werden stiller. Entspannung ist schlussendlich ein sich vertiefender Prozess, der auf der Körperebene beginnt, aber die Einheit von Körper, Seele und Geist umfasst und uns immer durchlässiger werden lässt.

Dasselbe passiert beim stillen Lieben. Entspannung ist das A und O und weder mit Trägheit, Nichtstun oder gar mit Einschlafen zu verwechseln. Im Gegenteil: Wir lassen uns vertrauensvoll in die hohen Erregungszustände hineinfallen. Beim Lieben Körper und Kopf loszulassen *und* in einer entspannten Wachheit des Geistes zu verweilen ist eine anspruchsvolle Aufgabe. Wir bleiben dem Außen gegenüber offen, lenken unsere Aufmerksamkeit jedoch nach innen. Um in dieser Qualität zu lieben, vermeiden wir möglichst alle Bewegungen. So kommt die Sexualenergie in Fluss und wird in Liebe und Meditation transformiert.

Auf dieser Ebene hat die Sexualität etwas Grenzenauflösendes. Gerade wenn beide Partner in sich selbst ruhen, können in der sexuellen Vereinigung viele Grenzen angstfrei aufgehoben werden. Mit einiger Übung und viel Vertrauen gelingt es, bei diesen tief greifenden Prozessen entspannt zu bleiben. Wir genießen die orgasmische Ekstase in vollen Zügen, geben uns dem Vibrieren der Lebensenergie hin, spüren sie bis in jede Körperzelle. Möglicherweise holt uns dabei aber auch die Angst ein. Dann laufen wir Gefahr, in eine der bereits beschriebenen Grundreaktionen zu verfallen: Vermeidung, Starre oder Flucht. Aber auch hier gibt es eine sanfte Lösung, wie wir sie schon im Umgang mit den Ängsten beim feurigen Lieben kennengelernt haben. Die Lösung lautet: der Situation gegenüber offen bleiben, bewusst wahrnehmen, was geschieht, und in Verbindung mit dem inneren Beobachter sein.

Über Zeit und Vereinbarungen

Um die vielen Aspekte des stillen Liebens in der Tiefe zu erfahren, sollten wir zwei Dinge tun: uns Zeit nehmen und Vereinbarungen treffen.

Zum Thema Zeit hat die deutsche Sängerin Elke Voltz ein Gedicht von Elli Michler vertont, das wir hier in gekürzter Form wiedergeben:

Ich wünsche dir nicht alle möglichen Gaben – Ich wünsche dir nur, was die meisten nicht haben: Ich wünsche dir Zeit, dich zu freun und zu lachen – und wenn du sie nützt, kannst du etwas draus machen. Zeit für dein Tun und dein Denken – nicht nur für dich selbst, sondern auch zum Verschenken. Zeit, nicht zum Hasten und Rennen, sondern Zeit zum Zufriedenseinkönnen. Zeit, kostbare Zeit, vergeht im Fluge – fang sie ein, genieße sie, genieße deine Zeit.

Ich wünsche dir Zeit, um nach den Sternen zu greifen – um zu fühlen, das heißt, um zu reifen. Zeit, um zu hoffen, zu lieben. Es hat keinen Sinn, diese Zeit zu verschieben. Ich wünsche dir Zeit, zu dir selber zu finden – als Glück zu empfinden, auch um zu vergeben, ich wünsche dir, Zeit zu haben zum Leben.

Wie absurd ist doch die Tatsache, dass wir uns für alle möglichen Dinge Zeit nehmen und uns auch an einmal getroffene Abmachungen halten, die wenigsten hingegen eine Auszeit nur für sich als Paar planen. Und in der Regel planen sogar die wenigsten Zeit zum Lieben ein. In unseren Seminaren fordern wir die Teilnehmenden dagegen auf, genau das zu tun. Wir raten ihnen, jede Nacht ineinanderzugehen. Wir hören dann immer viele und gute Begründungen, warum das unmöglich sei. Aber die Rückmeldungen von Paaren, die sich daran gehalten haben, überzeugen die anderen von der Wichtigkeit dieser Empfehlung. Denn bereits nach einer kurzen Gewöhnungsphase wird das meditative Lieben zu einem Ritual der liebevollen Zuwendung, das keiner von beiden mehr missen möchte.

Paradoxerweise geht die Sehnsucht nach Lust und Liebe Hand in Hand mit unseren größten Abwehr- und Verdrängungsmustern. Einmal getroffene Abmachungen werden oft schneller als geplant aufgeweicht und alle guten Vorsätze über Bord geworfen. Deshalb ist unsere zweite und zentrale Empfehlung, nicht nur, wie beschrieben, jede Nacht ineinanderzugehen, sondern sich auch mindestens zwei Mal die Woche ganz bewusst zu lieben. Das hat eine andere Qualität, als einfach ineinander einzuschlafen. Wir wissen, dass dies für viele eine große Herausforderung ist. Aber immerhin braucht der Körper etwa drei Monate, um die Impulse, die von neuen Verhaltensweisen ausgehen, zu integrieren. Bis diese in der Tiefe erfahren werden und bis sie letztlich in Fleisch und Blut übergegangen sind, dauert es sogar noch länger. Das Ergebnis ist dann jedoch bahnbrechend. Denn wenn wir die Termine einhalten, werden mit der Zeit auch die subtilsten Glaubensmuster gesprengt. Denn gerade dann, wenn wir sagen: »Ich habe keine Lust«, erleben wir, dass das stille Lieben weder Lust noch Erektion voraussetzt. Die sanfte Penetration erlaubt es einem Paar, sich aus dem Augenblick heraus, auch ohne Lust und Erregung, zu vereinigen. Einfach ineinander zu sein kann der Auftakt zur ersten, zweiten und vielleicht sogar dritten Lustwelle sein – es kann aber genauso gut damit enden, dass beide einschlafen. Viele haben anfangs und auch später immer wieder den Eindruck: »Ich spüre nichts.« Aber auch hier können wir etwas verändern. Ein erster Schritt besteht darin, zu akzeptieren, dass wir einfach nichts spüren. Ja zu sagen, dass wir im Moment nur wenig bis keinen Zugang zu unseren Körperempfindungen haben. Mit der Zeit und etwas Geduld werden wir mit unserer Achtsamkeit sogar Körperstellen erreichen, in denen wir vorher wenig empfinden konnten. Schließlich werden wir erfreut feststellen, dass wir mit dem Atem und unserer Wahrnehmung jede Zelle unseres Körpers spüren können.

Wo es Wellenberge gibt, gibt es auch Wellentäler. Auch beim stillen Lieben ist das nicht anders. Werden wir mit unseren Widerständen oder Rückschlägen konfrontiert, heißt es auch hier, diese erst einmal anzuerkennen. Der zweite Schritt besteht darin, kein Drama daraus zu machen, ihnen keine Energie mehr zu geben, und der dritte und wichtigste Schritt ist, sich an die Abmachungen zum stillen Lieben zu halten.

Der Einstieg ins stille Lieben ist geglückt, wenn wir die folgenden Dinge kombinieren: Wir nehmen uns Zeit zum Lieben, und wir halten uns an die Abmachungen im Wissen, dass wir uns jederzeit vereinigen können.

Herausforderungen des stillen Liebens

Der tantrische Ansatz, Meditation und Liebe zu verbinden, schenkt uns neue Erfahrungen. Am Anfang steht jedoch die Herausforderung, Stille überhaupt auszuhalten. Wenn wir Liebe »machen«, ist es für die meisten normal, sich auf sexuelle Fantasien, Vorstellungen und Ziele zu fixieren. Fast immer streben wir dann die Penetration und den Orgasmus an. Doch genau damit verhindern wir, in Liebe zu lieben.

Weil wir Angst vor dem Nichts haben, versuchen wir, unseren Alltag krampfhaft mit Aktivitäten zu füllen, oder verfallen in Stumpfsinn und Trägheit. Dieses Nichts wird oft mit Stille verwechselt, doch das ist ein Trugschluss. Löcher und Täler im Tagesablauf sind nicht zu vermeiden, sie folgen unweigerlich auf Perioden enormer Belastung. Trägheit ist oft eine Folge von blindem Aktionismus. Wir werden passiv und drücken uns vor der Verantwortung. Aktionismus, Trägheit oder Langeweile sind auch beim stillen Lieben, wie bei allen anderen Qualitäten des sexuellen Liebens, die Gegenspieler, die überwunden werden müssen. So können wir beispielsweise beim feurigen Lieben einen solchen Tatendrang entwickeln, dass die lustvolle Wildheit auf eine beeindruckende Performance reduziert wird oder sich alles nur noch um Liebespositionen und Techniken dreht. Beim herzlichen Lieben genießen wir nicht einfach nur den Zustand des Verschmelzens, sondern lösen uns gleichzeitig völlig in ihm auf. Beim stillen Lieben werden wir auf einmal unruhig oder müde, langweilen uns oder halten uns an einem Gedanken, einem Gefühl oder einer Empfindung fest. In diesen Situationen hilft nur eins: entspannen, annehmen, was ist, loslassen und – das Nichts zulassen.

Herausforderungen für die Frau

Beim stillen Lieben wird die Frau vor allem mit ihrem Frauenbild konfrontiert. Einerseits ist es eine Erleichterung, dass sie nicht erregt sein muss und von ihr auch kein Orgasmus verlangt wird. Doch fühlt sie sich noch als attraktive Liebhaberin, wenn sie ihren Geliebten nicht mehr verführt, sondern ihn einfach nur aufnimmt und ihn mit ihrer liebevollen Präsenz umhüllt? Wie geht sie mit der Erfahrung um, nichts zu fühlen? Setzt sie das Fehlen von Lust und Erregung unter Druck? Fühlt sie sich auch dann noch begehrt und begehrenswert, wenn sie sich eingesteht, dass ihr Körper nicht dem gängigen Schönheitsideal entspricht?

Gerade in der Sexualität fällt es den meisten Frauen schwer, sich wirklich hinzugeben. »Nur« rezeptiv-aufnehmend im Hier und Jetzt zu sein und sich ganz auf die Körperempfindungen und Gefühle einzustimmen, um diese zuzulassen, ist eine große Herausforderung. Kann sich die Frau aber nicht in diesen Zustand des Nichtstuns und Nichtsfühlens hinein entspannen, dann steigert sich ihr Energieniveau, und sie wird aktiv. Dadurch wird sie, energetisch betrachtet, zum maskulin-abgebenden Pol. Sie sucht nach einem Ventil und möchte sich entladen, um ruhig zu werden. Dadurch öffnet sich aber ein Teufelskreis, denn das ist beim stillen Lieben die Aufgabe des Mannes. Die Frau darf seiner Aufladung keine Forderung entgegenstellen, denn dann schaukeln beide die Erregung auf und streben unbewusst auf eine Entladung, den Orgasmus, zu. Das Konkurrieren um den Yang-Aspekt ist dem natürlichen Energiefluss hinderlich und führt nie zu einer wirklichen Entspannung.

Genau deshalb sollte die Frau beim stillen Lieben keine Stoßbewegungen mit dem Becken ausführen. Widersteht sie der Versuchung nach Aktivität, kann sie ihre Aufmerksamkeit in die Vulva lenken. Sobald sie aufnehmend-rezeptiv wird und präsent bleibt, ohne etwas zu tun, kann sich auch ihr Partner entspannen. Ist sie jedoch aktiv, wird ihre Vulva fordernd und verführt ihn zu unbewussten Bewegungen. Aufgrund dieses Musters kann es beim Mann zum frühzeitigen

Samenerguss kommen. Die Herausforderung für die Frau besteht deshalb darin, der Versuchung zu widerstehen, ihn zur Ejakulation zu bringen. Dabei kann sie beobachten, wie es ihr damit geht, wenn er nicht ejakuliert. Sie kann lernen, seine Zurückhaltung wertzuschätzen, weil sie weiß, dass er durch die Meisterschaft über seine Ejakulation das Lieben noch tiefer und erfüllender machen kann. Die Bestätigung für ihr ungewohntes Nichtstun kommt aus der Stille ihrer Vagina, in der sie Lustwellen und Bewegungsimpulse wahrnimmt.

Herausforderungen für den Mann

Der Mann steht unter dem Leistungsdruck, ein guter Liebhaber zu sein, Erektion und Ejakulation zu beherrschen. Und genau dieser Anspruch schwächt ihn. Als Reaktion auf diese Anforderung wird er sich nämlich – unbewusst – auf der energetischen Ebene verengen. Weil viele Männer aber grundsätzlich verunsichert sind, was ihre Erektion betrifft, tun sie sich erfahrungsgemäß anfangs eher schwer mit dem stillen Lieben. Die meisten Männer kontrollieren ihre Erektion über Bewegung, über Fantasien und vor allem über das Wahrnehmen der Lust ihrer Partnerin. Beim stillen Lieben muss er nun auf all dies verzichten. So verliert er anfangs meist das Gefühl, ein toller und phallischer Liebhaber zu sein. Und das bremst oft genug seine Motivation, die Praxis des stillen Liebens fortzusetzen. Solange er starke Körperbewegungen macht, glaubt er, einen besseren Zugang zu seinen Körperempfindungen zu haben. Verweilt er jedoch ohne Erektion in seiner Partnerin, nimmt er anfangs seinen Penis oft gar nicht wahr. Und dies löst mitunter Gefühle von Scham, Langeweile oder Versagen aus. Auf der andern Seite ist das stille Lieben eine Erleichterung für Männer, die tendenziell zu schnell kommen.

Trotz all dieser Herausforderungen lernt der Mann beim stillen Lieben wohl am meisten über den Wellencharakter der Erektion. Durch den energetischen Austausch mit der Geliebten entsteht die Erektion auf organische Weise: mal sanft, mal heftig, mal gar nicht, mal lange und dann wieder höchst lustvoll. Kurz: Jeder Mann kennt den »manisch-depressiven Charakter« seines Penis. Diese Wellenbewegung anzunehmen und ihr zu vertrauen, schenkt ihm einen anderen Zugang zu seiner Erektion. Wenn seine Aufmerksamkeit nicht mehr darauf ausgerichtet ist, ob sein Penis nun steht oder nicht, ob er hart ist oder nicht, kann er sich vermehrt seinen Gefühlen zuwenden. Indem sich der Mann auf sein Herz und auf das Herz seiner Partnerin konzentriert, wird seine Liebesfähigkeit gestärkt. Sein Penis verbindet sich nun mit seinem Herzen, sodass er beim Lieben phallisch und gleichzeitig einfühlend ist. Dies schenkt ihm nicht nur mehr Lebendigkeit, sondern bringt seine ganze Sexualenergie auf hohem Niveau in Fluss.

Seine sanfte Entschlossenheit beim Penetrieren macht die Vagina sensibler und offener. Dazu braucht es keine bestimmte Technik. Da auch der Mann auf stoßende Bewegungen mit seinem Becken verzichtet, ist er am Punkt ohne Wiederkehr umso wacher und präsenter. Dadurch kann er einem instinktiven Entladenwollen widerstehen und die Erfahrung machen, dass Ejakulation und Orgasmus zwei eigenständige Energiephänomene sind. Je länger und stiller er in der Vagina bleibt, desto mehr lädt er sich auf und umso lebendiger wird er in allen Zellen seines Körpers. Wenn seine Partnerin es zulässt und ihn tief in sich aufnimmt, können sich Eichel und Muttermund nicht nur energetisch, sondern tatsächlich auch physisch berühren. Über diese unmittelbare Berührung verbinden sich die Energiekreise von Mann und Frau, und die Schöpfungskraft beginnt zu fließen.

Die sexuelle Ebene des stillen Liebens

Das Geschenk der Liebe an die Liebe

Wir haben bereits viele Impulse erhalten, die Begehren und Intimität fördern sollen. Hier, beim stillen Lieben, geht es in erster Linie um Entspannung und den energetischen Austausch zum Wecken von Lust und Begehren. Sexualenergie wird an diesem Punkt des Prozesses über den Zustand des Seins ins Fließen gebracht. Entsprechend einfach und meditativ, gleichzeitig aber auch sehr herausfordernd sind hier die zwei Vereinigungsstile: die sanfte und die tiefe Penetration. Und weil es beim stillen Lieben nicht um den Orgasmus geht, sondern um ein Orgasmisch-Sein, gibt es auch kein Ziel. Während uns die sanfte Penetration das Lieben jederzeit ermöglicht, verbindet uns die tiefe Penetration mit dem Heilaspekt des Liebens. Und auch da gibt es kein Ziel und kein Richtig oder Falsch. Das ist das Geschenk der stillen, sexuellen Vereinigung: Die Energien von Mann und Frau kommen in ihr Gleichgewicht, sodass alle Ebenen unseres Seins beeinflusst werden und wir körperliche Zufriedenheit und seelische Sattheit erfahren.

Die sanfte Penetration

Die sanfte Penetration ermöglicht es einem Paar, sich jederzeit, ohne Wenn und Aber, zu lieben. Daran sind keinerlei Bedingungen geknüpft. Es gibt nur das Versprechen sich selbst gegenüber: die einmal gefassten Vorsätze auch umzusetzen. Wichtig ist, sich Zeit zu nehmen, umzudenken und sich neuen Erfahrungen zu öffnen. Denn für die meisten Paare ist das Lieben mit der Idee verknüpft, dass Mann und Frau sexuell erregt sein müssen, um sich körperlich zu vereinigen. In den Zeiten der leidenschaftlichen Nächte, wenn wir verliebt sind oder ganz in der feurigen Liebe aufgehen, geschieht dies von alleine. Sind zwei jedoch schon länger miteinander unterwegs oder steckt ihre Partnerschaft in einer Krise, haben sie in der Regel oft weniger Lust aufeinander. Sie sind mit vermeintlich ganz anderen, viel wichtigeren Themen beschäftigt. Und so nehmen sie sich dann nicht mehr die Zeit und den Raum zum Lieben. Meist fällt gerade das weg, was die größte Lebendigkeit und Verbundenheit schenkt und seelisch nährt. Nicht selten führt dies sogar in einen Teufelskreis aus Zurückweisung, Rückzug und Resignation – und wir beginnen, uns auseinanderzuleben.

Das soll nun nicht heißen, dass die sanfte Penetration eine Methode zur Bewältigung von Partnerschaftskrisen ist. Sie kann aber dazu beitragen, dass die Partner unabhängig von den jeweiligen Gestimmtheiten miteinander verbunden bleiben. Und wenn beide die Schlüssel Differenzierung und Kommunikation gut integriert haben, sind sie auch reif genug, um selbst in Krisenzeiten weiterhin regelmäßig das stille Lieben zu pflegen. Das schenkt enorm viel Freiheit.

Nehmen wir an, ein Paar hat eine bestimmte Zeit abgemacht, um sich zu lieben. Wenn dieser Termin nach einem langen Arbeitstag gesetzt ist, werden sie nach der Vereinigung mit großer Wahrscheinlichkeit gleich einschlafen. Damit dies nicht passiert, braucht es als Vorbereitung eine Form der energetischen Aufladung. Ein sehr effektives Instrument dabei ist die Praxis der Chakra-Welle. Wir stellen sie später bei den Schlüsseln vor. Eine andere Möglichkeit, wach und präsent ins Lieben zu gehen, besteht in einem kräftigen Sich-Ausschütteln (etwa eine Viertelstunde). Beide Partner stehen sich gegenüber, schauen einander in die Augen, atmen intensiv und experimentieren nun mit allen möglichen Formen von kräftigen Schüttelbewegungen. So schütteln sie ihr Becken, ihre Arme, ihre Beine. Dabei machen sie Töne, brabbeln vor sich hin und genießen es vor allem, alles aus sich herauszuschütteln. Mit etwas Überwindung gehen sie vielleicht sogar joggen, massieren sich anschließend gegenseitig oder schenken sich die Erweckung des Eros. Wenn sie dann das Gefühl haben, ihre Körper seien wach und bereit, können sie mit dem Lieben beginnen. Wenn der Mann eine Erektion hat, dringt er bewusst und langsam in sie ein. Hat er keine, praktizieren beide die sanfte Penetration. Sehr salopp sprechen wir auch einfach vom »Einstöpseln«. Am einfachsten geht dies in der Scherenposition. Weil diese eine besonders gut geeignete Liebesstellung für das sanfte Penetrieren ist, beschreiben wir sie sowohl für die Frau als auch für den Mann.

Die Frau liegt auf dem Rücken, der Mann liegt zum Beispiel rechts von ihr auf seiner linken Seite, zu ihr hingewendet. Sie legt nun ihr rechtes Bein über seine Hüfte und öffnet sich durch diese Position in ihrem Sex. Um ihre Vulva zu befeuchten, nimmt sie ein wenig Gleitmittel. Erfahrungsgemäß ist dies beinahe »ein Muss« für alle Frauen.

Ein Gleitmittel hilft, wenn ein Paar sich längere Zeit lieben will, aber auch, wenn die Frau ihren Partner aufnehmen möchte und sexuell noch nicht erregt ist. Und es hilft auch, wenn die Frau durch hormonelle Veränderungen eine trockene Scheide hat.

Nun entspannt die Frau ihren Beckenboden und atmet bewusst in ihren Bauch. Nur so kann der Mann ohne Erektion in sie eindringen oder eben »einstöpseln«.

Der Mann liegt für die Scherenposition auf seiner linken Seite, ihr zugewandt, und legt sein rechtes Bein unter ihren rechten Oberschenkel (der ja über seiner Hüfte ist) und über ihren linken Oberschenkel. Er fasst seinen Penis an der Basis, legt ihn an ihren Scheideneingang und verweilt so. Das gibt ihm Zeit, seine Aufmerksamkeit in seinen Penis zu lenken und in Kontakt mit den Empfindungen zu kommen. Wenn er bereit ist, drückt er den Penis sanft in ihre Vulva hinein. Das macht er einerseits absichtsvoll und konkret und gleichzeitig behutsam. Zuerst »stöpselt« er die Eichel, dann den Penisschaft hinein. Mit der rechten Hand hält er den Penis speziell an der Peniswurzel. Mit einer leichten Erektion geht das natürlich einfacher als ganz ohne. Und doch: Mit Übung und Geduld wird der Mann auch darin ein Meister. Er kann die Erfahrung machen, dass das »Einstöpseln« auch tatsächlich ganz ohne Erektion möglich ist.

Während und vor allem nach der sanften Penetration gibt es nur eine Aufgabe, die erfüllt sein will: nämlich bewusst und intensiv zu atmen, präsent und entspannt zu bleiben. Für die Frau gilt es, den Beckenboden locker zu lassen. Der Mann kann dank der sanften Penetration die Erfahrung machen, wie seine Erektion kommt und geht. An sich weiß er darum, denn er hat das schon viele Male erlebt. Und so ist es gerade diese Tatsache, die ihn generell beim Lieben sehr verunsichert. Je älter er wird, desto weniger kann er seine Erektion so steuern, wie er es möchte. Bis zu einem gewissen Grad kann diese zwar willentlich aufgebaut werden. Aber jeder Mann ist sich bewusst, dass die Erektion die Tendenz hat, zu machen, was sie will. So wie sie kommt, kann sie auch jederzeit wieder gehen. Deshalb neigen viele dazu, möglichst schnell einzudringen, starke Bewegungen zu machen oder möglichst schnell zu kommen – solange er eben noch steht. Sobald der Mann aber Vertrauen fasst und akzeptiert, dass seine Erektion einen Wellencharakter hat, kann er sich auf einer noch viel tieferen Ebene hingeben. Er weiß, dass ihn seine Partnerin aufnehmen respektive dass er jederzeit in sie eindringen kann, mit oder ohne Erektion.

Das stille Lieben ist natürlich nicht mit der sanften Penetration gleichzusetzen. Das würde ja bedeuten, dass der Mann nicht eindringen darf, wenn er eine Erektion hat. Die sanfte Penetration ist einfach *die* Möglichkeit, sich unabhängig von sexueller Erregung, unabhängig von Lust oder Unlust, unabhängig von der momentanen

Gestimmtheit, unabhängig davon, ob er steht oder nicht, kurz: unabhängig von allem sich sexuell zu vereinigen und zu lieben.

Die tiefe Penetration

Der tiefen Penetration kommt beim stillen Lieben eine ganz besondere Bedeutung zu. Sie ist der Weg zu Meditation und Heilung, den Paare im Orgasmisch-Sein beschreiten. Voraussetzung ist auch hier, möglichst lange ineinander zu verweilen, ohne es zu einem genitalen, ejakulativen Orgasmus kommen zu lassen. Achtsamkeit, Präsenz und Heilungsprozesse brauchen ihre Zeit. Das ist nicht ganz einfach, denn im Gegensatz zur sanften Penetration dringt der Mann mit einer harten Erektion in die Tiefe der Vagina der Frau ein.

Meditation und Heilung bezeichnen wir auch als den Yin- und den Yang-Aspekt der tiefen Penetration. Beim Yin-Aspekt ist die bewusste Wahrnehmung ganz auf Präsenz und Absicht gerichtet. Der Yang-Aspekt, der die Yin-Qualitäten voraussetzt, ergänzt sie mit minimalen und zeitlupenmäßigen Bewegungen, die den Heilungsprozess der Sexualorgane einleiten.

Die Yin-Form der tiefen Penetration: achtsam lieben

Die Voraussetzung für die tiefe Penetration ist eine hohe sexuelle Aufladung bei gleichzeitiger Entspannung. Sexuelle Aufladung zeigt sich beim Mann in einer harten Erektion und bei der Frau in der Bereitschaft, ihn aufzunehmen. Der Mann dringt nun langsam, bewusst und tief in seine Geliebte ein. Wenn sie sich dabei entspannt hingibt, gleicht sich die Tiefe und Weite der Vagina organisch seinem Penis an. Nun verweilen beide möglichst lange in dieser tiefen Verbindung, ohne sich zu bewegen.

Ein bewusster, harter und liebevoller Penis lockt über das Verweilen in der Stille die Lust der Vulva hervor. Die ruhende phallische Kraft des Mannes erweckt aber nicht nur die Hitze der Frau. Ruht sie mit ihrer Aufmerksamkeit in der Vulva, entwickelt sie ein größeres

Bewusstsein von deren Innenraum und erfährt ganz neue Empfindungen. Die Scheide wird beim »normalen« Liebemachen nicht behutsam genug und vor allem auch nicht lange genug berührt. Solange die beiden in einer hohen Erregung miteinander liegen, kann nun die Frau dank der tiefen Penetration ihre Achtsamkeit auf die Stellen in ihrer Scheide richten, die ihr sonst wenig oder gar nicht bewusst sind. Erst wenn sie mit jeder Stelle ihrer Vagina in Kontakt ist, hat sie auch eine volle Empfindungsfähigkeit im Innern ihres Körpers. Der Mann kann sich vorstellen, dass er mit seiner Penisspitze ihre verborgensten Geheimnisse hingebungsvoll enthüllt, vergleichbar mit dem Prinzen, der Dornröschen wach küsst. Mit der Zeit wird das Gewebe der Vagina mit Lebendigkeit und Lust auf jede Berührung des Penis antworten: Ein wundersamer Dialog entsteht.

Wird die gewählte Liebesposition unbequem, wechseln sie in Zeitlupe in eine andere Stellung. Jede neue Position ermöglicht es, andere Stellen in der Vagina zu berühren. Dabei geht es nicht um die Bewegung selbst, sondern um eine liebevolle Präsenz und Achtsamkeit. So wird das Lieben für beide zu einer Meditation. Und in der tiefsten Vereinigung, die körperlich möglich ist, können sich dann sogar Penis und Gebärmutter respektive Eichel und Muttermund berühren. Unserer Vorstellung nach sind die Eichel und der Muttermund die Ausgangspunkte der inneren Flöten. Wenn nun Mann und Frau möglichst lange ineinander verweilen, können sie mit der Zeit auch ein bewusstes Atmen durch die innere Flöte praktizieren.

Die Yang-Form der tiefen Penetration: aktiv lieben

Der Yang-Aspekt der tiefen Penetration hat mit Heilung zu tun. Auf einer sehr subtilen Ebene geht es darum, die maskuline und feminine Polarität wiederherzustellen. Auf einer anderen Ebene findet ein tiefgreifender Reinigungs- und Heilprozess über die Sexualorgane statt. Diese haben die Kraft, Lust und Lebendigkeit zu schenken. Grundsätzlich »weiß« das weibliche Genital, was es bedeutet, sich liebend, rezeptiv und passiv-umhüllend zu öffnen. Und das männliche Genital »weiß« um seine Aufgabe, bewusst, klar und aktiv zu penetrieren. Nur – aufgrund unserer sexuellen Geschichte sind unsere Genitalien meist angespannt oder gar verkrampft. So können in der Vagina Erinnerungen und Schmerz von unsensiblen Berührungen, schwierigen Geburten, Abtreibungen, aber auch leidvollen sexuellen Erfahrungen abgespeichert sein. Dadurch ist das Gewebe traumatisiert und größtenteils unbewusst. Es kann sich dann nicht ausweiten und erschwert das tiefe Eindringen des Penis oder macht es sogar unmöglich. So bewirkt jeder Stoß des Mannes, dass sich die Vagina unbewusst verengt oder sich gar verschließt. Auf der anderen Seite hat der Mann oft nur wenig Bewusstsein in seinem Penis und ist dadurch entweder hypersensibel oder aufgrund seiner Angst zu versagen gefühllos und fordernd. Oder aber der Penis reagiert auf eine fordernde Vagina mit einem frühzeitigen Samenerguss, Erektionsstörung oder Lustlosigkeit.

Das tiefe, achtsame und bewusste Penetrieren und das bewusste rezeptive Sich-Öffnen erlauben beiden Partnern mit der Zeit, ihre tiefsten Ängste loszulassen, um eine Heilung über die sensiblen Geschlechtsorgane zu erfahren. Sobald es für die Frau schmerzhaft wird oder sie sich nicht spürt, verharrt sein Penis still, und zwar so lange, bis sich eine Veränderung einstellt, sich beispielsweise Spannungen, Emotionen oder Erinnerungen aufgelöst haben. Aber: Wenn eine Frau aufgrund ihrer Verletzungen sich nicht rezeptiv öffnen kann, ist es sinnvoll, dass sie anfangs selbst die tiefe Penetration vorsichtig mit minimalen und langsamen Bewegungen einleitet. Dadurch hat sie etwas mehr Kontrolle über den Prozess, kann die Schmerzintensität beeinflussen und den Partner behutsam zu den Stellen lenken, die einer Heilung bedürfen.

Mit der Zeit fließen wieder Empfindung und Bewusstsein in das Gewebe, und Vagina und Penis finden zu ihrer natürlichen Geschmeidigkeit und Unschuld zurück. Sobald die Genitalien wieder verbunden sind mit ihrer ursprünglichen Qualität von Präsenz und Lebendigkeit, erzeugen sie das, was ihre eigentliche Aufgabe ist: sexuelle Energie und Lust zu schenken. Erst jetzt wird ein Lieben im gegenwärtigen Moment möglich.

Stille Ekstase durch die tiefe Penetration

Partner, die dem Yin- und dem Yang-Aspekt der tiefen Penetration genügend Raum und Aufmerksamkeit geschenkt haben, können jetzt durch ihre natürliche Anziehungskraft zu einer besonders intensiven Erfahrung der Leidenschaft gelangen. Ein vertrauensvolles Lieben lässt nun ein entspanntes, aktives Berühren und intensives Erleben zu. Jetzt kann der Mann dazu übergehen, die Vulva aktiv mit seinem Penis zu erforschen. Die Frau ist bereit, sich hinzugeben und ihn zu empfangen. Der Mann hat ein Bewusstsein für die phallische, alles verändernde Kraft seiner Erektion. Durch langsame und achtsame Positionsveränderungen erforscht seine Penisspitze nun die ganze Vagina, indem er seine Partnerin auf verschiedene Weisen tief penetriert. Jede neue Position ermöglicht nämlich, dass andere Stellen berührt werden. Er kann zum Beispiel von hinten in sie eindringen und weckt so ihren G-Punkt. Der Göttinnen-Punkt ist für viele Frauen eine wichtige Zone der Lust, die beim »normalen Liebemachen« (in der Missionarsstellung) zu wenig stimuliert wird. Durch das Verweilen des Mannes mit seiner Eichel an ihrem G-Punkt wird die Lust erheblich gesteigert. So kann die Frau mit der Zeit wahrnehmen, dass Klitoris, G-Punkt, Gebärmutter, ja die ganze Vagina zu einem einzigen Lustorgan verschmelzen, was ihr höchste Wonnen schenkt.

Wenn sich jetzt Eichel und Muttermund in dieser Intensität und Intimität »küssen«, kommt es zu einem Nehmen und Genommenwerden in der stillen Ekstase. Eichel und Muttermund wirken dabei wie zwei Magnete. Die Eichel ist aktiv-abgebend, der Muttermund passiv-aufnehmend. Durch ihre natürliche Anziehungskraft stimulieren sie sich gegenseitig, und so findet ein intensiver Dialog zwischen ihnen statt. Beide sind trunken vor Leidenschaft, schwelgen in Glückseligkeit und sind verbunden mit einem Hauch Bewusstsein, dem inneren Zeugen.

Vom Orgasmus zum orgasmischen Sein

Das orgasmische Sein ist nicht nur das Ziel des stillen Liebens, sondern auch der Dreh- und Angelpunkt des tantrischen Liebens. Darunter verstehen wir, die Sexualenergie so zu entfachen, dass sie sich nicht über den Orgasmus entlädt, sondern dass die ganze Energie entweder im Körper verströmt wird (Yin-Aspekt) oder bewusst für die Meditation verwendet wird (Yang-Aspekt). Um den Effekt besser zu spüren, empfehlen wir, eine Zeit lang sogar ganz auf den Orgasmus zu verzichten. So öffnen wir uns völlig für das ekstatische Fließen des Talorgasmus. Dieser erweitert den genitalen Orgasmus hin zu einem energetischen Orgasmus, der sich wellenförmig ausbreitet und sich bis in jede Zelle hinein verteilt: Im ganzen Körper strömt und vibriert es.

Um den Unterschied aufzuzeigen, kommen wir kurz noch einmal auf den genitalen Orgasmus zurück.

Die Frau ist von ihrem Wesen her, also auch auf der sexuellen Ebene, energetisch gesehen Yin – rezeptiv. Über die sexuelle Vereinigung wird ihre eigene Lebendigkeit durch die gegenpolige Energie (Yang) ihres Geliebten ergänzt. Mit ihrer energetischen Aufladung wird auch die Energie des Paares im wahrsten Sinne des Wortes »hochgeschaukelt«. Wenn die Frau nun im Orgasmus ihre ganze Yin-Energie entlädt, ist sie absolut leer und wird zu einem empfangenden Schoß. Wenn ihr Geliebter sich nun im Orgasmus entleert, nimmt sie seine ganze Yang-Energie auf und fühlt sich anschließend voll, ganz und genährt. (Aus diesem Grund sagen Frauen, dass sie im Orgasmus keine oder nur wenig Energie verlieren und bereit sind, mehrere Wellen hintereinander zu reiten.)

Die sexuelle Energie des Mannes ist Yang – abgebend. Das Yang-Prinzip will sich entleeren. Gibt er diesem Drang nach und verströmt sich durchs Ejakulieren, fühlt er sich frei und leer. Denn seine ganze Fülle, seine ganze Yang-Energie hat er durch den Orgasmus seiner Geliebten geschenkt. Jetzt ist er leer und wird dadurch zu Yin, zum empfangenden Pol. Dieses Gefühl von Leere wird zusätzlich durch die Aufnahme der Yin-Energie seiner Partnerin verstärkt. Durch die Ejakulation hat der Mann den gesamten sexuellen Energiefluss und damit ein immer höheres Aufladen von Yin und Yang unterbrochen.

Wie erlangt der Mann aber die Meisterschaft über seine Ejakulation, um das ekstatische Fließen des Talorgasmus zu erfahren? Er muss den Punkt ohne Wiederkehr erkennen und seine Energie zügeln. Erste Schritte in diese Richtung kann er am besten durch das Selbstliebe-Ritual machen, so wie wir es beim herzlichen Lieben beschrieben haben. Später und mit einiger Übung wird es ihm aber auch während des Liebesaktes selbst gelingen.

Will er die drängende Ejakulation durch Willensanstrengung und körperliche Anspannung vermeiden, verdoppelt er nur den Druck, unter dem er steht. Lenkt er jedoch seine Aufmerksamkeit nicht nur auf den Penis, sondern auf den ganzen Körper und die Atmung, lernt er, sich mehr und mehr zu entspannen. Beim stillen Lieben hilft ihm der Verzicht auf alle eingeübten und zielgerichteten Bewegungen, mit denen er aufgestaute Energien für gewöhnlich abreagiert. Denn nicht nur Bewegungen des Beckens, sondern auch die Vorstellung davon, wo sein Penis gerade ist, erhöhen die Wahrscheinlichkeit der Ejakulation. Die einfachste Art, die Ejakulation zu vermeiden, ist ein sanftes Anspannen der Beckenbodenmuskeln. Alle anderen Körperteile, vor allem Gesicht, Oberschenkel, Bauch und Gesäß, gilt es entspannt zu lassen. Je länger und öfter er dies tut, umso mehr Sexualenergie baut sich auf.

Der wichtigste Beitrag der Frau an diesem heiklen Punkt ist, dass sie sowohl ihre Vaginalmuskeln als auch den Beckenboden ruhig hält. Zusätzlich kann sie mit ihrem Geliebten im Augenkontakt verweilen, wodurch seine Energie von der Konzentration im Becken weggeführt wird und sich im ganzen Körper verteilt.

Zusätzlich sollten beide berücksichtigen, dass die sexuellen Reaktionen von Mann und Frau sehr unterschiedlich verlaufen. Während die Erregungskurve des Mannes sehr steil ist, baut sich diejenige der

Frau langsam und in Wellen auf. Gibt der Mann nun seiner Lust nach Ejakulation nach, ist die Frau sexuell meist noch gar nicht aufgeladen. Durch das Ejakulieren ist das Liebesspiel hier jedoch bereits zu Ende. Die Meisterschaft des Mannes über seine Ejakulation ist also nicht nur für ihn, sondern auch für das Paar von zentraler Bedeutung: So genießen beide ein intensives und langes Liebesspiel.

Beim Talorgasmus wird das Energiefeld (die feinstoffliche »Aura«, die den Körper umhüllt) enorm ausgedehnt. Dann genügt schon ein bloßer Blick oder Gedanke, um neue pulsierende, belebende, orgasmische Wellen auszulösen, die durch den ganzen Körper strömen. In solchen Momenten müssen wir den Partner nicht einmal physisch berühren. Es genügt, einfach den Moment miteinander zu teilen, um Wellen von orgiastischen Empfindungen zu erleben. Dies sind die Augenblicke, in denen der sonst paradox anmutende Satz »Die höchste Form der Sexualität ist der Verzicht auf Sexualität« auf einmal klar wird. Das wäre der tiefere Sinn der Askese, die – in Wirklichkeit – nicht ein Verzicht auf sinnlich-sexuelle Freuden, sondern die Suche nach einem grenzensprengenden Ausdruck von Freude und Ekstase ist.

Im Tantra unterscheiden wir zwei Wege, um diesen ekstatischen Zustand des Orgasmisch-Seins zu erfahren: eine Yin- und eine Yang-Form.

Die Yin-Form: Eintauchen in Energiewellen

In der **Yin-Form** ereignet sich der Talorgasmus als eine spontane Reaktion. Wenn wir uns über eine längere Zeit still lieben, wenn wir energetisch hoch aufgeladen und gleichzeitig tief entspannt sind, wird uns der Zustand des orgasmischen Seins manchmal spontan zuteil. Während viele Frauen dieses Verströmen und Einssein recht gut kennen – denn es entspricht ja ihren femininen Qualitäten (fließen, geschehen lassen, sich ausdehnen) –, ist es für die meisten Männer eine ganz neue Erfahrung, denn sie sind eher vertraut mit dem genitalen Orgasmus, der ein zwar intensives, aber kurzes und eingeschränktes Vergnügen darstellt. Nur nach der Ejakulation selbst erleben sie manchmal so etwas wie eine Ahnung davon, was »Orgasmisch-Sein« bedeutet.

Die Yang-Form: Das Reiten des Tigers

Wir sind aber nicht auf das spontan auftretende Energiephänomen der Yin-Form angewiesen. Die Kunst des Tantra lehrt uns, Sexualität und Meditation miteinander zu verbinden. Dazu nutzen wir die **Yang-Form**, die Praxis des Tigerreitens. Der Tiger steht für die Leidenschaft der Sexualenergie, die wir nicht kontrollieren, wohl aber bewusst lenken können.

Die bisherigen Übungen haben uns gut darauf vorbereitet, unseren Körper auch in einer hohen sexuellen Aufladung entspannt und durchlässig sein zu lassen. Und der innere Zeuge achtet nicht nur auf alle unsere Empfindungen, Gefühle und Gedanken, sondern auch auf die des Partners. Nun ist es Zeit, den Tiger zu reiten: In der höchsten sexuellen Aufladung spannen wir den Beckenboden an und lenken die leidenschaftliche Energie mit dem Einatem in die innere Flöte. Wir halten den Atem so lange wie möglich an und richten unsere Aufmerksamkeit voll und ganz auf das Dritte Auge, jenen Punkt mitten auf der Stirn. Mit dem Ausatmen strömt die Energie in unseren Energiekörper hinein und öffnet dadurch den Raum für die Stille, das orgasmische Sein.

Für den Mann ist dies natürlich noch anspruchsvoller, weil er kurz vor seinem Höhepunkt, am Punkt ohne Wiederkehr, seine Energie zügeln muss. Aber dadurch vermeidet er nicht nur seine Ejakulation, sondern nach jedem Tigerreiten verringert sich bei ihm der Drang zu ejakulieren, und so können sich beide wieder ganz auf das meditative Lieben ausrichten.

Auch für die Frau ist es wichtig, die Energie durch das Tigerreiten zu lenken, denn es unterstützt sie, in noch ekstatischere Zustände zu gelangen.

Das orgasmische Sein liegt in der Natur der sexuellen Energie. Über das Tigerreiten haben wir nun ein Mittel, um die Leidenschaft der Sexualität jederzeit in Liebe und Stille zu wandeln. Dann machen wir nicht mehr Liebe – wird *sind* Liebe.

Die Schlüssel des stillen Liebens

Meditatives Liebesspiel und erotische Meditation

Das stille Lieben in Meditation zu überführen und die Meditation in stilles Lieben, helfen uns diese vier Schlüssel: Augen, stille Atemmeditation, Berührung und die Chakra-Welle. Sie alle unterstützen die Bemühungen, im Hier und Jetzt zu sein, die Energie zu beobachten und zu lenken und über längere Zeit ineinander zu verweilen, sodass wir im stillen Lieben sexuelle Meditation und meditative Sexualität erleben. Natürlich können die Schlüssel einzeln für sich angewandt werden, und das ist anfangs auch empfehlenswert, vielleicht so lange, bis ihr Gebrauch selbstverständlich geworden ist. Wählen Sie von Zeit zu Zeit einen anderen Schlüssel und praktizieren Sie so lange mit ihm, bis Sie sich wohl damit fühlen. Dann können Sie auch damit beginnen, mehrere Schlüssel miteinander zu kombinieren.

Schlüssel 1 – Die Augen

Die Augen sind die Fenster der Seele. Wir zeigen uns dem anderen mit unseren Gefühlen und drücken unser innerstes Wesen über sie aus. Beim Liebesakt sind sie allgemein von zentraler Bedeutung, weil wir uns nicht nur über die Genitalien, sondern auch über die Augen lieben. Wenn wir uns lieben, steigt die sexuelle Energie vom Becken auf, berührt das Herz und zeigt sich dann in unseren Augen. Lassen wir uns auf den Augenkontakt mit dem Geliebten ein, fühlen wir eine tiefe Verbundenheit, Stille und Präsenz. Die Zeit bleibt stehen, und die Welt um uns herum tritt in den Hintergrund. Wir zeigen uns genauso, wie wir gerade sind. Im Alltag neigen wir jedoch dazu, entweder auf unser Innenleben oder auf die Außenwelt ausgerichtet zu sein. Sind wir beim Lieben zu stark nach innen gekehrt, nehmen wir zwar unsere Empfindungen wahr, blenden den Partner aber aus. Sind wir auf der anderen Seite zu sehr nach außen gerichtet, verlieren wir den Kontakt zu unserer Innenwelt und somit zu unseren Empfindungen. Die Kunst besteht darin, gleichzeitig innen und außen zu sein. Und das können wir, wenn die Augen sanft, »weich« und entspannt sind. Augen, die offen sind wie Kinderaugen: neugierig, nicht wertend, wach und ohne festzuhalten. Augen, die nach innen und außen zugleich blicken. Was immer wir erleben und fühlen, spiegelt sich in ihnen. Dadurch werden wir verletzlich, weil in uns gelesen werden kann wie in einem offenen Buch. Verletzlichkeit hat jedoch nichts mit Schwäche zu tun. Im Gegenteil. Erst wenn wir uns auf diese Weise offenbaren, kommen wir mit unserer wahren Kraft in Kontakt.

Versuchen Sie es selbst: Wie ist es, der Geliebten gegenüberzusitzen, entspannt in den Bauch hineinzuatmen und sich längere Zeit in die Augen zu schauen? Wird es uns peinlich, versuchen wir diesem ununterbrochenen und gleichzeitig offenen Kontakt über die Augen auszuweichen, oder nehmen wir uns energetisch zurück? Wie ist das Spiel zwischen Kontakt und Nicht-Kontakt? Können wir den Geliebten auch noch wahrnehmen, wenn wir für einen Augenblick die Augen schließen? Es ist ein Abenteuer, zu schauen und sich anschauen zu lassen.

Ein guter Gradmesser dafür, ob wir entspannt in unserer Mitte ruhen oder nicht, ist wiederum unsere Atmung. Ist diese im Fluss, bleibt der Bauch sanft und entspannt. Wie lange können wir so verweilen, ohne ständig nervös mit den Augenlidern zu blinzeln, starr zu werden oder in Gedanken abzudriften?

Wir können dieses Spiel erweitern und vertiefen, indem wir das Wissen einbeziehen, dass das linke und rechte Auge auf der energetischen Ebene unterschiedlich agieren. Das linke Auge ist in der Regel das Yin-Auge: sanft, aufnehmend, umhüllend. Tendenziell nehmen wir hier Blicke eher auf. Schauen wir also in das linke, empfangende Auge des Partners, haben wir das Gefühl, in ihn hineinzufallen oder hineingezogen zu werden. Umgekehrt ist das rechte Auge das Yang-Auge. Die Energie ist aktiv nach außen gerichtet, denn wir orientieren uns mit diesem Auge. Was wir mit ihm sehen, ordnen wir ein und benennen es. Gehen Sie einfach beim Liebesspiel auf die verschiedenen Qualitäten der beiden Augen ein und beobachten Sie, welche Unterschiede Sie bemerken können!

Wie intim oder wie verwirrend kann es sein, sich mit offenen Augen tief zu küssen oder sexuell zu vereinigen? Nimmt das eine der beiden Augen dabei den Anblick des Geliebten auf eine sanftere Weise auf, während das andere ihn zielgerichteter anblickt? Beobachten Sie die Unterschiede in der Wahrnehmung einfach, ohne die dabei auftauchenden Empfindungen zu werten. Sie werden merken, dass die Energie freier fließt, wenn sich die beiden unterschiedlichen Blickweisen der Augen im Gleichgewicht befinden. Dadurch intensiviert sich der Austausch mit dem Partner. Sehen und gesehen werden ist gleichwertig: Wir treten in einen Dialog mit unserem Geliebten; dazu benötigen wir keine Worte, sondern lediglich unseren Blick. Sich ganz entspannt in die Augen zu sehen erhöht das Bewusstsein für den gegenwärtigen Moment. Doch auch hier kann eine derart intensive Verbindung Ängste an die Oberfläche holen. Denn wenn wir uns umfassend offenbaren, werden wir auch unter allen Aspekten, den guten wie den vermeintlich schlechten, gesehen. Mit der tiefen Sehnsucht, erkannt zu werden, ist auch eine große Unsicherheit verbunden. Wir fürchten, der Partner könnte unsere Unzulänglichkeiten (oder das, was wir dafür halten) erkennen. Im Augenkontakt zu verweilen bedeutet jedoch, sanft und rezeptiv zu bleiben, schauend immer mehr Intimität zuzulassen.

Denken Sie daran, gerade beim stillen Lieben sich immer wieder aktiv in die Augen zu schauen. Für viele Paare ist das eine neue und oft sogar die intimste Erfahrung, die sie je mit ihrem Partner geteilt haben. Paare, die sich nicht nur in der sexuellen Vereinigung, sondern sogar im Orgasmus anblicken, erzählen, dass dies zu tiefsten Glücksgefühlen führt. Diese Intimität und Intensität beim Lieben, sich im Moment der größten Hingabe zu zeigen, löst Gefühle von Ergriffenheit, Freude und Ekstase aus. Wir fühlen uns in der Seele berührt, gesehen und geliebt.

Schlüssel 2 – Die stille Atemmeditation

Atem ist Leben – und somit sicher einer der effektivsten Schlüssel, um das stille Lieben in die Meditation zu überführen. Als Paar miteinander bewusst zu atmen, schenkt nicht nur das Gefühl von Verbundenheit, sondern synchronisiert auch die Energiesysteme. Und gemeinsam zu atmen ist die einfachste Methode, sich im Hier und Jetzt zu verankern. Daraus entsteht eine Atemmeditation, die wir natürlich bei jeder Art von Lieben ganz bewusst einsetzen können, sei es nun beim heißen Sex, beim herzlichen Lieben oder auch beim »Nachglühen«. Den stärksten Effekt hat die Atemmeditation jedoch, wenn wir einander beim stillen Lieben zugewandt sind, unabhängig davon, ob wir uns mit offenen oder geschlossenen Augen lieben. Richten wir die ganze Aufmerksamkeit auf das Atmen, werden wir mit der Zeit zum Atem. Wir atmen intensiv ein und aus, *es* atmet uns. Wir verweilen für einen Moment in der kleinen Pause zwischen Ein- und Ausatmen und kosten diesen Zwischenraum aus, in dem sich der Atemfluss umkehrt. Das ist nichts anderes als Meditation. Wir können dann einen Schritt weitergehen und uns die innere Flöte vorstellen. Sobald wir ein Bild von diesem Energiekanal haben, folgen wir dem Atem in diesem Gefäß vom Beckenboden hoch bis zur Kopfmitte. Wir spüren, wie wir durch die Genitalien einatmen und der Atem zum Dritten Auge fließt. Wir atmen aus, und die Energie fließt vom Scheitel zurück zum Beckenboden. Wenn wir achtsam dieser Atembewegung folgen, können wir mit Staunen feststellen, wie unsere Genitalien immer lebendiger werden. Dann lassen wir den Atem übergehen in einen Kreisatem. Wir atmen durch die Genitalien ein und lenken die Energie bis zum Dritten Auge. Wir stellen uns vor, wie nun der Atem hinüberfließt in die Stirn des Partners und von da entlang seiner inneren Flöte hinunter zum Beckenboden. Mit dem nächsten Ein-atmen folgen wir dem Atem und Energiefluss erneut hoch bis zur Mitte der Stirn. Dieses Kreisatmen ist eine ganz einfache meditative Technik, und doch schenkt sie bei genügend Übung ein Gefühl von Verbundenheit und Frieden sowie Balance.

Eine Variante des Kreisatems ist der Wechselatem. Der eine atmet ein, während der andere ausatmet. So schwingen beide im selben Rhythmus und sind dadurch in ihrer Vorstellung am gleichen Ort des Kreises. Obwohl es nur eine kleine Veränderung ist, wird dank dem Wechselatem die energetische Verbindung im Paar noch weiter vertieft. Dieser Effekt kann gesteigert werden, indem wir die Vorstellung wachrufen, dass die innere Flöte bei der Frau am Muttermund beginnt und beim Mann an der Eichel.

Während wir unseren Atem beobachten, fallen wir immer wieder in eine tiefe Meditation.

Schlüssel 3 – Die Berührung

Berührung ist eine Kunst, die nicht nur eine sinnliche Vorbereitung für das Lieben darstellt, sondern auch direkt in das Lieben einbezogen werden sollte. Natürlich gibt es unzählige Arten und Qualitäten von Berührung: fein oder grob, weich oder hart, zufällig oder bewusst, hingebungsvoll oder fordernd. Einige Berührungen eignen sich vor allem fürs stille Lieben, andere wiederum fürs heiße oder herzliche Lieben. Eine Berührung kann den Empfangenden öffnen und entspannen oder ihn erstarren und sich verschließen lassen. Berührung ist eine zentrale Qualität und gehört zum bewussten Lieben dazu.

Sofern beide Partner wirklich im Hier und Jetzt sind, ist Berührung ein Dialog auf der Körperebene. Je bewusster der gebende Partner berührt, desto klarer wird dies vom Empfangenden wahrgenommen. So kann eine federleichte Berührung eindrücklich, neutral, verletzend oder einfach nur beliebig sein.

Auf der Körperebene ist die Haut die Grenze, an der sich das Innere vom Äußeren trennt – oder sich trifft, je nach Blickwinkel. Meist sehnen wir uns nach Berührungen, die von außen kommen. Doch wo beginnt dieses Außen? Wir haben ein Gefühl für Grenzen, auch im energetischen Raum, vor allem, wenn es den Intimbereich betrifft. In der Regel empfinden wir diesen in einem Abstand von etwa dreißig Zentimetern um unseren physischen Körper herum. Sobald uns fremde Personen zu nahe kommen und diesen Abstand missachten, fühlen wir uns unwohl. Von unserem Geliebten wünschen wir uns jedoch Nähe und Berührungen gerade in diesem Intimbereich. Diese Tatsache können wir nun nutzen, um mehr Lebendigkeit und Eros in unser Liebesleben zu bringen, indem wir bewusst und spielerisch mit diesen Grenzen umgehen.

Berührungen auf der Körpergrenze, also der Haut, machen uns augenblicklich sehr wach, und wir müssen uns entscheiden, ob wir diesen Kontakt zulassen wollen oder nicht. Weniger Entscheidungsfreiheit haben wir vielleicht bei Berührungen des inneren Kerns, wie zum Beispiel Mund, Anus, Nase und Vagina. Wir empfinden sie als äußerst intim und fühlen uns vor allem sehr verletzlich, oft sogar schutzlos und ohne Kontrolle über die Situation.

Erst wenn wir die Fähigkeit entwickelt haben, Grenzen sensibel wahrzunehmen, Grenzen zu setzen und uns über Grenzen auszutauschen, entspannt sich unser Wesen, und wir können uns auf einer tieferen Ebene dem Partner hingeben. Wenn wir jedoch nicht klar genug kommunizieren, deutlich Ja oder Nein sagen oder im Zweifel ein »Stopp« signalisieren, verharren wir im Zustand ständiger Alarmbereitschaft, reagieren nervös und fühlen uns unwohl und ausgeliefert. Wenn wir Berührungen gar als Übergriffe erleben, können wir körperlich sogar erstarren und unser Bewusstsein aus dem Körper abziehen. Wir werden empfindungslos.

Je mehr Bewusstsein in die Berührung hineinfließt, desto intensiver empfinden wir die direkte Begegnung: Mit unseren Händen berühren wir nicht nur den Körper, wir berühren den Partner in der Tiefe seines Seins, seiner Seele. Dies ist eine Kunst, denn sie fordert, dass wir vollkommen und liebevoll in uns ruhen – für uns selbst, aber auch für den Geliebten. Es bedeutet, im eigenen Zentrum zu verweilen, genau zu spüren, dass wir nicht nur mit den Händen, sondern mit unserem ganzen Wesen in Kontakt treten. In der gebenden Position fragen wir uns: Was braucht der Partner, wie »antwortet« sein Gewebe? Oder in der empfangenden Position: Sind wir ganz bei uns, um genau an dem Ort zu verweilen, wo wir berührt werden, um dadurch die leisesten Veränderungen, die Reaktionen unseres Gewebes wahrnehmen zu können?

Damit sich Körper und Seele in der Tiefe für das sexuelle Lieben öffnen können, braucht es eine bewusste und sinnliche Berührung. So entsteht ein Dialog, der sich schließlich in eine Meditation zu zweit verwandelt. Geben und Nehmen werden eins.

Schlüssel 4 – Das feinstoffliche Energiesystem

Im Zustand tiefer Meditation können wir vor allem beim stillen Lieben die unterschiedlichen Qualitäten der Sexualenergie wahrnehmen. Das hängt in erster Linie mit dem feinstofflichen Energiesystem zusammen, das in den tantrischen Lehren eine große Rolle spielt. Dieses Energiesystem wird auch in anderen spirituellen Traditionen ganz ähnlich beschrieben, zum Beispiel im Hinduismus, aber auch im Taoismus, bei den Schamanen oder im Yoga. Durch dieses System erfahren wir das Leben, nehmen die Wirklichkeit wahr und treten zu uns selbst, zu anderen und zur Welt in Beziehung.

Wenn wir unseren physischen, emotionalen und geistigen Körper gesund erhalten wollen, müssen wir das Chakra-System in Balance bringen.

Wir alle haben auf die eine oder andere Art die Erfahrung gemacht, dass wir mehr sind als der physische Körper. Auf der energetischen Ebene umgibt unseren Körper eine feinstoffliche Hülle, die

Aura. An bestimmten Stellen verdichtet sich diese zu Chakren (Sanskrit für Lichträder), deren Aufgabe es ist, den physischen mit dem spirituellen Körper zu verbinden. In den meisten Systemen wird von sieben Energiezentren zwischen Beckenboden und Scheitel ausgegangen. Durch jedes Chakra drücken sich bestimmte, subtile Aspekte unseres Inneren aus, wie zum Beispiel unsere Lebensenergie oder die Qualität der Sexualenergie.

Dieses komplexe System der Chakren beeinflusst alle Ebenen unseres Seins. Mit etwas Übung können wir die unterschiedlichen Qualitäten auch beim Liebesspiel wahrnehmen und für uns nutzen.

Erstes Chakra – Wurzel-Chakra (Beckenboden)

Hier zeigt sich die Sexualität feurig, explosiv, penetrations- und orgasmusorientiert. Wir folgen unserem Trieb und lassen uns überrollen von Wogen der Lust. Im Vordergrund steht eine animalische, rohe, leidenschaftliche, wilde Sexualität, die unter anderem ihren Ausdruck im Wunsch, zu nehmen und genommen zu werden, findet. Manchmal zeigt sich hier auch eine Vorliebe für analen Sex. Der Orgasmus wird in der Regel im äußeren Bereich des Genitals erfahren, in der Klitoris oder im Penis.

Ist das erste Chakra nicht in Balance, erleben wir den Orgasmus weder tief noch erfüllend. Die Reaktionen laufen zwar automatisch ab, die sexuelle Begegnung hinterlässt jedoch ein schales Gefühl. Das Hauptthema ist vor allem Angst: Angst, zu kurz zu kommen, Angst vor Unterwerfung, Angst, nicht zu genügen, oder starke Misstrauens- und Schuldgefühle. Der Partner wird nicht oder nur kaum wahrgenommen. Das gibt dem Lieben eine egoistische, instinktive, aggressive Note.

Zweites Chakra – Hara (Unterbauch)

Die Energie zeigt sich hier in einer verspielten, fließenden, sinnlichen Sexualität. Beide genießen die Bewegungen, den gemeinsamen Tanz der Körper und der Gefühle, die sich in prickelnder

Kraft und Freude ausdrücken. Es ist die Lust an der Verführung: Eros. Der Orgasmus wird in der Regel mehr in der Tiefe erfahren, in der Prostata oder im Göttinnen-Punkt.

Eine Disharmonie zeigt sich im Gefühl, unbefriedigt zu sein, in Kritiksucht, Eifersucht, plötzlichen aggressiven Ausbrüchen, Gefühlen von Frust und Wut, Nähe-Distanz-Spielen (»Geh weg, bleib hier«). Typisch sind hier aber auch Themen wie Sado-Maso-Spiele, Abhängigkeit, Co-Abhängigkeit, Verletzlichkeit.

Drittes Chakra – Solarplexus (Oberbauch)

Auf der Ebene dieses Chakra begegnen wir uns als gleichberechtigte Partner, die Lust haben an Eroberung und Hingabe. Beide sind selbstbewusst und ruhen in ihrer Mitte, können sich gut abgrenzen und zelebrieren ihre Einzigartigkeit.

Fehlende Balance in diesem Energiezentrum zeigt sich in der Angst, kontrolliert oder überwältigt zu werden. Sex wird als bedrohlich erlebt und wird von der Liebe getrennt. Es herrschen Extreme vor: erobern und kontrollieren – oder sich passiv unterwerfen. Durch Manipulation, Machtspiele und ängstliches Klammern werden Minderwertigkeitsgefühle und Wut kompensiert. Symptome, die dann auftauchen können, sind Ejaculatio praecox (frühzeitiger Samenerguss beim Mann) und Präorgasmie (eine hohe Aufladung, aber keine Entladung, also kein Orgasmus bei Frau und Mann).

Viertes Chakra – Herz (Mitte Brustbein)

Hier verschmelzen wir und vereinen uns, sind wie verspielte Kinder, voller Lachen, Humor, Selbstliebe und Wertschätzung. Wir begegnen uns ohne Vorbehalte und suchen den Dialog. Festgelegte Rollen (aktiv/passiv) lösen sich auf und machen Platz für Offenheit und Neugierde. Der Verletzlichkeit des anderen wird respektvoll begegnet. Im vierten Chakra empfinden wir Freude und Mitgefühl, lieben uns selbst und lieben den Partner bedin-

gungslos, von ganzem Herzen. Unterschiede können nebeneinander bestehen und werden angenommen.
Gerät dieses Energiezentrum aus dem Gleichgewicht, verschließen wir das Herz, haben Angst vor Zurückweisung. Aus der Angst, verletzt zu werden, stellen wir Bedingungen an den anderen nach dem Motto: »Ich öffne mich nur, wenn du dich öffnest.« Sexualität wird auf die körperliche Ebene reduziert, weil der emotionale Bezug fehlt.

Fünftes Chakra – Kehlkopf (Hals)
Das fünfte Chakra steht für Ausdruck, Kreativität, Fantasie und vor allem Authentizität. Hier können wir Wünsche und Abneigungen aussprechen, haben Zivilcourage, können laut und wild sein und unser Erleben direkt mitteilen.
Der Schattenaspekt ist die Hysterie und zeigt sich in oberflächlichen oder vorgetäuschten Orgasmen. Ist das fünfte Chakra disharmonisch, sind wir nicht echt in unserem Ausdruck. Entweder schlucken wir vieles einfach hinunter und lassen uns kontrollieren, oder wir monologisieren und kontrollieren damit den anderen.

Sechstes Chakra – Drittes Auge (Mitte Stirn)
Hier erfahren wir Sexualität als Mysterium, Ekstase, Stille, Raum. Wir haben Zugang zu unserer Intuition, blicken staunend in die Welt und fühlen uns verbunden mit einer inneren Führung. Die Partner verschmelzen miteinander und haben beim oder nach dem Lieben die gleichen Bilder und Visionen. Der innere Beobachter greift weder ein noch kontrolliert er – er nimmt einfach wahr, ohne zu werten.
Fehlt dem sechsten Chakra die Balance, lassen wir uns nicht berühren vom Zauber der Sexualität. Wir nehmen sie als rein körperliche oder mentale Erfahrung wahr. Pornografie und erotische Fantasien stellen sich vor das direkte Erleben, oder wir verlieren uns in ihnen.

Siebtes Chakra – Scheitel (höchster Punkt auf dem Kopf)

Im siebten Chakra sind wir im Hier und Jetzt, verbunden mit dem Göttlichen. Wir sind am Wachstum des Partners interessiert und erfahren beim Lieben, dass alle Wesen Ausdruck des einen universellen Bewusstseins sind. Die Geliebte, der Liebende und die Liebe sind EINS.

Der Beobachter löst sich auf. Es kommt zur mystischen Einheit, der Aufhebung der Dualität.

Im Schattenaspekt wird Sexualität nicht mehr mit diesen Zuständen verbunden – Sex und Meditation fallen auseinander. Das Mysterium des Liebens wird nicht erfahren. Wir fühlen uns getrennt und isoliert vom Partner und der Welt.

Viele Paare stellen fest, dass sich ihre Wahrnehmungen während des Liebens voneinander unterscheiden und sich offensichtlich unterschiedliche Energien in ihnen manifestieren. Dieses Phänomen lässt sich, vom System der Chakren aus betrachtet, leicht erklären: Wenn beide mit demselben Chakra verbunden sind, werden sie auch ähnliche Empfindungen haben. Wenn jedoch der Mann beispielsweise seine Energie im dritten Chakra konzentriert, die Frau aber im vierten, werden sich besagte Unterschiede im Erleben einstellen. Der Mann will dann erobern und seine Partnerin mitreißen, seine Kraft spüren und sie ausleben. Er will sie nehmen und erwartet, dass sie sich nehmen lässt. Die Frau jedoch ist vorwiegend mit ihren Gefühlen verbunden, strömt über vor Liebe und genießt die emotionale Verschmelzung. Ist sich das Paar darüber nicht bewusst, führt das schnell zu Unstimmigkeiten. Wissen sie hingegen um diesen Zusammenhang und teilen sie sich mit, sind die unterschiedlichen Wahrnehmungen auch keine Kränkung oder Verletzung für den anderen.

Die Chakra-Welle für mehr Lebendigkeit

Grundsätzlich sind wir gesund und fühlen uns wohl auf allen Ebenen des Seins, wenn alle Chakren miteinander in Balance sind. Sind einzelne davon blockiert oder schwingen auf einer nicht optimalen Frequenz, bemerken wir das meist als Stimmung, Laune oder Unwohlsein. Hält dies länger an, wird dies im Körper gespiegelt. Zur Vermeidung einer solchen Manifestation auf der Körperebene, haben wir in unserer langjährigen Arbeit eine Atem- und Bewegungsmeditation entwickelt: die Chakra-Welle. Durch sie werden die feinstofflichen Energiezentren immer wieder gereinigt und ausbalanciert.

Die Chakra-Welle ist nicht nur eine aktive Atem- und Bewegungsmeditation, sondern auch eine effektive Vorbereitung auf das stille Lieben. Sie schenkt mehr Bewusstsein und Lebendigkeit im feinstofflichen Körper und dient sowohl dem Aufladen als auch dem Ausbalancieren und Verbinden der sieben Chakren.

Wie sieht die Chakra-Welle in der Praxis aus?
Wir empfehlen, diese Atem- und Bewegungsmeditation im Sitzen oder Stehen zu praktizieren. Die Grundbewegung kennen wir bereits als »Beckenwiegen« (Schlüssel 2 des feurigen Liebens). An dieser Stelle beschreiben wir die Übung im Stehen: Die Füße sind etwa hüftbreit geöffnet, die Knie sind sanft gebeugt, sodass das Becken frei schwingen kann. Wir rollen das Becken vor und zurück und verbinden die Bewegung jeweils mit dem Ein- und Ausatmen. Wenn der Körper beweglich ist und das Beckenschaukeln zulässt, entsteht dadurch eine Schlangenbewegung, die im Becken beginnt und durch die ganze Wirbelsäule bis zum Kopf verläuft. Nun nehmen wir noch ein Seufzen hinzu oder experimentieren mit Tönen, die uns einfach Spaß machen. Das ist die Grundform, die während der ganzen Chakra-Welle beibehalten wird.

Während wir uns auf diese Art bewegen und atmen, richten wir nun die Aufmerksamkeit auf das Wurzel-Chakra aus. Durch die

Kombination von intensivem Atmen, Summen, Tönen und Bewegen wird das erste Chakra belebt. Wir experimentieren mit verschiedenen Rhythmen und suchen so den passenden Schlüssel für das entsprechende Chakra. Nach rund fünf Minuten gehen wir weiter zum Hara, das wir auf die gleiche Art und Weise aufladen. Und so fahren wir fort bis zum Scheitel. Dann setzen wir uns hin, schließen die Augen und richten die ganze Aufmerksamkeit auf unser inneres Erleben. Wir genießen die Lebendigkeit in unserem Körper, beobachten in der Stille unsere Empfindungen und Gefühle, wir nehmen die unterschiedlichen Qualitäten der Chakren wahr und lassen zum Abschluss den Atem in der inneren Flöte fließen.

Ekstase – Lebens- und Liebeselixier

Sexuelle Energie als bewusstseinserweiternder Zustand

Menschen sehnen sich nach außergewöhnlichen, ja ekstatischen Erfahrungen – ohne sie wäre das Leben grau. Für uns beginnt Ekstase mit tiefen Glücksgefühlen und endet in mystischen, bewusstseinserweiternden Zuständen. Die einfachste Form der Ekstase erleben wir, wenn uns etwas erfreut, beispielsweise wenn wir eine Blume betrachten, in Kinderaugen schauen oder einen Sonnenaufgang genießen. Die höchste Form der Ekstase ist die Einheit der Gegensätze: das Absolute.

Unserer Erfahrung nach entsteht Ekstase, wenn Energieaufbau (über die vier Schlüssel Atem, Bewegung, Stimme und Achtsamkeit) und Entspannung kombiniert werden. Sie setzt sich also aus einem aktiven Teil (Yang) und einem rezeptiven Teil (Yin) zusammen. Somit ist Sexualität die Möglichkeit schlechthin, Ekstase organisch, heilsam und bewusst zu erleben. Ekstase entsteht immer aus einem dynamischen Prozess, bei dem der Spannungsbogen zwischen zwei Polen genutzt wird. Das bedingt natürlich, dass wir nicht einen Pol bevorzugen und den anderen unterdrücken. Beide müssen als gleichwertige Qualitäten anerkannt werden. Somit erleben wir Ekstase auch aus der Dynamik des Zusammenspiels von Enge/Weite, Angst/Erlösung, Schuld/Gnade oder Schmerz/Lust.

Weil alles auf dieser Erde auf dem Gesetz der Polarität beruht, hat natürlich Ekstase auch eine »Schattenseite«. Ihre Energie spült alle unbewussten und nicht integrierten Themen an die Oberfläche. Aus diesem Grund meiden viele Menschen ekstatische Erfahrungen, denn sie befürchten, nicht nur die Kontrolle zu verlieren, sondern mit ihren unerlösten psychischen Inhalten konfrontiert zu werden. Aber – ekstatische Zustände können genau dazu benutzt werden, diese Themen bewusst zu machen und zu heilen. Wer schwierige Momente nicht verdrängt, sondern sie annimmt, wird die Erfahrung machen, dass selbst Situationen, die Schmerz, Angst und Stress auslösen, einen ekstatischen Kern haben.

Grundsätzlich kann Ekstase auf jeder Seins-Ebene – Körper, Gefühl und Verstand – erlebt werden. Neu kommt noch die geistige Ebene dazu, die Verbindung mit dem Absoluten – dem Raum jenseits der Dualität.

Feurige Ekstase – Körper, Leidenschaft und Trieb

Die feurige, vulkanische Ekstase ist stark mit dem Körper, mit Leidenschaft, aber auch mit dem Trieb verbunden. Wie der Poet und Maler William Blake schon sagte: Energie ist ewiges Entzücken und rührt vom Körper her. Stellvertretend für diese Qualität der Ekstase steht Dionysos, der Gott des Weins, aber auch des Wahnsinns.

Für diese Form der Ekstase sind meist starke Reize nötig. Es geht hier um die Steigerung der Lust und um die feine Gratwanderung zwischen Lust und Schmerz, aber auch um das Ausloten der Energiebewegung von Aktivität über Aggression bis hin zu Dominanz und Unterwerfung. Wir müssen mutig sein, um an diese Grenzen zu gehen, sie zu durchbrechen oder sogar aufzuheben. Feurige Ekstase braucht einen größtmöglichen Spannungsbogen, wie wir ihn beispielsweise auch in den archetypischen Kräften von Sex und Tod finden. Beim sexuellen Lieben sprechen wir von den Qualitäten des Nehmens und Genommenwerdens. Wer dominiert und wer lässt sich nehmen? Können wir uns ganz und gar den Bewegungen des Körpers überlassen, stöhnen, tönen, summen, schreien, beißen? Dabei wird ein Höchstmaß an Energie freigesetzt. Junge Menschen lieben es, vor allem über den Körper in einen hohen energetischen Zustand zu kommen. Sie nutzen zum Beispiel wilde Rockkonzerte und Discotanz, Orgien oder Aktivitäten wie Extrembergsteigen, Drachenfliegen, Motorradrennen. Sie suchen den körperlichen Kick, den Nervenkitzel, den Adrenalinrausch.

Die feurige Ekstase ist immer geprägt von extremen körperlichen Spannungen, einem Gemisch von Aggression, gewaltigen Triebenergien und orgasmischen, rhythmischen Bewegungen. Je mehr diese eigentümliche Kombination aus Lust und unter Umständen auch aus Schmerz sich steigert, umso mehr verschmelzen die Gegensätze und können nicht mehr unterschieden werden. Da verwandelt sich mörderischer Hass in glühende Liebe, die Schmerzen der Geburt weichen einem orgasmischen Gebären, sexuelle Ausschweifung verwandelt sich in transzendentales Streben, und Todesangst geht über in eine mystische Verzückung.

Herzliche Ekstase – Liebe und Schmelzen

Im Vordergrund stehen bei der herzlichen Ekstase Gefühle von Sehnsucht, Verschmelzung und Einssein. Wir sind voll kindlicher Neugier, Unschuld und Urvertrauen bei gleichzeitig völliger Abwesenheit von Angst, Aggression und Schuldgefühlen. Die herzliche Ekstase besitzt mütterliche Qualitäten: Sie ist nährend, schützend, verschmelzend und erinnert an den Zustand des Embryos im Mutterleib. Sie wird als Heimkommen empfunden, als Aufnahme ins Paradies, wo alles im Überfluss vorhanden ist. Die herzliche Ekstase ist im positiven Sinne eine Symbiose, ein lebendiger Austausch zwischen zwei Lebewesen. Sie ist ein Ja zu sich, zum Partner, zum Leben, zur Weite des Herzens. Wir genießen es, bedingungslos zu lieben, uns hinzugeben an unser großes, offenes Herz. Diese ozeanische, überfließende Ekstase schenkt tiefe Einsicht in Zusammenhänge und lässt uns erfüllt sein von transzendentaler Liebe.

Beim sexuellen Lieben erfahren wir die Ekstase als Verbindung von zwei Energiesystemen, vergleichbar mit dem Zusammentreffen von zwei Flüssen, die sich zu einem Strom verbinden. Viele Paare kennen diesen Zustand nach leidenschaftlichem Sex, wenn sie »nachglühen« und einfach den Augenblick miteinander auskosten. Wenn sich ein Paar in dieser Innigkeit und Zuwendung liebt, fließt seine Liebe über das Paarsein hinaus. Erfüllt von der Leidenschaft ihrer Herzen, wollen sie ihre Liebe bedingungslos verschenken. Sie sind wie Kinder, die vor sich hin summen, singen, murmeln, leise lachen. Sie wiegen sich, schunkeln, schaukeln, schweben. Sie freuen sich über die Wunder der Welt, des Lebens, des Augenblicks. Typisch für diese ozeanische Ekstase ist das Gefühl, in Gelöstheit, Freude und Mitgefühl zu baden.

Stille Ekstase – Stille, Sein und Öffnung

Die stille Ekstase schenkt uns Zustände von Frieden, einem tiefen Wissen, Weisheit, Ruhe und Stille, einfach Sein. Stille ist also mehr als die Abwesenheit von Lärm. In der stillen Ekstase gibt es immer noch einen inneren Zeugen, der mit einem Hauch Bewusstsein sowohl die Meditation und Stille als auch die Liebenden selbst beobachtet. Es gibt also immer noch ein Ego, ein Ich, das diese Situation bezeugt. Wir wollen zwar den Daseinsgrund, das Numinose, das kollektive Bewusstsein berühren. Aber dazu brauchen wir in einem ersten Schritt noch die Kontrollinstanz des Ego. Und weil wir dieses Ego haben, können wir uns an die stille Ekstase erinnern.

Manchmal erleben wir solche Momente auch nach Phasen der Verzweiflung, in denen wir vergeblich nach etwas suchten und um Erkenntnisse rangen. Nach solchen Zeiten der Enge empfinden wir die nachfolgende Öffnung wie einen göttlichen Blitz, der bisherige Begrenzungen und Hindernisse zerstört und völlig unerwartete, überraschende Lösungen und überwältigende Einsichten bringt, die als eine Art göttlicher Offenbarung erlebt werden. Manchmal fühlen wir uns dabei wie von Licht durchflutet.

Auf der sexuellen Ebene zeigt sich die stille Ekstase darin, dass ein Paar nach dem Liebesspiel dieselben Bilder, Ideen oder Visionen hat.

Oft ist dies begleitet von einem tiefen Wunsch, zu meditieren oder in diesem Raum von Stille noch eine Weile zu sein.

Spirituelle Ekstase – Einheit und Leere

In der spirituellen Ekstase verlassen wir für Momente die Gesetzmäßigkeit der Dualität. Für einen Augenblick berühren wir den Zustand von Erleuchtung (Samadhi). Wir sind vollkommen. Die Pole lösen sich für einen Moment auf, genauso wie sich der Beobachter in uns auflöst. Wir sind also auch für einen Augenblick ohne Ego (eine Erfahrung, die wir mit unserem Normalbewusstsein als sehr gefährlich erleben). Darüber öffnet sich ein Raum von Leere, der in den spirituellen Traditionen auch als das Absolute bezeichnet wird. Ein grenzenloser Raum, aus dem alles geboren wird und zu dem alles zurückkehrt. Ein Raum, den wir mit Worten nicht beschreiben können, weil Worte ihn wieder begrenzen. Weil sich selbst das Ego für Momente auflöst, können wir den Zustand der spirituellen Ekstase mit unserem Verstand gar nicht erfassen. Die spirituelle Ekstase ist eine Erfahrung, die durch den Körper und aus ihm kommt. Wir betreten den Raum zwar über unsere Sinneswahrnehmungen, aber im Moment der spirituellen Ekstase lösen sich Ego und Sinneswahrnehmungen auf. Der Zen-Koan »Höre das Klatschen einer Hand« zeigt auf, dass dieser Zustand weder durch den Verstand noch durch das Tun erreicht werden kann, sondern lediglich durch die direkte Erfahrung des Samadhi. Wir tauchen jedoch nur für Momente in diesen Ausnahmezustand ein, um uns dann auf dem Marktplatz des Lebens wiederzufinden. So wie es ein anderer Zen-Spruch sagt: »Vor der Erleuchtung trinken, essen und schlafen. Nach der Erleuchtung trinken, essen und schlafen.« Während der Erleuchtung zerreißt der Schleier der Dualität – es kommt zur Einheit der Gegensätze. So können wir für einen Moment eintauchen in ein Meer von Glückseligkeit. Der Alltag umgibt den Ausnahmezustand der ekstatischen Erfahrung wie Wasser eine Insel, er gibt Kontur und Gestalt und sollte Integration ermöglichen.

Auf der sexuellen Ebene werden der Geliebte, die Geliebte und die Liebe eins. Aus der bewussten Vereinigung der höchsten maskulinen und femininen Qualitäten, also aus der Verbindung von Weisheit und Mitgefühl, von Bewusstsein und Liebe, entsteht zuerst die Stille und darüber hinaus immer wieder die Leere. Sobald sich der Zeuge in der Leere wieder manifestiert, fallen wir aus der Einheit heraus und haben somit wieder Zugang zu unseren Sinneswahrnehmungen. Im Vordergrund sind dann sehr ruhige, einfache Gefühle wie zum Beispiel Zufriedenheit und ein Gespür für Weite. Zufriedenheit, weil wir die Abwesenheit von Verlangen, Anhaften oder Ablehnen genießen. Es ist mit Abstand die ernüchterndste Form von Ekstase. Gefühle von Euphorie wie beispielsweise in der feurigen Ekstase gibt es nicht mehr. Hier ein Beispiel aus dem Alltag: Das Läuten der Kirchenglocken dringt an unser Ohr. Wir orten sofort die Richtung, definieren es als metallisches Geräusch mit einer bestimmten Tonlage und haben vielleicht sogar das Bild einer Glocke vor Augen. Durch die Sinneswahrnehmung und die Zuordnung des Verstandes zerfallen wir damit in Subjekt und Objekt, in ein Innen und Außen. Nehmen wir jedoch mit unserem Energiekörper wahr, dann werden wir zu dem Klang, zu der Glocke, und haben eine direkte Erfahrung dieses Phänomens. Alles Trennende löst sich für den Moment auf. Gefühle, Empfindungen, Gedanken und Bilder schmelzen in eins – und sogar das trennende Ego wird für einen Moment transzendiert.

Teil 4

Spirituelles Lieben – Sich lieben heißt schöpferisch sein

Qualitäten des spirituellen Liebens

Eine Einstimmung oder das Vorspiel

Für uns ist das spirituelle Lieben eine gelebte Liebesphilosophie, mit der wir das zerrissene Band zwischen Sexualität und Spiritualität heilen können. Wir verstehen Sexualität als schöpferische Kraft, die uns in einen neuen Erfahrungsraum führt und durch die wir verstehen, dass jede sexuelle Begegnung auch eine spirituelle Begegnung ist. Wenn sich also die höchste Qualität des Femininen, die bedingungslose Liebe, mit der höchsten Qualität des Maskulinen, dem reinen Bewusstsein, vereinigt, kann die Dualität für Momente aufgelöst werden: Wir betreten einen Raum von unendlicher Weite und Leere, der über das Persönliche hinaus in den transpersonalen Bereich führt. Hier sind wir verbunden mit allen essenziellen Qualitäten in uns, wir sind frei und liebend, erfahren das Göttliche in uns, im Partner und in allen Menschen. Aus diesem unendlichen Raum heraus entsteht alles, und in diese Unendlichkeit kehrt alles wieder zurück. Oder anders formuliert: Beim spirituellen Lieben wird alles Trennende aufgelöst. Es gilt das, was bereits der Mystiker und Poet Rumi gesagt hat: »Jenseits von Richtig und Falsch liegt ein Ort. Dort treffen wir uns.«

Das spirituelle Lieben ist aber auch eine praktizierte Lebensphilosophie. Denn eine bewusste Vereinigung des Maskulinen und des Femininen ist nichts anderes als die mystische Heilige Hochzeit im wahrsten Sinne des Wortes, und zwar auf mehreren Ebenen. Einmal als eine innerpsychische Verbindung der beiden Lebensenergien, dann aber auch als eine sexuelle und spirituelle Vereinigung von Mann und Frau: Wenn beide ihre maskulinen und femininen Qualitäten ins Gleichgewicht gebracht haben, begegnen sie sich als vulvische Frau und als phallischer Mann in der Yin-Yang-Beziehung.

Beim spirituellen Lieben wird nun sogar das Yin-Yang-Prinzip für Momente aufgelöst, und wir gehen in etwas noch Größerem auf, dem Göttlichen. Dieser Kontakt mit dem Göttlichen hat einen enormen Einfluss auf die Beziehung: Wir werden zu Gefährten und bekommen eine Ahnung davon, was es heißt, menschlich zu sein. Unsere Frage ist deshalb: Was haben wir der Welt zu schenken? Was ist unser Beitrag?

Im spirituellen Lieben werden endlich alle Konzepte aufgelöst: Es gibt nicht mehr *die* Frau und *den* Mann. Der Geschlechterkampf weicht einer Begegnung voller Demut, Würde, Respekt und Kraft. Mann und Frau sind im wahrsten Sinne des Wortes menschlich und wünschen sich nichts sehnlicher als Frieden. Sie leben ihr eigenes Potenzial, sind liebes- und beziehungsfähig und haben ein weites, offenes Herz voller Mitgefühl für alle Wesen dieser Erde.

Erst das spirituelle Lieben erlaubt uns, als Paar im Sexualakt die höchste Wirklichkeit zu erfahren. Diese geht als Einheit der Gegensätze über das Paar hinaus, und beide tauchen in die Leere ein. Beim sexuellen Lieben führt das Verweben von Energiebewegung, Liebe und Bewusstsein über das Persönliche hinaus zum magischen Lieben. Magisch deshalb, weil wir den Raum der Leere schöpferisch nutzen können, um Wünsche zu manifestieren.

Der magische Schöpfungsakt

In alten Schöpfungsmythen, aber auch in schamanistischen Traditionen wird beschrieben, wie der Himmel mit der Erde Liebe macht und aus dieser Verbindung das Leben entsteht. Wir setzen den »Himmel« für Licht und Bewusstsein, also für das geistige Prinzip und die maskuline Kraft, und die »Erde« für die Liebe und Energie, für das materielle Prinzip und die feminine Kraft. Wenn sich nun die feminine und die maskuline Energie vereinen, findet ein wahrhaftig nie enden wollender Schöpfungsakt statt. In diesem Augenblick wird das Leben von Neuem geboren und damit Offenheit, Raum und letztlich »Leere«, eine Leere, aus der wiederum ALLES entsteht.

Wie alle anderen Qualitäten, die wir bis jetzt kennenlernten, hat auch die Leere viele unterschiedliche Dimensionen. Deshalb verwenden wir dafür synonym auch Begriffe wie Weite, Urgrund, das Göttliche, den Raum und als höchste Wahrheit: das Absolute.

Die Physik lehrt uns, dass alles, was wir als Materie bezeichnen, nichts anderes ist als leerer Raum und Energie. Ein leerer Raum mit ein paar wenigen positiv oder negativ geladenen Teilchen. Es ist somit eine Frage des Bewusstseins, wie wir die Welt erfahren. Einen Tisch nehmen wir zum Beispiel mit unserem Alltagsbewusstsein als etwas Dichtes, Kompaktes und Statisches wahr. Wenn wir jedoch unser Bewusstsein ausdehnen, können wir ihn als reine Energie oder eben Licht erleben. Fühlen Sie diese Buchseite zwischen Ihren Fingern? Auch sie besteht letztlich aus nichts anderem als aus Atomen. Atome aber bestehen auf der Quantenebene nur aus gebündelter Energie und die wiederum zu 99,99999 Prozent aus leerem Raum. Das Papier, das Sie jetzt in den Händen halten, besteht so gesehen also auch zu 99,99999 Prozent aus leerem Raum. Zugegeben: Das klingt jetzt recht abstrakt, vor allem, wenn wir in Betracht ziehen, dass der Abstand zwischen zwei einzelnen Atomen im Verhältnis zu deren Größe der Distanz von der Sonne zur Erde entspricht.

Aus der Quantenphysik heraus lässt sich schlussfolgern, dass der Mensch und das ganze Universum aus Energie und Bewusstsein bestehen, dass alles mit allem verbunden ist und es somit keine festen Grenzen gibt. Wir sind eine Welle im Ozean oder ein Kräuseln im Quantenfeld.

Wie alle anderen »Dinge« dieser Welt sind auch wir bewiesenermaßen weder fest noch beständig. Der Gedanke, dass unser Körper ebenfalls zu 99,99999 Prozent aus leerem Raum besteht, mag uns beunruhigen. Andererseits eröffnet dies eine ganz andere Perspektive auf uns selbst: Wir können erkennen, dass die Stabilität, die wir annehmen, nur eine Illusion ist, dass auch wir nicht fest und unabänderlich sind und nicht von anderen und allem getrennt existieren. Und doch halten wir an genau dieser Illusion fest. Denn im Alltag verlassen wir uns auf unsere Wahrnehmung und nehmen diese als unumstößliche Tatsache. Wir sind es gewohnt, die Welt und uns selbst als feste und voneinander abgegrenzte Körper zu erleben.

Diese Grunderfahrung spiegelt sich auch auf anderen Ebenen wider: Wir fühlen uns getrennt vom Geliebten, getrennt von der Essenz und erst recht getrennt von wahrer Lebendigkeit. Und wir erleben diese Trennung auch in unserem Körper. Wir trennen zwischen dem physischen und feinstofflichen Körper, zwischen Sex und Herz, zwischen Gefühl und Verstand. Und ebenso fühlen wir uns nicht nur abgespalten von Ekstase, sondern vor allem getrennt vom Göttlichen. Wenn wir verstehen wollen, warum Sexualität und Spiritualität zusammengehören, müssen wir verstehen, dass das Gefühl von Getrenntsein nur eine Täuschung des Ego ist. Die Wahrheit ist: Wir sind eins mit allen und allem, wir sind verbunden mit allem, denn wir sind nichts anderes als reine Energie. Energie, die in einem kontinuierlichen Fluss und in stetiger Veränderung ist. So ist nicht nur unser Körper, sondern auch unser feinstofflicher Energiekörper nichts anderes als ein pulsierendes, vibrierendes Energiefeld, das immer in Verbindung mit anderen Energiefeldern steht. Je bewusster uns diese Zusammenhänge sind, je besser wir sie verstehen und annehmen, desto tiefer spüren wir die innige Verbundenheit mit allen anderen Wesen. Auch wenn unser Ego diese Tatsache leugnet: Wir sind immer Teil eines unendlich komplexen und letztendlich doch sehr einfachen Gefüges.

Wenn wir dies verstehen, dann anerkennen wir, dass alles, was wir tun, immer auch einen Einfluss auf alles andere hat. Denn solange wir leben, sind wir von Energiefeldern umgeben, die in einem kontinuierlichen Austausch mit- und in wechselnder Beziehung zueinander stehen. Alles, was auf der Welt geschieht, wird so zu einer unmittelbaren, persönlichen Erfahrung, ob wir uns dessen bewusst sind oder nicht. Sobald wir erkennen, dass wir immer eins sind mit der Umwelt, dass Ich und Du verbunden sind, dass wir im Grunde nur Formen sind, die kommen und gehen, sich bilden und wieder auflösen, erschließt sich uns das Absolute als direkte Erfahrung.

In der Sexualität erleben wir das Göttliche im Liebesakt. Erst aus der Verbindung der höchsten femininen und maskulinen Qualitäten entsteht die Leere. Diese ist also das Kind aus der Vereinigung von bedingungsloser Liebe und reinem Bewusstsein. Die Leere zu beschreiben, ist jedoch sehr schwierig, weil sie nur direkt erfahren werden kann. Trotzdem kennen wir alle solche Momente und dürfen diese als Geschenke des Augenblicks und der Gnade immer wieder erfahren. Sei es bei der Geburt eines Kindes, bei einem Sonnenaufgang, beim Meditieren, beim wilden Tanz oder eben beim Sex. So ist das sexuelle Liebesspiel die Form, in der wir die Leere am ehesten berühren, nämlich in ekstatischen Momenten und vor allem im Orgasmus. Allen gemeinsam ist, dass wir für einen Augenblick »aus der Welt herausfallen«. Weil wir für einen kurzen Moment auf einer sehr tiefen Ebene loslassen, reißt unser Alltagsbewusstsein auf, um einem erweiterten Bewusstsein zu weichen. Dann schmelzen unsere Egostrukturen, und wir erleben einen angstfreien Raum von »ich bin«, von reinem SEIN.

In solchen Zuständen sagen viele paradoxerweise: »Jetzt wäre ich bereit zu sterben.« Dabei sind doch dies gerade die Augenblicke von größter Lebendigkeit, Angstfreiheit, unendlicher Liebe und einem großen und klaren Bewusstsein – wir lassen los und geben uns dem JETZT hin. Vermutlich wird deshalb der Orgasmus auch »la petite mort« (»der kleine Tod«) genannt, gehen doch Orgasmus und Loslassen Hand in Hand. Und wirklich loslassen müssen wir alle spätestens beim Sterben. So gesehen ist der Orgasmus nicht nur eine Einladung, immer wieder und wirklich tief loszulassen und sich zu öffnen, sondern auch eine Vorbereitung auf das letzte große Loslassen, das Sterben.

Zentral für das spirituelle Lieben ist, dass sich diese Momente von Leere aber nicht nur spontan zeigen, sondern dass wir sie auch bewusst ansteuern können. Mit etwas Übung und Wissen können wir beim spirituellen Lieben immer wieder diesen unendlichen Raum von Frieden und Weite berühren.

Sexualität als geerdete Spiritualität

Wenn wir entspannt lieben, können wir immer wieder für Momente eintauchen in diese absolute Weite, in der die Zeit stillzustehen scheint, in einen unendlichen Raum von Stille, Gedankenfreiheit und Frieden. Hier erkennen wir, dass es kein Vorher oder Nachher gibt, weil alles gleichzeitig besteht, und wir erfahren, dass die Spaltung zwischen Chaos und Ordnung, Gutem und Bösem, Mann und Frau willkürlich ist. Tatsächlich gibt es keine wirklichen Grenzen. Alles ist gleichzeitig und gleichwertig.

Es sind diese berührenden und wachrüttelnden Erfahrungen, diese Momente der Ergriffenheit und Gnade, die uns motivieren, den Weg des Liebens zu gehen. Denn Lieben ist ein Gottesdienst, der uns die Erfahrung schenkt, mit dem Göttlichen verbunden zu sein. Wenn wir das Göttliche in uns berühren, erkennen wir, dass wir nie von dieser Quelle getrennt waren und nie von ihr getrennt sein werden.

Obwohl die Leere individuell wahrgenommen wird, zeigt sie sich meist in zwei unterschiedlichen Ausprägungen. Entweder als ein samtenes schwarzes, pulsierendes Licht – die feminine Manifestation der Leere. Oder als helles, kristallines Licht - die maskuline Manifestation der Leere. Vermutlich hängt das damit zusammen, dass die Frau ein Erdwesen ist. Atmet sie das Magma der Erde in die Gebärmutter ein, findet diese zurück zu ihrer ursprünglichen Qualität. Die Frau wird rezeptiv, liebkosend, weit und samtig, was sich gerne als schwarzes Licht zeigt. Der Mann hingegen ist ein Himmelswesen, er empfängt die Energie von oben als helles, klares Licht. Wenn er ganz mit diesem Bewusstseinsraum verschmilzt, kann er sich selbst als kristallines, leuchtendes Licht erleben.

Manche Paare berichten, dass sie nach einem ekstatischen Liebesakt in einen gemeinsamen Traum fallen. Wenn sie sich am Morgen ihre Träume erzählen, stellen sie erstaunt fest, dass sie ähnliche Dinge geträumt haben. Das ist nicht weiter erstaunlich, denn durch das Verschmelzen beider Energiekörper betreten sie gleichzeitig den Raum der Leere und haben dadurch Zugang zur selben Quelle.

Obwohl all dies außergewöhnliche Zustände sind, die uns mit dem Absoluten verbinden, beruhen sie auf unmittelbarer Erfahrung. In ihnen drückt sich keine Flucht vor der Realität aus, sondern eine über die konkrete sexuelle Erfahrung geerdete Spiritualität. Wir erleben sie im Hier und Jetzt, auf der Erde, im Körper. Deshalb können wir das Erlebte jederzeit in den Alltag integrieren. Indem wir Erfahrungen über den physischen Körper hinaus machen, nehmen wir diesen für einige Augenblicke nicht mehr als materiellen oder dichten Körper wahr. Wir werden eins mit dem Absoluten und sind frei von Schmerz, Angst und Verlangen. Wir sind reine Energie in einem absolut neutralen Raum, aus dem heraus sich alle Qualitäten, Phänomene und Dinge dieser Welt wieder manifestieren können. Als Erstes manifestieren sich die beiden Grundqualitäten, das Feminine und Maskuline, in ihrer höchsten Qualität: als bedingungslose Liebe und klares Bewusstsein.

Das Absolute berühren wir mit Übung über die vier Ekstase-Formen, die wir bereits kennengelernt haben: die vulkanische, die ozeanische, die stille und die spirituelle Ekstase. Die vulkanische Ekstase mit ihrer leidenschaftlichen, animalischen Energie baut sich über den Körper und die Sinne auf, über das Nehmen und Genommenwerden. Wenn wir uns von der Lust und Begierde mitreißen lassen, ja zu ihr werden, öffnen wir uns für das Absolute.

Beim herzlichen Lieben erfahren wir die ozeanische Ekstase, die über die Gefühle wachgerufen wird. Wenn wir diese als Wellen im

Ozean betrachten, haben sie auf den ersten Blick eine eigene Identität. Wir erleben Gefühle von Liebe, Freude, Verschmelzen, Verletzlichkeit und glauben, einen Anfang und ein Ende wahrzunehmen. Aber eigentlich sind Wellen nichts anderes als Manifestationen von Wasser. Sie sind nichts Eigenständiges, sondern Teil des Ozeans, in dem sie sich wieder auflösen. Wenn wir uns den Gefühlen hingeben, werden wir wieder eins mit dem Absoluten.

Über das stille Lieben entsteht eine sehr ruhige, stille Form der Ekstase. Wir sehen die Gedanken wie bewegte Wolken am Himmel, richten uns aber auf die unendliche Weite des Himmels dahinter aus. Die Gedanken dürfen kommen und gehen, aber wir geben ihnen keine Energie. Über dieses Verweilen im Augenblick sind wir in Frieden mit uns und der Welt und darüber hinaus verbunden mit dem Absoluten.

Beim spirituellen Lieben löst sich alles Trennende für Momente auf, und wir sind eins mit allem. Wir haben nicht mehr das Gefühl, das Göttliche sei irgendwo außerhalb und getrennt von uns, sondern wir verschmelzen mit ihm. Alles geschieht gleichzeitig, und wir sind mit allem verbunden: mit uns, dem Geliebten, den Elementen um uns herum, mit dem Göttlichen. Und in dem Augenblick, in dem wir uns dieser Verbindung bewusst werden, löst sich sogar das wahrnehmende Selbst auf, und wir sind nur noch Weite, Leere. Für einen Moment sind wir das Absolute.

Hierzu mag eine kleine Geschichte erhellend sein. Der junge Fisch fragt den uralten Fisch im Ozean: »Sag mir, was ist der Ozean?« Worauf der Alte antwortet: »Du lebst in ihm, du bist in ihm, du wirst in ihm geboren und du wirst in ihm sterben. Und er besteht schon lange vor dir und wird auch nach dir weiterhin bestehen.« Der junge Fisch sagt: »Du bist ein dummer, alter Fisch. Ich suche woanders nach dem Ozean.«

Vom Ego zum Absoluten

Das Absolute als höchste Wahrheit ist überall. Wie wir gesehen haben, ist es um uns herum, aber auch in uns. Dieses Mysterium bezeichnen die Christen als Gott oder Geist, die Hindus als Selbst (Shiva, Brahman und Vishnu), die Sufis als verborgene Essenz und die Buddhisten als Buddha-Natur. Der gemeinsame Nenner aller spirituellen Traditionen besagt, dass das Göttliche, die Natur des Geistes, leer ist. So liegt im Herzen aller Religionen die Gewissheit, dass es eine grundlegende Wahrheit gibt und dass nur diese Wahrheit beständig ist.

Wir gehen davon aus, dass dieser Geist sich unter zwei Aspekten zeigt: einmal als »wahre Natur des Geistes«, das Absolute, und dann als »kleiner Geist«, das Relative – unser Ego. Letzterem verdanken wir, dass wir in der »Welt der Dinge«, der Welt der Materie, überhaupt leben und aktiv sein können. Das Ego funktioniert aber nach dem Prinzip der Dualität: Es erlebt sich als getrennt von allem.

Statt von Ego sprechen wir deshalb auch vom dualistischen, denkenden Geist, der plant, begehrt, manipuliert, zornig ist, Vorstellungen von der Welt hegt und Erfahrungen abspeichert. Das Ego ist also unser Gegenspieler und großer Widersacher, wenn wir die Leere berühren wollen.

Tröstlich ist die Tatsache, dass der große Geist oder die wahre Natur des Geistes aber immer auch im kleinen Geist, dem Ego, verborgen ist. Genau dies ermöglicht uns, über das Ego zur wahren Natur des Geistes zurückzufinden. In der buddhistischen Tradition wird das Erleben des großen Geistes, gleichbedeutend mit Selbstverwirklichung oder Erleuchtung, am Beispiel einer leeren Vase aufgezeigt. Es leuchtet ein, dass der Raum innerhalb der Vase und der Raum außerhalb der Vase ein und derselbe ist. Die Vase selbst steht in diesem Bild für unser Ego. Es zeigt auf, dass das Göttliche in unserem Ego eingeschlossen ist. Wenn wir Erleuchtung erlangen, zerspringt diese Vase. Wir empfinden dies, als ob der Raum innen in einem einzigen Augenblick mit dem Raum außen verschmölze und sich vereinte. Da es aber von Anfang an nur einen Raum gegeben hat, ist diese Wahrnehmung natürlich eine Illusion. Unser Bewusstsein erkennt jedoch in diesem Moment, dass wir niemals getrennt oder verschieden waren. Und solche Momente des Erkennens dürfen wir immer wieder erleben. Ob wir uns dessen bewusst sind oder nicht: Wir sind niemals getrennt vom Absoluten, dem reinen Geist.

Solange wir jedoch nicht wahrhaftig wir selbst sind, bleibt die Frage: Wie lassen wir die Vase zerspringen, ohne uns zu schaden? Wir kennen die Antwort bereits: Es geht über die Schulung des Bewusstseins, über die Meditation. Dies ist der Zugang, der im Tantra als »Weg der rechten Hand« bezeichnet wird. Die andere Möglichkeit ist die Verbindung von Bewusstsein und Energie. Die höchste Energiequelle, die wir hier nutzen können, ist natürlich die Sexualität. Dies ist im Tantra der »Weg der linken Hand«. Hier wird die Sexualität zur energetischen Kraft, die wir nutzen, um die Leere, das Göttliche zu berühren. Es geht also immer noch um Sexualität, aber nicht um Sex, so wie wir ihn im Westen definieren. Beiden Wegen gemeinsam ist, dass das Ego an die Hand genommen, gelenkt und transformiert wird.

Herausforderungen des spirituellen Liebens

Der spirituelle Weg – Bewusstsein und Liebe

Natürlich wollen wir alle möglichst schnell und am liebsten dauerhaft die Qualitäten des spirituellen Liebens in unserem Liebes- und Beziehungsalltag leben. Doch gilt es auch hier, einige Herausforderungen zu meistern. Die größte Konfrontation ist diejenige mit dem Ego. Das ist und bleibt so lange der Fall, bis wir uns wahrhaftig von seinen Begrenzungen befreit haben. Und weil es so ist, werden wir uns immer wieder dem »kleinen Geist« in uns stellen müssen.

Um das Ego zu verstehen, wenden wir uns zuerst noch einmal der Essenz zu. Beide hängen unmittelbar miteinander zusammen. Essenz, lateinisch essentia, bezeichnet das Wesen einer Sache. Wir bringen nicht nur zahlreiche Fähigkeiten mit auf die Welt, die wir zum Leben an sich brauchen, sondern auch essenzielle Qualitäten. Beides ist als Potenzial in uns angelegt, will jedoch entfaltet werden. Doch alles, was wir nicht nutzen und schulen, geht mit der Zeit verloren. Auf der spirituellen Ebene steht jedem von uns eine Vielzahl von essenziellen Qualitäten zur Verfügung wie Lebendigkeit, Liebe, Brillanz, Authentizität, Weisheit, Mut, Kraft, Frieden und Stille, um nur einige zu nennen.

In der Regel identifizieren wir uns jedoch mit den Eigenschaften des Ego: mit unseren Rollen, Funktionen, unseren Titeln – kurz: mit dem, was häufig als Persönlichkeit bezeichnet wird. Gleichzeitig ist das Ego auch eine Art Speichermedium für unsere Vergangenheit. In ihm sammeln sich unsere Erfahrungen und Verletzungen, diese werden zu Emotionen und Konzepten verdichtet. Alles Neue betrachten wir letztlich immer durch die Brille unserer Vergangenheit. Aus dem, was einmal war, leiten wir alles ab und bauen darauf die Gegenwart auf. So gesehen sind wir nicht wirklich frei. Nur wenn wir uns bemühen, mehr und mehr Bewusstsein zu erlangen, können wir Meister unseres Lebens werden, um frei aus jedem Augenblick heraus zu entscheiden, um unsere tiefsten Absichten umsetzen zu können.

Denken Sie noch einmal an das Bild der leeren Vase. Versteckt im Ego finden wir das Wertvollste, das wir haben: die Essenz. Die Absicht und Aufgabe des Ego ist nichts anderes, als diesen Schatz zu beschützen. An verschiedenen Stellen haben wir bereits ausgeführt, wie diese Essenz, während wir heranwuchsen, auf die eine oder andere Art verletzt wurde. Mit der Zeit hat sich um die Essenz herum eine Schicht aus Traumatisierungen gebildet, eine Ablagerung von Gefühlen, nicht geliebt, nicht gesehen und nicht geachtet worden zu sein. Um den Angriffen von außen nicht mehr hilflos ausgeliefert zu sein, um nicht wieder und wieder verletzt zu werden, aber auch um Negatives aus der Vergangenheit nicht mehr spüren zu müssen, haben wir einen Schutzschild um uns herum aufgebaut. Unbewusst haben wir sogar einen Eid geleistet, und der lautete: »Nie wieder!« Nie wieder zeige ich mich so, wie ich wirklich bin. Nie wieder öffne ich mich und mache mich verletzlich. Dieses »Nie wieder« ist eine Abwehrreaktion, die sich auf allen Ebenen verfestigen kann: körperlich, emotional, mental, energetisch und geistig. Diese Abwehrhaltung ist zu einer äußeren Hülle geworden, die wir der Welt zeigen. Genau das ist das Ego.

Das Ego ist aber nicht einfach »schlecht«, wie viele spirituell Suchende meinen. Das Ego hat eine durchaus »gute« Seite. Als Freund und treuer Gefährte will es eigentlich unsere Essenz vor Verletzungen schützen. Der Preis, den wir dafür zahlen: Wir verlieren den Zugang zu unserer Essenz, und das ist vor allem beim spirituellen Lieben das große Hindernis. Wir fühlen uns nicht nur von unserer Essenz getrennt, mit der Zeit verwechseln wir sogar die Essenz mit dem Ego.

Diese Tragödie beginnt bereits in dem Augenblick, in dem wir als Kind erkennen, wie sehr wir auf Liebe angewiesen sind. Wir sehnen uns nach Liebe, suchen sie und bekommen sie höchst selten auf die Art und Weise, die wir uns wünschen. So haben wir gelernt, uns anzupassen und uns letztlich zu verbiegen. Mit den Jahren sind wir sogar überzeugt, dass das, was wir fühlen und denken, und wie wir handeln, unser wahres Selbst ist. Wir definieren dann diesen, für uns »normalen« Zustand als Zufriedenheit und sagen: »Genau das bin ich.« Das erinnert uns an Mullah Nasruddin in folgender Geschichte:

Einem Dieb gelingt es, Mullah Nasruddin seinen Turban, seinen Kaftan und seine Schuhe zu stehlen. Eines Tages schlendert unser weiser Narr über den Markt und trifft auf einen Mann, der seine Kleider trägt. Verwirrt geht er zum Dieb und sagt: »Dies sind mein Turban, mein Kaftan und meine Schuhe – also musst du Mullah Nasruddin sein! Aber … wer bin dann ich?«

Das Ego ist also nicht das Problem, sondern dass wir es mit der Essenz verwechseln. Und doch – wir alle kennen auch die schmerzlich-beglückenden Augenblicke, wenn die Vase für einen Augenblick einen Riss bekommt. Das sind die Momente, in denen uns schlagartig die Diskrepanz zwischen Ego und Essenz bewusst wird. Es sind genau diese Momente, die uns antreiben, uns aus dem Kokon aus Abwehrstrukturen »herauszuentwickeln«, Schicht für Schicht, Schmerz für Schmerz abzutragen, um immer näher zu unserer Essenz zu kommen – dorthin, wo wir zu Hause sind.

Auf diesem Weg zurück nach Hause haben wir einen großen Verbündeten an unserer Seite: Es ist unser Partner, mit dem zusammen wir beim spirituellen Lieben immer wieder unser Innerstes berühren. Denn je tiefer wir uns auf die Partnerschaft einlassen und je bewusster wir die Kraft der Sexualität zulassen, desto weiter öffnen sich diese Räume, in denen wir in Kontakt mit unserem innersten Kern kommen. Und mit jedem Mal wachsen wir, werden offener und entspannter. Aber – und auch das ist eine unausweichliche Tatsache – jedes Mal werden auch unsere Egostrukturen aktiviert. Denn wo die Essenz ist, ist auch das Ego. Das ist der Wermutstropfen, den jede Ausdehnung und Erweiterung unseres Seins mit sich bringt.

Jede Öffnung ist zugleich auch eine große Motivation. Denn wer einmal seine Essenz berührt hat, der will mehr. Dies schenkt uns die Energie, den Weg des gemeinsamen Wachstums zu gehen. Wir wollen uns entfalten, wir wollen über alle unsere Fähigkeiten und Qualitäten, über unser volles Potenzial frei verfügen. Doch je höher wir fliegen, je näher wir dem Licht kommen, je tiefer wir lieben und uns in die Liebe hinein entspannen, desto stärker zeigt sich auch der Schatten, unser Ego.

Aber hinter allen Verwirrungen, die durch das Ego entstehen, hinter all den Erinnerungen, Konzepten, Wahrnehmungen, Emotionen und Assoziationen gibt es ein Feld, das wir bereits kennengelernt haben. Dieses Feld ist ein Raum voll reiner, leuchtender Realität – unser Bewusstsein.

Es ist beruhigend zu wissen, dass wir nicht die Ersten sind, die den Weg der Selbsterkenntnis beschreiten. Sehr viele sind ihn bereits vor uns gegangen. Die meisten spirituellen Traditionen zeigen zwei unterschiedliche Ansätze auf. Einmal den Weg über Hingabe und Liebe und dann den Weg über das Bewusstsein und die Meditation. In unserer Arbeit kombinieren wir beide Wege. Denn die Flügel, die uns heimtragen, sind Liebe *und* Bewusstsein. Beides sind Qualitäten, die wir bereits kennengelernt haben. Dank der Synthese der unterschiedlichen Qualitäten des Liebens sind beide Seiten gleichwertig und führen uns zurück zur Essenz und zu dem, der wir wirklich sind. Gleichzeitig sind es auch diese Flügel, die uns ins Absolute bringen und die es beim spirituellen Lieben zu kultivieren gilt.

In der Auseinandersetzung mit dem Ego geht es tatsächlich um nichts Geringeres als darum, Bewusstsein und Liebe zu entwickeln. Die große Herausforderung im Umgang mit dem Ego ist also, alle unsere Identifikationen zu erkennen, liebevoll anzunehmen, um uns dann von ihnen zu lösen und sie wenigstens für einige Momente ganz loszulassen. Das kann zu Beginn beängstigend sein, denn die Frage ist: Wer sind wir, was bleibt von uns übrig, wenn wir, wie Mullah Nasruddin, Turban, Kaftan und Schuhe abgeben?

Selbst-Erforschung – Wer bin »ich«?

Bei der Selbst-Erforschung finden wir heraus, wer wir ohne den gewohnten Schutzschild sind. Das verlangt von uns Mut, Ehrlichkeit und Zeit. In unseren Seminaren wenden wir dazu mit Erfolg die Technik der Selbst-Erforschung an, so wie wir sie von unserem Lehrer Faisal Muqaddam gelernt haben. Dabei gehen wir entlang folgender Fragen in die Tiefe: Was ist meine Lebensaufgabe? Was ist meine Bestimmung? Wohin möchte ich? Inwieweit kann ich meine Partnerschaft für meine Entfaltung nutzen? Was ist mein Geschenk an meinen Geliebten? Für all diese Fragen ist die Selbst-Erforschung der ideale Begleiter. Sie appelliert an Eigenverantwortung und den Mut, sich voll auf dieses Abenteuer einzulassen. Weil wir diese Reise zu zweit antreten, ist es auch gleichzeitig eine große Chance, sich dem Partner in allen Schattierungen zu zeigen. Im Ablauf gibt es Parallelen zu den essenziellen Gesprächen, aber, wie der Name schon sagt, liegt der Fokus auf der Frage aller Fragen: »Wer bin ich?« Denn wie wissen wir, wer es ist, der den Partner liebt, wenn wir nicht wissen, wer wir sind? Und umgekehrt, wen soll der Partner lieben, wenn wir uns nicht zeigen? Oder wie sollen wir uns selbst lieben, wenn wir uns selbst kaum kennen?

Sich selbst zu erforschen ist eine Form der Selbstliebe, denn wir beginnen, uns von Grund auf kennenzulernen, zu verstehen, zu akzeptieren und zu lieben.

Ein großes Geschenk ist, dass wir diesen Weg nicht alleine gehen, sondern wir ihn zusammen mit dem Partner beschreiten. Durch die Gegenwart des anderen fällt es leichter, uns auf uns selbst einzulassen. Wir wissen: Wir sind nicht allein auf der großen Erkundungsreise. Im sicheren Miteinander lernen wir nicht nur neue Aspekte unseres Selbst, sondern auch den Partner von einer ganz anderen Seite kennen.

Sich selbst zu erforschen bedeutet, sich seiner Gedanken, Gefühle, Empfindungen und Handlungen bewusster zu werden. Wenn wir dies regelmäßig tun, gelangen wir früher oder später zu der möglicherweise erschütternden Erkenntnis, dass wir nicht wissen, wer wir tatsächlich sind. Wir könnten eine lange Liste erstellen, in der wir alle Rollen und Funktionen aufzählen, die wir tagtäglich einnehmen und mit denen wir uns identifizieren. Aber das sind nicht wir. Sich dies einzugestehen löst meist tiefe Gefühle von Unsicherheit und Scham aus.

Stattdessen richten wir unsere gesamte Aufmerksamkeit lieber auf den Partner als Antwort auf unsere Probleme, selbst wenn wir im Grunde genau wissen, dass diese Sehnsucht nie erfüllt werden wird. Doch sehen wir es positiv: Wir sind bei der Suche nach der Antwort auf die Frage, wer wir wirklich sind, zwar auf uns alleine gestellt, aber wir durchleben diesen Prozess gemeinsam mit unserem Geliebten. Wir müssen uns nicht länger unter Druck setzen und uns etwas vormachen. Die Energie, die wir bisher aufgewendet haben, um unsere Fassaden aufrechtzuerhalten, steht uns jetzt zur Selbsterkenntnis zur Verfügung. Dabei gibt es kein bestimmtes Ziel, es geht nicht darum, etwas zu erreichen. Wenn wir diese Haltung einnehmen, wendet sich unser Blick ganz von selbst in die Richtung, die dem natürlichen Fluss entspricht.

Im Zentrum der Selbst-Erforschung steht immer eine Frage, bezogen auf eine Erfahrung, die uns berührt und beschäftigt. Mit einer solchen Frage dringen wir nun in die tieferen Schichten unseres Wesens vor. Wir folgen dieser Frage wie einem roten Faden und werden dabei begleitet von Empfindungen, Erinnerungen, Assoziationen, Gefühlen, Gedanken und Intuitionen. So navigieren wir durch unsere unbewussten Anteile, um diese zu erhellen und anzuschauen. Mit den unbewussten Anteilen unseres Selbst meinen wir alles, was im Dunkeln liegt, weil wir die Aufmerksamkeit nicht darauf richten wollen oder können. Das können gewisse Aspekte unseres Wesens sein, die wir nicht wahrhaben wollen, die wir nicht mögen, nicht annehmen oder anschauen wollen. Kurz, deren Existenz wir verdrängen. Je häufiger wir diese Methodik der Selbst-Erforschung anwenden, desto einfacher und klarer wird der Weg zur Selbstliebe. Sobald wir jedoch alles schon zu wissen meinen und uns auf der mentalen Ebene verrennen, schließt sich die Tür. Wahre Selbst-Erforschung stellt alles infrage, sie ist rebellisch und erschüttert unsere tiefsten Überzeugungen, Annahmen und vor allem unser vermeintliches Wissen, weil wir schlicht und ergreifend alles beleuchten. Indem wir uns selbst erkunden, lernen wir uns kennen, so wie wir sind und nicht so, wie wir gerne sein möchten oder wie unsere Eltern, Partner oder unser Umfeld uns haben wollen oder haben wollten. Diese große Entdeckungsreise auf dem Weg zur wahren Selbstliebe kann jederzeit beginnen – am besten genau JETZT.

Die Praxis der Selbst-Erforschung
Wir einigen uns auf eine Frage, die uns im Moment beschäftigt. Das kann ein Begriff sein, den wir als Paar klären wollen, wie zum Beispiel: Was heißt spirituelles Lieben? Wie definiere ich Beziehung? Was bedeutet Treue für mich? Es können aber auch Themen aus dem Liebesalltag sein wie: Welche Erfahrungen habe ich bei den sexuellen Massagen gemacht? Wie ekstatisch erlebe ich mich beim Lieben? Wo stoße ich an Widerstände und wie zeigen sich diese?

Wie bei den essenziellen Gesprächen vereinbaren wir, wer beginnt und wie lange das Gespräch dauern soll. In diesem Rahmen erforscht der Partner, der sich auf die Reise begibt, das Thema so gewissenhaft wie möglich. Wichtig ist dabei, vor allem auf die Körperempfindungen zu achten und immer wieder bewusst zu atmen, um möglichst in Verbindung mit dem gegenwärtigen Moment zu bleiben. Es geht also nicht um einen intellektuellen Diskurs, sondern darum, mit den Inhalten des spirituellen Liebens in Kontakt zu kommen und uns davon berühren zu lassen. Sobald wir merken, dass wir zu stark vom

Kopf her reden, lenken wir unsere Aufmerksamkeit wieder zurück zu den Körperempfindungen und Gefühlen. So bleiben wir in der Gegenwart und verbunden mit dem Netzwerk aus Gedanken, Gefühlen und Körperreaktionen.

Für den begleitenden Partner ist das Selbst-Erforschen eine Übung darin, einfach präsent zu sein. Er folgt den Ausführungen des aktiven Partners, ohne etwas zu erwidern und möglichst ohne mit Mimik und Körpersprache auf seine Aussagen zu reagieren. Dem Geliebten den Raum für die Selbst-Erkundung zu halten, ist eine starke Übung in Präsenz, Respekt und Achtsamkeit. Denn wenn der zuhörende Partner nicht reagiert, können wir viel eher erspüren, was wir wirklich fühlen, denken und empfinden. Wir sind gewohnt, nur die Dinge zu sagen, von denen wir annehmen, dass der andere sie von uns hören will. Meist können wir erst, wenn der Partner einfach nur ganz still mit uns schwingt, zu dem vorstoßen, was uns in unserer Einzigartigkeit ausmacht. Seine stille Präsenz ist das größte Geschenk an uns.

Nach der ersten Sequenz der Selbst-Erforschung ist es wichtig, einen Moment in Ruhe und Stille zu verweilen, um das Erzählte innerlich nachwirken zu lassen. Nach dieser Pause gibt der Partner kurze Rückmeldungen und stellt klärende Fragen. Indem er das, was zuvor ausgedrückt wurde, noch einmal mit seinen Worten wiederholt, werden uns unsere Inhalte zurückgespiegelt. Dann werden die Rollen getauscht.

Es ist sinnvoll, anfangs mit je zehn Minuten Selbst-Erforschung und fünf Minuten Rückmeldung zu arbeiten. Nach einiger Zeit können wir dies auf fünfzehn bis zwanzig Minuten erweitern.

Atem – Bewusst im HIER und JETZT

Ein erster Schritt, um uns aus der Vergangenheit zu lösen und uns mit unserer Essenz wieder zu verbinden (um somit aus der bloßen »Reaktion« wieder in die lebendige »Aktion« zu gelangen), ist zu verstehen und bedingungslos anzunehmen, dass es nur das JETZT gibt.

Die Vergangenheit ist bereits geschehen. Die damit verbundenen Schmerzen haben wir bereits erlebt. Die Zukunft ist noch nicht. Die damit verbundenen Ängste sind nicht wirklich real. Das Einzige, was wir haben, ist die Gegenwart. Und das ist gut so. Denn alle Erwartungen, seien es nun Fantasien oder Befürchtungen, die ja wiederum vor allem auf vergangenen Verletzungen oder Zukunftsängsten beruhen, verursachen ein Gefühl von innerer Enge, so als ob sich die Energie in uns zusammenzöge. Dadurch kreieren wir unbewusst immer wieder die gleichen Situationen, denn unsere Erwartungen ziehen die gleiche Energie wieder und wieder an.

Wenn wir Veränderungen auf allen Ebenen wollen, sind wir dazu aufgefordert, unser ganzes Energiesystem in Fluss zu bringen. Dabei hilft uns bewusstes Atmen und das Zulassen aller Körperempfindungen. Dies bringt uns immer wieder ins JETZT zurück. Das Feuer unseres Atems und die Antwort des Körpers können wir für uns nutzen, genauso, wie Rumi lehrte: »Vergangenheit und Zukunft verbergen Gott vor unserem Auge; verbrenne beide mit Feuer.« Übersetzt heißt das: Indem wir unsere Aufmerksamkeit ganz auf die Gegenwart ausrichten, können wir für kurze Momente aus der Tretmühle aussteigen und Momente des Friedens und des Gleichmutes erleben. Für einige Augenblicke bekommt die Vase einen Riss, und dies sind Momente der Bewusstheit ohne Gedanken, wie der Zwischenraum zwischen Ein- und Ausatmen. In diesem Zwischenraum verbinden wir uns mit dem Göttlichen in uns. Immer wieder, mit *jedem* bewussten Atemzug. In dem Augenblick, in dem wir uns dieses inneren Raumes bewusst werden, erkennen wir, dass es keine Probleme gibt. Es gibt nur Situationen. Denn Probleme sind nichts anderes als Interpretationen von Situationen. Über diese Interpretationen hat uns die Vergangenheit wieder fest im Griff. Mit realen, gegenwärtigen Situationen hingegen können wir uns auseinandersetzen und bleiben im JETZT. Sobald es gelingt, die Achtsamkeit mithilfe des bewussten Atmens auf die Gegenwart zu richten, können wir die Situationen anschauen und entscheiden, was ein nächster Schritt sein könnte. Gleichzeitig werden wir mit essenziellen Qualitäten wie Frieden, Gleichmut, Stille, Leichtigkeit, Präsenz, Freude oder Liebe beschenkt. Was immer wir tun, die liebevolle Präsenz unseres inneren Beobachters ist mit dabei. Das ist Meditation im Alltag, das Geschenk des Augenblicks.

Natürlich ist es ein noch größeres Geschenk, wenn wir diese Atemmeditation beim sexuellen Lieben praktizieren. Sei es nun während des Liebesspiels oder beim »Nachglühen«, wenn die Energie fließt und wir noch miteinander verbunden sind. Wenn wir uns sexuell lieben, ist der Atem in der Regel intensiver, und damit ist es einfacher, den Raum von Leere zu betreten.

Als vorbereitende Übung und für ein besseres Verständnis dieser Atempraxis stellen wir verschiedene Formen vor, die auch beim sexuellen Lieben praktiziert werden können. Es sind Atemmeditationen, die uns etwas Vorstellungskraft abverlangen, um die leisen Unterschiede wahrzunehmen. Sie sind sehr effektiv und haben einen enormen Einfluss auf Sexualität und Intimität. Da es sehr meditative Übungen sind, empfiehlt es sich, diese grundsätzlich am Anfang des Liebesspiels zu praktizieren, beim stillen Lieben oder beim Nachglühen. Der Effekt ist, dass der Atem des Lebens das Energiefeld auf eine Weise stärkt, die es dem Paar erlaubt, den subtilen Raum der Leere zu erfahren. Zum besseren Verständnis zerlegen wir die Atembewegungen in einzelne Phasen, so wie es auch Julie Henderson in ihrem Buch »Die Erweckung des Inneren Geliebten« darstellt. Letztlich fließen sie jedoch alle zusammen in einen integrierten, pulsierenden, energetischen Atem – den Atem des Lebens.

Der Atem der Ausdehnung und des Zusammenziehens

Wenn wir unser ganzes Augenmerk auf diese Atembewegung richten, erfahren wir, dass jede Zelle nichts anderes macht, als sich auszudehnen und zusammenzuziehen. Die Lungen dehnen sich mit dem Einatmen aus, mit dem Ausatmen kontrahieren sie. Denselben Effekt hat diese Bewegung sowohl auf der Körperebene als auch auf der feinstofflichen Ebene der Energien. Doch selbst dort macht er nicht halt, sondern geht über unser eigenes Wesen hinaus und erfasst auch unseren Geliebten. Wir werden zum Atem, dehnen uns kontinuierlich aus und ziehen uns wieder zusammen. Wir atmen als ein Wesen, die Körper streicheln sich gegenseitig durch die federleichten Bewegungen, die über den Atem in Gang gekommen sind.

Natürlich wird die Atembewegung unbewusst beeinflusst durch Gedanken, Emotionen und Situationen. So betonen wir den Einatem, wenn wir uns wohlfühlen, Ja sagen zu dem, was ist. Und wir betonen den Ausatem, wenn wir Distanz oder Furcht empfinden oder uns schützen wollen. Was geschieht also, wenn wir zusammen atmen? Bleiben wir im gleichen Rhythmus und schaffen wir dadurch Nähe? Oder verändert ein Partner den Rhythmus, weil er Distanz sucht? Wollen wir miteinander verschmelzen, uns aus der Fülle begegnen, dann betonen wir den Einatem.

Fühlen wir uns hingegen abgeschnitten, hilflos und ängstlich, dann atmen wir flach oder halten sogar den Atem an. In solchen Momenten fällt es schwer, Nein zu sagen, eine eigene Meinung zu haben, eine Grenze zu ziehen, etwas zurückzuweisen, und vor allem – Raum einzunehmen. Dehnen wir uns hingegen zu weit aus, verlieren wir nicht nur unser Zentrum, sondern auch den Kontakt zu unserem Geliebten. Das sind dann die traurigen Momente, in denen wir uns zusammen einsamer fühlen, als wenn wir wirklich alleine sind.

Die Lösung liegt darin, den Atem immer wieder ganz bewusst für uns einzusetzen. Wir halten den Raum offen, wenn wir unseren Energiekörper auch in den Momenten ausdehnen, die uns unangenehm sind. Wir zeigen uns verletzlich, wodurch wir wahre Intimität erst zulassen. Wir lernen, uns auch in anspruchsvollen Situationen wohl und frei zu fühlen, indem wir uns immer wieder entspannen und ausdehnen und tief in einen sanften Bauch atmen. Dadurch bleiben unsere Gefühle und Empfindungen unbeeinflusst vom Geschehen. Wir sind im Kontakt mit uns, mit unserem Liebsten und mit dem Raum um uns herum.

Der Atem des Verdichtens und Verdünnens

Diese Atembewegung hat vor allem mit dem feinstofflichen Körper zu tun. Das Energiefeld verdichtet sich, wenn wir uns mächtig, stark, vibrierend und hocherregt fühlen. Das ist das Geheimnis charismatischer Personen. Ihre Begabung ist, die Energie in jeder Situation verdichten zu können. Sie sind energetisch kompakt und kraftvoll, sie haben eine Ausstrahlung, die nicht nur fasziniert, sondern vor allem Respekt einflößt. Geschieht das Verdichten allerdings unbewusst, gleichen solche Persönlichkeiten Bulldozern, die sich anderen gegenüber rücksichtslos durchsetzen. Denselben Effekt kennen wir auch beim Sex, wenn wir zum Beispiel kurz vor dem Orgasmus sind und ihn geradezu herbeizwingen wollen. Was gäbe es jedoch Schöneres, als die Wellen der Lust zu reiten und das Energiefeld als Paar immer mächtiger und vibrierender werden zu lassen?

Wenn wir sensibel und empathisch sind, ist unser Energiefeld verdünnt. Wir erleben dies als Momente von Leichtigkeit und Verspieltheit. Geschieht diese Energiebewegung des Verdünnens unbewusst, löst sie Gefühle von Verletzlichkeit und Schutzlosigkeit, ja bis hin zum Selbstverlust aus.

Gerade im Liebesspiel kommt dem Verdünnen der Energie eine große Bedeutung zu. Verdünnen wir uns energetisch bewusst, erleben wir Phänomene von Verschmelzen und Ekstase, von Wohlbefinden bis hin zu Euphorie. Die Atembewegung des Verdichtens und Verdünnens der Energie hat natürlich mit Grenzensetzen beziehungsweise mit Grenzenauflösen zu tun. Dieses Wissen können wir nun ganz bewusst einsetzen. Wenn beide zuerst das ganze Energiefeld verdichten, um es möglichst »zum Kochen« zu bringen, um es anschließend wieder zu verdünnen, schwelgen sie in Wellen von Glück und Wonne.

Der Atem des Fallens und Steigens

Dies ist die Atemübung für ein geerdetes spirituelles Lieben. Genauso, wie es die alten Schöpfungsmythen vermitteln, wenn sie sagen, dass der Himmel mit der Erde Liebe macht. Zuerst geht es darum, der Atembewegung im Körper zu folgen, um sie dann über den feinstofflichen Energiekörper mit der Erde zu verbinden und dann zum Himmel aufsteigen zu lassen. Wir beginnen damit, tief in den Bauch oder die Brust hinein zu atmen. Lassen wir das Zwerchfell wirklich los, sodass der Bauch entspannt ist und der Atem hinunterfließt bis ins Genital? Atmen wir so intensiv in die Lungen, dass selbst die Lungenspitzen gefüllt werden? Mit der Zeit erweitern wir die Atembewegung in der Vorstellung hinunter zu den Füßen, zur Erde, dann hoch zum Kopf, hinauf in den Himmel. Auf der Körperebene ist es die Verbindung zwischen Beckenboden und Scheitel, wie wir sie von der inneren Flöte her kennen. Der Beckenboden verbindet uns energetisch mit den Beinen und Füßen. Wenn wir die innere Flöte energetisch über den physischen Körper hinaus verlängern, verbinden wir die Urkraft (Energie) mit dem Urlicht (Bewusstsein).

Der fallende Atem schenkt Gefühle von Erdung, wir fühlen uns getragen, ausgeruht und genährt. Ist dies jedoch ein Dauerzustand und ist unsere Aufmerksamkeit vorwiegend nach unten ausgerichtet, fühlen wir uns schwer, melancholisch und antriebslos.

Der steigende Atem verbindet uns mit Präsenz und Klarheit. Wird dieser Zustand allerdings statisch, bleibt die ganze Energie in der oberen Körperhälfte (vor allem im Kopf) gefangen. So entstehen Gefühle, die wollen, dass wir kontrollieren, misstrauen und andere beherrschen.

Wenn wir den Atem des Fallens und Steigens praktizieren, geht es darum, den gesamten Energiekörper vom Scheitel bis zu den Füßen wahrzunehmen. Mit dem Einatmen verlagern wir den Schwerpunkt in der Vorstellung nach oben und mit der Ausatmung wieder nach unten.

Der Atem des Lebens

Dies ist die Kombination von Ausdehnen und Zusammenziehen, Verdichten und Verdünnen, Fallen und Steigen. Es ist ein Spiel, bei dem die Aufmerksamkeit mal auf den einen, dann auf den anderen

Pol des Atems gelegt wird. Praktiziert dies ein Paar bewusst und entspannt, werden nicht nur der physische und der energetische Körper des Einzelnen gestärkt, sondern auch der »Paar-Körper« als Ganzes. Beide können sich ausdehnen, und trotzdem bleibt das Energiefeld sehr dicht. Kurz – die optimale Voraussetzung dafür, sich mit dem Absoluten zu verbinden.

Beim energetischen Atem des Lebens geht es grundsätzlich um eine Zügelung der Energie an der Grenze zwischen Kontrolle und Preisgabe. Wir lassen das Pulsieren an den Wendepunkten von Ein- und Ausatmen einfach zu. Nun richten wir die Aufmerksamkeit einmal auf die Wahrnehmung der Körpergrenze und nach einigen Atemzügen auf die Grenze des Energiekörpers. Dadurch entsteht das Pulsieren. Das Geschenk ist ein Gefühl der Lebendigkeit und Ekstase. Geben wir uns nun dem Pulsieren hin, baut sich eine immer höhere Ladung im ganzen Organismus auf.

Um den Atem des Lebens voll aufzunehmen, ist es wichtig, dass dabei der Körper entspannt bleibt. Je tiefer und leichter wir atmen, desto intensiver wird das Erleben. Mit jedem Atemzug erweitert sich das Energiefeld. Wir atmen das Leben ein und spüren das Wunder des Seins. Wir atmen aus und entspannen uns in das Energiefeld hinein. Wir atmen ein und verbinden uns mit dem Absoluten, wir atmen aus und bringen das Absolute in das Leben.

Die sexuelle Ebene des spirituellen Liebens

Die Magie der Sexualität

Magisches Lieben heißt, einer Vision durch sexuelle Wonne die maximale Kraft der Erfüllung zu geben. Wenn sich Wonne und Glückseligkeit mit Stille und Bewusstsein verbinden, öffnet sich jene Leere, in die etwas Neues gepflanzt werden kann. Beim magischen Lieben ist es ein gemeinsamer Wunsch. Manche schrecken davor zurück, wenn sie sich dieser Kraft bewusst werden. Trotzdem geschieht genau das tagtäglich. Man könnte sagen, dass wir im Alltag wie Zauberlehrlinge sind, die ihre Kunst unbewusst ausüben, weil wir nicht wachsam und achtsam genug durchs Leben gehen. Beim magischen Lieben werden wir aufgefordert, Verantwortung für unser Leben zu übernehmen, unser Wissen und Potenzial zu nutzen, um Visionen und Wünsche in die Tat umzusetzen. Wenn wir uns dieser Macht bewusst werden, können wir uns ab sofort nicht mehr hinter mutlosen Gedanken wie »Alleine kann ich ja eh nichts bewirken« oder »Es nützt alles nichts« verstecken. Nelson Mandela drückte dies in seiner Antrittsrede als Staatspräsident Südafrikas 1994 auf wunderbare Weise aus: »Jeder Mensch ist dazu bestimmt, zu leuchten! Unsere größte Angst ist nicht, dass wir nicht genügen, unsere größte Angst ist, so kraftvoll zu sein, dass wir uns dabei übertreffen... Wir sind geboren worden, um den Glanz Gottes, der in uns ist, zu manifestieren ... Und wenn wir unser Licht scheinen lassen, geben wir anderen Menschen die Erlaubnis, dasselbe zu tun ...«

Wir können also alles bewirken, müssen uns allerdings bewusst sein, dass das, was wir in Gedanken kreieren, sich früher oder später manifestieren wird. Und zwar in Worten und Taten, im guten wie im schlechten Sinne. Ist es also nicht erstrebenswert, ja ist es nicht eine Verpflichtung, uns für die Werte einzusetzen, die uns etwas bedeuten?

Wir sind mit allem verbunden, auch mit dem Makrokosmos, dem großen Ganzen, dem klaren Bewusstsein. Dieses wird für uns zusammen mit der leidenschaftlichen Energie des Sex zum Fahrzeug, mit dem wir unsere Wünsche verwirklichen.

Die Erfahrung mit den drei Ebenen des Liebens ist die Grundlage dafür, jetzt den Raum für den magischen Aspekt des spirituellen Liebens zu öffnen. Durch das feurige Lieben haben wir unsere sexuelle Essenz kultiviert. Wir haben den Zugang zu Präsenz und Bewusstsein geöffnet, zum Urlicht, zur phallischen Kraft. Wir haben zugleich gelernt, uns in Liebe zu verströmen, in völliger Ekstase zu strahlen, und sind so verbunden mit der Urkraft, der vulvischen Kraft. Erst an dieser Stelle können wir wirklich wählen, wer im Paar den maskulinen Pol und wer den femininen Pol verkörpert. Wer übernimmt die maskuline Präsenz, und wer strahlt auf die feminine Art, damit die sexuelle Leidenschaft auf ihren Höhepunkt zusteuert? Wer reißt den anderen mit, hat den Mut zu überwältigen, zu nehmen und die aufgebaute Energie zu lenken? Wer lässt sich mitreißen, nehmen, gibt sich der völligen Ekstase hin, öffnet sich ganz und gar dem Augenblick?

Durch die heiße Liebe des Herzens haben wir den Mut, uns in der Tiefe unseres Seins zu zeigen und diese atemberaubende Intimität zuzulassen. Wir können präsent und im Kontakt bleiben, uns dem anderen zumuten und uns zeigen, wie wir sind. Weil wir gelernt haben, uns selbst zu lieben, ist unser Herz nicht nur offen für den Partner, sondern auch für die Menschen in unserem Umfeld, ja für alle Menschen. Wir zeigen uns ohne Angst, akzeptieren unsere Verletzlichkeit und unser Herz brennt vor Leidenschaft, gemeinsam in Liebe zu wachsen.

Durch das stille Lieben können wir mehr Energie halten, ohne etwas tun zu müssen. Der Körper bleibt auch in hohen energetischen Zuständen entspannt, die Gedanken verschwinden, wir halten die Dichte und Stille der Begegnung aus, bleiben im Hier und Jetzt geerdet und sind gleichzeitig weit und offen. Der Geschlechterkampf gehört der Vergangenheit an, wir freuen uns an der Andersartigkeit von Frau und Mann und wünschen uns nichts sehnlicher als Frieden auf dieser Erde.

Magie geschieht bereits in dem Moment, in dem wir uns an die einfache Tatsache erinnern, dass wir mit allem verbunden sind. Wir sind das Ich, wir sind das Du, wir sind ein Teil, wir sind das Ganze, wir sind das Absolute, wir sind in allem und wir sind alles. Wenn wir uns der Leidenschaft der Sexualität hingeben, wenn wir uns respektvoll lieben, verbinden wir uns gleichzeitig mit der Intelligenz, die den ganzen Kosmos regiert. Am Punkt ohne Wiederkehr, wo sich die mächtigsten Energien, die Urkraft und das Urlicht, verbinden, öffnet sich die Leere. Dieses Stadium berühren wir sowohl in der Meditation als auch beim bewussten Lieben. Nur erleben wir es über die Sexualität noch viel kraftvoller. Es ist der Nullpunkt des Orgasmus, die Stille zwischen den Gedanken, die Leere jenseits von Form Dieser Zwischenraum ist die fruchtbare Erde, in die wir nun das Samenkorn einer neuen Manifestation setzen.

In diesem Stadium sind Fragen wie »Was bekomme ich?« oder »Was brauche ich?« nicht angebracht. Denn es sind Fragen des Ego, die aus einem Gefühl von Mangel oder Abwehr kommen. Um von der Ebene des Ego auf die transpersonale Ebene zu gelangen, lauten die zentralen Fragen: »Was ist mein Beitrag?« und »Was können wir als Paar der Welt schenken?« Es sind sehr einfache Fragen, und doch machen sie einen großen Unterschied aus.

Natürlich mag ein erster Schritt darauf abzielen, einen Wunsch umzusetzen, den wir als Paar haben. Das kann etwas sehr Konkretes sein wie beispielsweise der Wunsch nach einem Kind, das Heilen der Vergangenheit oder ein gemeinsames Projekt. Noch sinnvoller ist es jedoch, die freigesetzte Energie immer wieder dem Beziehungswesen (dem Zubial) zufließen zu lassen. So kann die Beziehung wachsen und erblühen. Wenn das Beziehungswesen strahlt, strahlen auch wir als Mann und Frau und wachsen auf dem Weg der Liebe miteinander und aneinander.

Das Gesetz der Anziehung

Frei fließende Energie braucht eine Ausrichtung. Gelenkt wird Energie durch einen klaren Gedanken, Aufmerksamkeit und Absicht. Dies gelingt umso leichter, je ekstatischer, lichter und durchlässiger, aber auch je bewusster wir sind. Dann können wir die Energie auf ein Ziel hin ausrichten. Sobald sie frei und ungehindert fließt, verbunden mit einer klaren Absicht, lassen sich unsere Wünsche ganz leicht verwirklichen. Wir sprechen hier vom Gesetz der Anziehung: Gleiches zieht Gleiches an. Dieses Gesetz wirkt sowohl durch unsere Taten und Worte als auch über unsere Gefühle und Gedanken. Worauf auch immer wir unsere Energie am stärksten konzentrieren, das wird zum anziehenden Pol, ob dies nun unsere Handlungen, Gefühle oder Gedanken sind. Dabei sind Letztere die feinsten und damit auch die mächtigsten Schwingungen. Genau das macht sie gleichzeitig auch zur größten Herausforderung. Denn um uns unserer Gedanken bewusst zu werden, um sie zu zügeln, müssen wir die Fähigkeit zu Achtsamkeit und Präsenz gut kultiviert haben.

Obwohl das Gesetz der Anziehung zurzeit in aller Munde ist, beschrieb es Buddha bereits vor 2500 Jahren: »Alles, was wir sind, ist ein Ergebnis dessen, was wir gedacht haben.« Und das bedeutet nichts anderes als: Energie folgt dem Gedanken, dem Logos. Natürlich ist es ein hoher Anspruch, die Gedanken disziplinieren zu wollen. Immerhin reden wir von rund 60 000 Gedanken pro Tag! Die Komplexität dieses Unterfangens nimmt noch zu, wenn wir bedenken, dass Gedanken mit Emotionen verwoben sind. Erschwerend kommt hinzu, dass wir uns leider größtenteils gar nicht bewusst sind, wie stark wir uns mit der Verstandesebene identifizieren. Unsere Emotionen sind jedoch ein deutlicher Spiegel für all die Glaubensmuster und Konzepte, die in unserem Innersten verborgen sind. Denn wenn sich etwas in unserem Leben ständig wiederholt, bedeutet das nichts anderes, als dass wir uns eines bestimmten Themas noch nicht bewusst geworden sind oder es bisher zu wenig bearbeitet haben. Oder anders ausgedrückt: Solange wir unbewusst sind, bekommen wir nicht das, was wir uns zutiefst wünschen. Wenn wir die Meisterschaft über unser Leben erlangen wollen, müssen wir mehr Bewusstheit in unser Denken und Fühlen bringen. Die meisten spirituellen Traditionen nutzen dafür den Weg der Achtsamkeit und Konzentration, wie wir ihn aus der Meditation kennen. Dies ist ein Weg, der nach innen und nicht nach außen führt. Wenn wir uns der inneren Arbeit verpflichten, werden wir immer wieder Momente der Gnade erleben. Genau dann, wenn wir das Gefühl haben, nicht weiterzuwissen oder uns im Kreis zu drehen, wird uns Führung zuteil und wir erleben, wie uns das Leben trägt. Wer sich diese Innenwelt erschließt, indem er hinter die Verblendungen des Ego zu blicken wagt, um die Schleier der Angst und der Vergangenheit zurückzuziehen, der sieht endlich klar und bewegt sich im Einklang mit seinen wahren Wünschen.

Wir müssen uns dafür nicht in eine Höhle im Himalaya zurückziehen. Im Gegenteil – alles, was wir brauchen, finden wir im Hier und Jetzt: Wir leben in einer Partnerschaft, wir teilen die Sexualität, und wir teilen die Absicht, gemeinsam aneinander zu wachsen.

Die Kraft des Wünschens

Unser Unbewusstes kennt kein Nichts, kennt keine Negation. Deshalb wird es immer dann schwierig, wenn wir uns die Abwesenheit von etwas wünschen, weil wir es *nicht* wollen. Zum Beispiel: »Ich will von meinem Partner *nicht* mehr abhängig sein!« Das Unbewusste ignoriert die in diesem Satz enthaltene Verneinung und hört nur:

»Ich will abhängig sein«. Genau das Gegenteil dessen, was wir eigentlich wollen. Aus diesem Grund müssen wir unsere Wünsche sehr sorgsam formulieren und genau darauf achten, worauf wir unsere Energie ausrichten. Wir sollten anstatt des Wunsches, nicht mehr abhängig zu sein, unsere Absicht positiv formulieren: »Ich möchte eine erfüllende Sexualität mit Autonomie verbinden.«

Was wir uns wünschen und was unser Verstand will, sind also oft zwei Paar Stiefel.

Die Chance, dass unsere Wünsche in Erfüllung gehen, ist größer, wenn sie aus dem Herzen kommen. Ja, wenn wir uns schon vorher so darüber freuen, als ob das Ersehnte bereits eingetroffen wäre. Wenn wir so handeln, denken, sprechen und fühlen, bewegt sich die Energie ganz von selbst in Richtung unseres Wunsches. Denn darüber bauen wir ein Feld voll Ekstase und Dankbarkeit auf, und das wirkt wie ein Magnet, ob wir uns dessen bewusst sind oder nicht. Das ist mit dem Gesetz der Anziehung gemeint. Es wirkt, weil es für unser Unbewusstes einerlei ist, ob wir etwas real oder nur in der Vorstellung tun. Diese Tatsache nutzen wir nun für uns.

Doch Vorsicht: Wünschen ist nicht Wollen. Wenn wir etwas wollen, dann befinden wir uns auf der Ebene des Ego. Wünschen ist die Kraft des Herzens. Es kann durchaus ein Herzenswunsch sein, wenn wir uns zum Beispiel eine erfüllte Sexualität wünschen, in der wir immer höhere Formen von Ekstase erleben. Es ist jedoch weise, zuerst zu überprüfen, woher unsere Wünsche kommen. Sind es Herzenswünsche oder werden sie uns durch das Ego eingeflüstert? Das ist sicher mit ein Grund, weshalb in der tantrischen Tradition auf dem höchsten Punkt der Energieaufladung, auf der Höhe des Orgasmus, jeder Wunsch »zum Wohle aller Wesen« ins Universum entlassen wird. Aber es sind eben keine persönlichen Wünsche, sondern es sind Wünsche zum Wohle aller Menschen. Zum Beispiel nach mehr Frieden oder Gerechtigkeit in der Welt.

Die Energie der Yab-Yum-Position

Lieben in der klassischen Meditations- und Liebesstellung, dem Yab-Yum (tibetisch für Vater/Mutter), ist für uns der Kern des spirituellen Liebens. Es ist eine eigenständige Praxisform, die eine Fülle an Energie entstehen lässt. Lieben in der Yab-Yum-Position vereinigt alle Schlüssel und Übungen dieses Buches, bei denen es um Energieaufladung und -lenkung, einen gemeinsamen Rhythmus, den Atem des Lebens, Präsenz und Achtsamkeit, das Zulassen von wahrer Intimität und Stille geht. In der Yab-Yum-Praxis wechseln erotische, spielerische Elemente mit Entspannung ab, beides fördert die Erfahrung der spirituellen Ekstase. Wie sieht nun diese Liebesposition aus?

Wenn beide Partner hocherregt sind, setzt sich der Mann in den Lotus- oder Schneidersitz und lädt seine Partnerin in seinen Schoß ein (Yab-Yum). Beide sitzen möglichst aufrecht, sie sind sexuell vereint in höchster Wonne, die Herzen sind voller Freude, und ihr Geist ist leer. Nun beginnt ein sanftes Weben zwischen Verschmelzen und Vereinigen, ein Spiel zwischen den maskulinen und femininen Energien. Wir haben ein Bewusstsein von unserer phallischen und vulvischen Kraft, wir wissen, wer wir als Mann, als Frau sind. Es ist nicht nur meditativ, sondern auch sehr körperlich und sexuell. Der Mann durchdringt die Frau mit seiner Präsenz und einem entspannten Bewusstsein, welches sich langsam ausdehnt und immer mehr umfasst: über den Atem seinen Körper, dann ihren Körper bis hinein in den Kokon um beide herum und schließlich das ganze Universum. Die Frau entspannt ihren Körper und ihr ganzes Wesen so vollständig wie möglich. Sie gibt sich hin: sich selbst, ihrem Geliebten, dem unendlichen Energiefluss, dem Leben, der Liebe, dem Universum. Letztendlich lassen beide ihren Körper völlig los und sind nur mehr Energie, Liebe und Bewusstsein. Damit wir an diesen Punkt gelangen, ist immer wieder eine sanfte Achtsamkeit nötig, um die Energie zu zügeln. Denn ohne räumliches Bewusstsein führt der Orgasmus zu einem Zusammenbruch der Energie und der Bewusstheit. Das magische

Lieben ist immer auch eine Gratwanderung zwischen Zurückhaltung und Hingabe, dem gleichzeitigen Zulassen von Fülle und Leere, damit im nächsten Moment beide wieder von derselben Energie durchflutet werden.

Mit der Zeit können wir Energie und Bewusstsein für Momente vom physischen Körper trennen und den Gegenpol in uns wahrnehmen: Als Mann sind wir auch urweiblich, und als Frau sind wir auch urmännlich. Wir SIND Energie, wir SIND Liebe, wir SIND Bewusstsein. Wie wäre es also, auf dem höchsten Punkt der Energieaufladung unseren Orgasmus der Welt zu schenken? Eine Welle voll Lebendigkeit, Mitgefühl und Licht zum Wohle aller Wesen, zur Verfügung gestellt von zwei Menschen, die Liebe in ihrer schönsten Form praktizieren und dabei eine überfließende Fülle an Energie produzieren.

Die Schlüssel zum spirituellen Lieben

Höchste sexuelle Wonne – Der Königsweg zur Ekstase

Bei den Qualitäten des spirituellen Liebens geht es um die Verbindung des femininen und des maskulinen Pols mit dem Ziel, sich immer tiefer der eigenen Ekstase hinzugeben und eine überfließende Fülle an Energie zu produzieren.

Die beiden Hauptschlüssel, die dafür genutzt werden, sind die ekstatische Reaktion und die Welle der Glückseligkeit. Beide öffnen den Raum von Ekstase und Leere. Die ekstatische Reaktion kann jederzeit als eigenständiges Element praktiziert werden. Sie kann aber auch als Vorbereitung für die Welle genutzt werden, um sich mit hoher Energie aufzuladen.

Die Welle der Glückseligkeit verwandelt die Leidenschaft in eine tiefe, ekstatische Meditation. Sie ist eine Verfeinerung des Liebens in der Yab-Yum-Position und die Krönung des Liebesspiels zwischen Mann und Frau. Allerdings setzt sie den bewussten Umgang mit den Kräften von Yin und Yang voraus, den beiden Prinzipien, die in einem Spannungsverhältnis zueinander stehen. Sind beide Energien gut ausbalanciert, öffnet sich darüber die innere Flöte: Die Urkraft steigt auf, um sich im Scheitel mit dem Urlicht zu vereinigen. Durch diese innere Hochzeit öffnet sich die Leere, das Absolute, und wir haben Zugang zum ewigen Kreislauf der Schöpfung.

Beginnen wir aber mit der ekstatischen Reaktion als Vorbereitung und Aufladung für die Welle der Glückseligkeit.

Schlüssel 1 – Ekstatische Reaktion

Durch die Übungen des feurigen Liebens wie die Anus-Massage und die sexuelle Massage sind wir nun bereit für den Austausch der ekstatischen Reaktion. Der Beckenboden ist geschmeidig und kraftvoll und wir haben Zugang zu allen Empfindungen. Jetzt führen wir die beiden Ekstase-Techniken des feurigen Liebens zusammen und erhöhen dadurch das Energieniveau. Die Verbindung der inneren und äußeren Lustpunkte nennen wir die ekstatische Reaktion.

Vom Prinzip her ist das Vorgehen für Mann und Frau dasselbe. Zuerst werden die äußeren Sexualorgane stimuliert. Bei hoher Erregung verlagern wir die Berührung nach innen, um die Lust in der Prostata und im G-Punkt zu wecken. Pulsieren die inneren und äußeren Lustzonen, wird die Energie zwischen beiden verbunden und abwechselnd hochgeschaukelt.

Die ekstatische Reaktion für den Mann:

Das Ziel der ekstatischen Reaktion des Mannes ist, die Lust zwischen Eichel und Prostata immer weiter zu steigern. Dadurch kommt es zu einer immer höheren sexuellen Aufladung, ohne dass der Mann dabei ejakuliert. Die Herausforderung für ihn liegt darin, seiner Partnerin immer mehr Vertrauen zu schenken, um ihr mit der Zeit sogar die Ejakulationskontrolle ganz zu überlassen. So lernt er, sich immer tiefer hinzugeben und zu entspannen und sich gleichzeitig energetisch immer höher aufzuladen. Natürlich hat er anfangs auch die Möglichkeit, aktiv die Ejakulationskontrolle zu übernehmen. Er kann die Erregung dämpfen, indem er den Beckenboden anspannt, den Atem anhält oder sanft in Bauch und Brust hineinatmet. Er kann auch die Augen öffnen, um im Blickkontakt mit der Partnerin zu verweilen. Seine Geliebte kann ihn bei der Ejakulationskontrolle unterstützen, indem sie die Hoden sanft vom Körper wegzieht. Auch ein starker Druck auf den äußeren Punkt des Perineums (zwischen Anus und Schwellkörper) oder auf das Frenulum (das Vorhautbändchen, unterhalb der Eichel) dient diesem Zweck. Mit der Zeit, vor allem aber mit viel Praxis, nimmt der Ejakulationsdruck nicht nur bei der Massage, sondern auch beim Lieben selbst ab.

Die Prostata ist ein äußerst empfindsames Lustorgan des Mannes. Es gibt zwei Möglichkeiten, sie zu berühren. Von außen kann sie durch Druck und kreisförmiges Massieren auf dem äußeren Punkt des Perineums erreicht werden. Damit der Mann die Verbindung überhaupt wahrnehmen kann, muss der Druck allerdings sehr kräftig sein. Wir empfehlen bei der ekstatischen Reaktion die Stimulation durch den Anus als effektivere Technik. Voraussetzung für das Massieren der Prostata durch den Anus ist allerdings ein entspannter Schließmuskel. Die meisten Männer erleben die direkte Berührung der Prostata als äußerst lustvoll und fühlen sich dabei tief in ihrem Wesenskern berührt.

Für den Austausch der ekstatischen Reaktion ist eine klare Rollenaufteilung wichtig. Der Mann sollte völlig rezeptiv sein, die Ejakulationskontrolle seiner Frau überlassen und sich auf intensives Atmen konzentrieren. Das mag paradox klingen: einerseits die Forderung nach völliger Hingabe, andererseits die nach sanfter Kontrolle. Klare Kommunikation ist daher unverzichtbar, um diesen Widerspruch aufzulösen – beide müssen aufeinander gut eingespielt sein. Die Aufgabe der Frau besteht nun vor allem darin, ihren Partner immer wieder an den Punkt ohne Wiederkehr heranzuführen, sodass er möglichst lange in höchster Erregung verweilen kann.

Als Vorbereitung für diesen Austausch empfehlen wir eine sinnlich-körperliche Massage, verbunden mit der Erweckung des Eros (wie wir sie beim herzlichen Lieben beschreiben). Vielleicht bittet der Mann seine Geliebte, für ihn zu tanzen und dabei die Hüllen fallen zu lassen. Danach kann sie zum Beispiel seine Chakren segnen. Dabei schließt der Mann die Augen, während die Frau verschiedene Pflanzenessenzen oder Duftöle nimmt, um damit jedes seiner feinstofflichen Energiezentren zu berühren. Mit jeder Berührung spricht sie einen Wunsch aus. Oder sie erzählt ihm eine erotische Geschichte, bis er nicht mehr erwarten kann, tatsächlich von ihr berührt zu werden.

Nach der Vorbereitung beginnt sie mit der sexuellen Massage. Sie nimmt ein Gleitmittel und berührt ihn mal an der Eichel, mal am Penisschaft und mal an der Wurzel. Er atmet intensiv, um alle Empfindungen auszukosten. Manchmal kommt die Erektion, manchmal geht sie. Der Mann nimmt alle Berührungen gleichwertig wahr und erweitert so sein Empfindungsspektrum. Die Massage wird oft begleitet von Schwitzen, Stöhnen und der Lust, zu ejakulieren, was jedoch mit der Zeit nachlässt. Die Hand, mit der sie ihn stimuliert, bleibt immer in Verbindung mit dem Genital. Mit der anderen Hand berührt sie immer wieder einmal seine Beine, seinen Bauch, seine Brust, aber auch seine Lippen, um die Energie zu verteilen und ihm zu helfen, seinen ganzen Körper wahrzunehmen. Hat der Mann seine Energie einige Male vom Becken hoch ins Herz gelenkt und ist er kurz vor der Ejakulation, fragt sie ihn, ob er bereit ist, auch im Anus berührt zu werden. Vor dem Eindringen rollt sie sich einen Fingerling über den Zeigefinger, nimmt Vaseline und beginnt das Gebiet um die Rosette des Anus herum aufzuwecken. Dafür sollte sie sich viel Zeit nehmen. Dann legt sie ihren Finger still auf die Rosette und lässt ihn vom Mann einsaugen. Sind nach einer Weile die beiden Ringmuskeln des Anus entspannt, kann die Frau nun die Prostata direkt stimulieren. Am besten formt sie mit dem Finger ein Häkchen, berührt und massiert die Prostata. Diese ist deutlich spürbar, von der Größe her vergleichbar mit einer Kastanie. Der Mann kann jederzeit kommunizieren, ob sie langsamer oder schneller, sanfter oder fester massieren soll. Die Massage der Prostata schenkt ihm ganz andere Empfindungen als die Berührungen des Penis – meist sehr viel intimere, die ihn in Verbindung mit seinem innersten Wesen bringen. Darüber entwickelt er seine innere Genitalität, spürt, wie es ihn von Kopf bis Fuß durchströmt. Er erlebt die Erregung im ganzen Körper und fühlt sich orgasmisch. Auf dem Höhepunkt einer Lustwelle lässt die Frau ihren Finger im Anus ruhen und fährt mit dem Stimulieren und Massieren des Penis fort. Ist dort viel Lust aufgebaut, wendet sie sich wieder der Prostata zu. Ein Wechselspiel entsteht, durch das die beiden Lustpunkte Eichel und Prostata verbunden werden. Dadurch erlebt der Mann seine phallische Kraft, verbunden mit dem Gefühl der Hingabe. Diese Verbindung von maskuliner und femininer Energie, seiner Sexualität mit seiner Spiritualität, ist eine innere Hochzeit, die in seiner Tiefe gefeiert wird.

Die ekstatische Reaktion für die Frau:
Bei der ekstatischen Reaktion der Frau geht es darum, die Empfindungen der Klitoris mit dem G-Punkt zu verbinden. Als Vorbereitung auf diesen Austausch empfehlen wir ebenfalls eine sinnlich-körperliche Massage und die Erweckung des Eros, oder, was Frauen ganz besonders mögen, ein ausgedehntes Küssen. Ein erotisches Necken mit den Lippen, ein tiefer Zungenkuss, bei dem die Zunge den ganzen Mundraum erkundet. Vielleicht ist die Frau einmal sehr hingebungsvoll und lässt sich verwöhnen, um dann auch aktiv zu werden und ihren Partner tief zu küssen.

Der Mann beginnt, seine Partnerin im Bereich des äußeren Genitals zu streicheln und zu berühren. Natürlich kann er sämtliche Massagegriffe anwenden, die sie mag. Manchmal ist eine direkte Stimulierung der Klitoris mit viel Gleitmittel angezeigt, manchmal eine indirekte, zum Beispiel über die inneren Venuslippen (Schamlippen). Auch bei ihr geht es darum, dass sie nicht zum Höhepunkt kommt. Um die Energie langsam aufzubauen, streichelt der Mann die Klitoris sanft und gleichmäßig. Die Berührungen sollten nur allmählich verändert werden. Der Mann achtet auf positive, luststeigernde Anzeichen (das Genital wird dunkler und feuchter, sie macht Töne, bewegt sich, drängt sich ihm entgegen, die Klitoris wird größer und zieht sich unter die Haube zurück). Vielleicht fragt der Mann auch einmal nach, wie sie berührt werden möchte. Er sollte bedenken, dass die an sich sehr viel kleinere Klitoris sogar noch mehr Nervenenden hat als seine Eichel. Bei den meisten Frauen ist sie deshalb hypersensibel und kann anfangs häufig nur indirekt (über die Haube oder über die Venuslippen) stimuliert werden. Er kann an den oberflächlichen Kontraktionen des Beckenbodens erkennen, wenn sie sich dem Orgasmus nähert. Das ist der Zeitpunkt, mit dem Stimulieren der Klitoris aufzuhören und sich mit ihrem Einverständnis dem Göttinnen-Punkt zuzuwenden. Der G-Punkt ist bei hoher Erregung gut tastbar. Er fühlt sich an wie raues, geriffeltes Gewebe und befindet sich in etwa gleich weit vom Vaginaeingang entfernt wie die Klitoris. Die Frau kann ihren Partner über Töne oder Worte gut an den Ort lenken. Manchmal fühlen sich die ersten Berührungen schmerzhaft an. Wenn sich die Frau jedoch auf ihren Atem konzentriert, lösen sich unangenehme Gefühle oder der Drang, urinieren zu müssen, schnell auf. Am besten ist in der Regel das langsame und gleichzeitig kräftige Bestreichen des G-Punktes, welches Wellen von Lust und Entzücken auslöst. Das Stimulieren des G-Punktes löst stärkere Kontraktionen der Vaginalmuskulatur aus als das der Klitoris, sodass auch das hintere Drittel der Vagina und der Uterus darauf reagieren. Das ist bekannt als Zelt-Phänomen, bei dem sich der Uterus aufrichtet und der hintere Teil der Vagina ausgedehnt wird. Oft verliert darüber der Finger in der vergrößerten Höhle den Kontakt. Dies ist ein Zeichen für das Erreichen eines Plateaus: Die Erregung kann im Moment nicht weiter ansteigen. Für den Mann ist das die Aufforderung, den Finger am G-Punkt ruhig zu halten und mit der freien Hand die Energie zum Herzen zu lenken.

Bei einer hohen Erregung, kurz vor dem Orgasmus, kommt es dann zu Presskontraktionen, einem wollüstigen Sich-Öffnen und Entgegendrängen mit dem Becken. Dies ist der Moment, die Aufmerksamkeit wieder der Klitoris zuzuwenden, um dort die Erregung weiter aufzubauen. Durch das Pendeln zwischen innen und außen – manchmal auch durch das gleichzeitige Stimulieren – kommt es zu einem treppenförmigen Ansteigen der Lust, bis ein neues Plateau erreicht wird.

Je länger sich Erregung aufschaukelt, desto mehr werden der ganze Beckenraum und das Gewebe mit Blut gefüllt. Klitoris, G-Punkt und Uterus rücken näher zusammen und reagieren wie *ein* Organ. Dadurch steigt der Lustpegel in ungeahnte Höhen. Doch erst wenn die Frau völlig loslässt, kommt es zu andauernden, weichen, langen Wellen von tiefen Presskontraktionen. Sie erlebt Gefühle der Zeitlosigkeit und des Verschmelzens mit dem Augenblick, ist hocherregt und gleichzeitig zutiefst entspannt. Je häufiger eine Frau solche Ekstasen erfährt, umso schneller kommt sie in den Zustand der Erregung, kann sich leichter von Liebesgefühlen überfluten lassen und erlebt sich grundsätzlich ekstatischer, pulsierender und voller Lebensfreude.

Schlüssel 2 – Die Welle der Glückseligkeit

Wir beschreiben hier die Welle der Glückseligkeit in der sexuellen Vereinigung. Der sexuellen Position im Äußeren entspricht eine energetische im Inneren. Gemeint ist die Verbindung des maskulinen mit dem femininen Prinzip im Mann und in der Frau. Sinnvoll ist ein sexuelles Vorspiel, sei es nun das sehr einfache, gemeinsame Beckenwiegen im Stehen, eine sinnliche Massage oder natürlich die eben beschriebene ekstatische Reaktion.

Wenn die Leidenschaft geweckt ist, setzt sich der Mann in den Lotos- oder Schneidersitz, seine Partnerin nimmt in seinem Schoß Platz, und die beiden vereinigen sich sexuell, genau so, wie wir es beim Lieben in der Yab-Yum-Position beschrieben haben.

Die Becken rollen langsam vor und zurück. Während der Mann mit dem Becken ins Hohlkreuz rollt und sich dabei mehr aufrichtet, lässt sich die Frau zurücksinken und schiebt dabei gleichzeitig ihr Becken nach vorne. So entsteht eine Wellenbewegung, in der sie hin- und herschaukeln. Die sexuelle Verbindung vertieft sich sogar noch, wenn sich die Partner dabei in die Augen schauen, die durch die hohe energetische Aufladung intensiv zu leuchten und zu strahlen beginnen. Auf der Körperebene werden beide von Energie durchströmt: Sie fühlen sich lebendig und geben sich der Kraft hin. Beide atmen dabei sanft und beobachten, wie sie entlang der Wirbelsäule aufsteigt. Dann konzentrieren sie sich auf den Atem. Während der Mann sein Becken aufrichtet und ein Hohlkreuz macht, atmet er ein. Wenn er zurückrollt, sein Becken nach vorne bringt, atmet er aus. Seine Partnerin vollzieht diese Bewegung mit, jedoch in versetzter Richtung. So entsteht eine sanfte Atemwelle: Sie atmet ein, während er gleichzeitig ausatmet, er atmet ein, während sie gleichzeitig ausatmet. Es gleicht dem Gefühl zu fliegen, zu schweben, emporgehoben zu werden. Manchmal werden sie von einer immensen, berstenden Kraft durchströmt, manchmal ist die Energie zart und subtil wie ein sanfter Sommerwind.

In einem nächsten Schritt visualisieren beide den Energiestrom. Der Mann atmet ein und stellt sich einen goldenen Energieball vor, den er von seinem Becken hoch ins Herz und weiter hinauf in den Kopf wandern lässt. Er atmet aus und lässt dabei den Energieball wieder hinunter in sein Becken rollen, von dort über seinen Penis in die Vulva der Frau und hoch bis in ihr Drittes Auge. Mit dem nächsten Einatmen zieht er den Ball in ihrem Körper hinab, wieder hinein in seinen Körper und hoch zu seinem Dritten Auge.

Die Frau stellt sich genau denselben Verlauf vor: Mit einem entspannten Atemzug zieht sie den Energieball von ihrem Muttermund in ihr Herz und hoch in ihr Drittes Auge. Mit dem Ausatmen lässt sie den Energieball bis zu ihrem Beckenboden absinken und schickt ihn in seiner inneren Flöte hinauf.

Indem Mann und Frau versetzt ein- und ausatmen – er atmet ein, wenn sie ausatmet, und umgekehrt –, folgen beide demselben Energieball in einer U-Form durch die Körper. In diesen gemeinsamen Fluss zu kommen ist etwas unglaublich Kraftvolles, vor allem dann, wenn die Energie nicht über einen Orgasmus entladen wird. Das bedeutet für den Mann, kurz vor dem Ejakulieren seine Energie zu zügeln, indem er den Tiger reitet, um dann mit der Atemwelle fortzufahren. Dadurch baut sich die Energie immer stärker auf, und beide tauchen im wahrsten Sinne des Wortes in eine Welle der Glückseligkeit ein. Sie können wahrnehmen, wie sich die Energie im Körper immer stärker ausdehnt wie eine Energiekugel, die gegen die Grenzen des physischen Körpers stößt und sich noch weiter über die Körpergrenzen hinaus ausbreitet, hinein in den feinstofflichen Energiekörper. Die Energie ist zart und leicht und gleichzeitig so kraftvoll, dass sie greifbar zu sein scheint. Es ist die Verbindung von Köstlichkeit und Wonne, von Eros und Sexus, sie sind eins mit allem. An diesem Punkt kann sich sogar alles auflösen: der physische Körper, das Geschlecht und vor allem das Ego, um in einen unendlichen Raum von Weite und Leere einzutauchen – in reine Glückseligkeit.

Wird die Energie auf diese Weise hochgeschaukelt, nehmen wir den Energiekörper wie eine Lichtkugel wahr: schützend, durchlässig, leuchtend, vibrierend. Obwohl wir immer noch individuelle Wesen sind, werden wir zu etwas Größerem, zu einem göttlichen Wesen. Wir berühren die höchste Erfahrungsebene, gehen über die Vereinigung von Sexualität und Bewusstsein, von Materie und Leere, von Himmel und Erde hinaus und werden eins mit dem Absoluten.

Schlüssel 3 – Das Reiten des Tigers für Fortgeschrittene

Mit dieser Praxis können Liebende die ganze orgastische Energie durch die innere Flöte zum Dritten Auge lenken, um auf dem Höhepunkt der Leidenschaft die Energie für eine Wunscherfüllung zu nutzen. Das Reiten des Tigers kennen wir bereits vom stillen Lieben als zentrale Übung zum Ansteuern eines Talorgasmus (Orgasmus ohne Ejakulation) anzusteuern. Dies geschieht, indem wir die Energie am Punkt ohne Wiederkehr ganz bewusst zügeln. Beim spirituellen Lieben gehen wir nun einen Schritt weiter und nutzen das ekstatische Fließen des Orgasmisch-Sein, um gemeinsam die Energie auf einen Wunsch auszurichten.

Hier stellen wir die fortgeschrittene Praxis des Tiger-Reitens im Zusammenhang mit der Welle der Glückseligkeit dar. Bereits im Kapitel über das stille Lieben sind wir kurz auf die Yang-Form des Tiger-Reitens eingegangen. Die Krönung des spirituellen Liebens ist nun die Kombination der Welle der Glückseligkeit mit der fortgeschrittenen Form, den Tiger zu reiten, um einen Wunsch auszusenden. Wir setzen mit unseren Erklärungen an dem Punkt ein, an dem ein Paar durch das Lieben in der Yab-Yum-Position bereits in höchster meditativer Verzückung ist. Ihre Beckenbewegungen sind minimal. Beide atmen im Wechsel, der eine atmet ein, wenn der andere ausatmet.

Nahe am Punkt ohne Wiederkehr, auf ein verabredetes Zeichen hin (zum Beispiel einen Fingerdruck), atmet erst der eine, dann der andere ein. Dabei spannen sie gleichzeitig sanft den Beckenboden an und ziehen die Energie ins Dritte Auge. Hier halten sie die Luft so lange an, bis ein neuer Atemzug nötig wird. Wenn sie den Atem nicht mehr länger halten können, atmen sie wieder aus und entspannen gleichzeitig den Beckenboden und nehmen die Welle der Glückseligkeit wieder auf. Während der eine ausatmet, wartet der andere einen kurzen Moment, damit beide wieder in ein tiefes und langsames Wechselatmen zurückfinden.

Ist ein Paar mit dieser Art des Tiger-Reitens vertraut, wird das Vorgehen immer weiter verfeinert. Bei einer hohen Aufladung spannen beide den Beckenboden an, die Energie und der Atem werden in der Körpermitte (innere Flöte) von Chakra zu Chakra nach oben ins Dritte Auge gezogen und dort einbehalten, bis ein nächster Atemzyklus beginnt. Wenn sie die Energie im Dritten Auge halten, können unterschiedliche Phänomene auftauchen, zum Beispiel ein Kribbeln, das Wahrnehmen von schimmerndem oder blauem Licht. Oft werden auch farbige Muster hinter den geschlossenen Augenlidern freigesetzt. Vielleicht sind es auch einfach Gefühle von Frieden, so als ob beide in einer inneren Weite leicht dahinschwebten.

Ein Symbol für den Wunsch finden:
Entscheidet sich ein Paar, die sexuelle Wonne für einen Wunsch zu verwenden, müssen sie sich zuerst auf einen solchen einigen. Nehmen wir als Beispiel, dass sie die Energie dem Beziehungswesen schenken möchten. Beide stellen sich zunächst vor, welche Veränderungen der

Wunsch nach einer lebendigen und tiefen Beziehung im Alltag mit sich bringen wird. Sie malen sich in leuchtenden Farben und mit der Kraft aller Sinne aus, wie es sein wird, wenn der Wunsch bereits erfüllt ist. Welche Ausstrahlung hat das Beziehungswesen? Welche Wirkung hat das auf die Frau, den Mann, auf das Paar? Wie riecht es, wie hört es sich an? Wie sieht die Zukunft aus? Was ist anders?

Wenn der Wunsch für beide klar ist, kreieren sie dafür ein gemeinsames Symbol, das möglichst einfach sein sollte, zum Beispiel ein Bild, das aus Formen wie einem Kreis, Dreieck, Viereck besteht. Oder sie nehmen einen Blitz, eine Blume, einen Kristall oder die Sonne als Träger ihres Wunsches. Besonders wirkungsvoll ist es, wenn sie dieses Symbol gemeinsam aufzeichnen, es mit allen Sinnen berühren und somit lebendig werden lassen.

Den Wunsch aussenden:
Jetzt haben sie alle Elemente zusammen, um den Wunsch auszusenden. Die Leidenschaft ist geschürt, die Herzen sind entspannt und aufeinander eingestimmt, der Wunsch und die Absicht sind klar. Mit der Welle der Glückseligkeit erschaffen sie ein Höchstmaß an Energie. Am Punkt ohne Wiederkehr praktizieren beide gemeinsam einige Male das Reiten des Tigers. Während sie die Energie nach oben lenken, stellen sie sich das Symbol kurz in jedem Chakra vor. Dadurch wird es durch die Qualität des jeweiligen Energiezentrums erweckt. Über ein vereinbartes Zeichen, zum Beispiel einen Fingerdruck, signalisieren sie einander, dass nun der Zeitpunkt gekommen ist, den Wunsch auszusenden. Sie leiten das Symbol mit dem Einatmen hinauf ins Dritte Auge und halten den Atem an. Mit dem Ausatmen überantworten sie den Wunsch dem Universum und widmen die Welle der Glückseligkeit dem Wohle aller Wesen und damit der Weiterentwicklung der Menschheit.

Unsere Erfahrung zeigt, dass es sehr wohl möglich ist, aktiv und wirkungsvoll Veränderung einzuleiten – nicht nur für uns, sondern für die ganze Welt. Wir praktizieren dies seit vielen Jahren mit Paaren, die uns schon sehr lange begleiten. Jeden Monat bei Vollmond meditieren die einzelnen Paare bei sich zu Hause zwischen zehn und elf Uhr abends mit der Welle der Glückseligkeit. Nur zu wissen, dass in ganz Europa viele Paare ein solches Feld der Erfüllung bereiten, ist ein wunderbares Gefühl. Zusammen schicken wir in dieser Zeit den Wunsch nach Frieden auf dieser Erde hinaus ins Universum. Während die meisten Paare die Welle in der sexuellen Vereinigung praktizieren, nutzen aber auch die Singles dieses Feld. Sie meditieren zur gleichen Zeit und stellen sich dabei vor, sie seien mit ihrem inneren Mann, ihrer inneren Frau im Yab-Yum verbunden.

Ganzheitliches Lieben

Menschsein

Das Leben auf der Erde ist geprägt durch die Polarität: »Aktiv« und »Passiv«, Yang und Yin, Maskulin und Feminin, Geben und Nehmen, Egoismus und Mitgefühl. Das Gesetz der Polarität ist der Antrieb für alles, auch für unser Leben, als Männer und Frauen, als Menschen. Wie wir gesehen haben, nutzen wir beim spirituellen Lieben das Yin-Yang-Prinzip, um es dann aber wieder zu verlassen. Wir sind mehr als ein Mann, eine Frau. Wir sind Geschöpfe aus Licht und Liebe, geschaffen aus der Vereinigung eines Mannes und einer Frau. Wir sind Menschen, dazu bestimmt, in dieser Polarität zu leben und zu handeln und uns immer wieder unseren Weg, unseren Platz und unsere Vision für ein Leben auf dieser Erde zu suchen.

Auf diese Weise erkennen wir, dass jenseits aller Polarität die Einheit steht, der Urgrund, in dem alles gleich gültig ist. Dies ist kein abstraktes Konzept, sondern eine direkt erfahrbare Lebensphilosophie. Fast jeder hat schon einmal erlebt, wie gerade in schwierigen Situationen, aber auch im höchsten Glück, eine lebendige Stille auftaucht. Eine Stille, in der das Sein im Vordergrund ist, eine Stille, die erahnen lässt, dass alles, was sich ereignet, mit uns verbunden ist. Wir nehmen das Leben als Ausschläge eines Pendels wahr, hin und her, aktiv und passiv, positiv und negativ, und nur ganz selten erinnern wir uns daran, dass es im Aufhängepunkt des Pendels einen Punkt absoluter Stille gibt.

Genau diesen Punkt berühren wir beim spirituellen Lieben. Es scheint so, als löse sich alles, einschließlich der Dualität auf, dabei ist es nur eine Verschiebung des Blickwinkels, weg vom Du und Ich, hin zum Wir und darüber hinaus zum Absoluten.

Die tantrische Philosophie wie auch das hermetische Gesetz der Polarität lehren, dass Wachstum und Entwicklung zum Höheren nur möglich ist, wenn wir die Pole als Pole sehen, ihnen ihre Berechtigung schenken, sie nach bestem Wissen und Gewissen ausleben und uns dabei immer bewusst sind, dass es jenseits der Polarität etwas gibt, das nicht wirklich fassbar, aber in ganz besonderen Momenten erfahrbar wird – das Absolute.

Um das Prinzip Menschsein, die Synthese aus Bewusstsein (maskulin) und Liebe (feminin) auf der Erde zu manifestieren, ist es nicht nötig, jeglichen Egoismus oder Eigennutz zu verurteilen und aus unserem Leben zu verbannen. Was wir jedoch alle brauchen, ist Mitgefühl, Füreinanderdasein und die Fähigkeit zu dienen. Es geht uns nicht um ein »Gutmenschentum«. Es geht auch nicht um eine neue Form der Opferhaltung, die uns alles im Namen der Liebe stumm erdulden lässt. Vielmehr geht es um eine Haltung, die aus den verschiedenen Qualitäten des entwickelten Bewusstseins heraus entsteht. Je bewusster wir sind, umso deutlicher spüren wir, dass wir einfach Menschen sind, und können aus diesem Gefühl heraus handeln. Wir praktizieren dann Resonanz, Kooperation und Liebe, auch in der Anwesenheit von Unsicherheit und Angst. Wir setzen uns dort durch, wo uns etwas wichtig ist, ohne dabei andere verletzen zu wollen, sondern einfach, indem wir eine große Klarheit ausstrahlen.

Wir wissen, wie wichtig es für Männer und Frauen ist, sowohl ihre maskulinen als auch femininen Qualitäten zu achten, anzuerkennen und lebendig werden zu lassen, wo es angebracht ist. Und wir erkennen, was für ein wundervolles Übungsfeld wir mit den vielfältigen Herausforderungen einer Partnerschaft zur Verfügung haben, um wahres Menschsein zu praktizieren, zu erfahren und zu verinnerlichen. Auf dem Weg durch die verschiedenen Ebenen der Sexualität, die wir in diesem Buch beschrieben haben, dringen wir schrittweise immer tiefer ein in unser eigenes Sein, wir heilen Stück für Stück die Verletzungen, die uns hindern, der zu sein, der wir sein wollen. Natürlich kommen wir nie endgültig an, und es ist womöglich nicht einmal wünschenswert. Aber wenn wir immer tiefer in die Geheimnisse des ganzheitlichen Liebens vordringen, merken wir, dass dadurch eine Wende eingeleitet wird, die vielleicht nicht auf Anhieb fassbar ist, die sich aber für uns und für die Menschen in unserem Umfeld immer deutlicher zeigt. Es ist, als ob wir uns auf eine lange Reise begeben hätten, um einen wundervollen Ort zu besuchen, von dem wir zwar wussten, dass es ihn gibt, aber nicht, wo und nicht einmal, was er denn genau ist. Denn eigentlich ist dieser Ort kein Ort, sondern ein Zustand, eine Stille, eine Kraft.

Wenn wir dieses Etwas durch das ganzheitliche Lieben berühren, kehren wir als ein anderer und eine andere ins Leben zurück. Wir sind voller Mitgefühl für alles und jeden, der uns auf unserer Lebensreise begegnet. Wir fühlen Respekt für jedes Wesen, denn wir wissen, dass wir mit allem und jedem verbunden sind. Wir wissen, weil wir den Weg selbst gegangen sind, was es kostet, dahin zu gelangen.

Durch das Mitgefühl wächst der Wunsch, uns zu verschenken und mit unserer Liebe alle Wesen gleichermaßen zu berühren. Anstatt zu bewerten und zu urteilen, nehmen wir eine Haltung liebevoller Achtsamkeit ein, aus der wir unsere Handlungen nach und nach immer mehr entlang einer inneren Weisheit ausrichten.

Doch Vorsicht: Wir sind als Menschen, sosehr wir uns auch um spirituelle Entwicklung bemühen, immer zur einen Hälfte Geschöpfe der Erde und zur anderen Geschöpfe des Himmels. Das bedeutet, dass wir, auch wenn wir manchmal den Himmel berühren, sei es beim sexuellen Lieben, sei es beim Blick in Kinderaugen oder auch ganz grundlos, weil wir uns gerade erinnern, wer wir wirklich sind, immer auch wieder auf die Erde zurückkehren und uns mit der Polarität im Hier und Jetzt auseinandersetzen müssen. Es bedeutet, dass nichts Verkehrtes daran ist, wenn wir von Zeit zu Zeit in Egoismus,

Wut, Trotz oder Intoleranz zurückfallen. Wir können nicht allein von unseren Idealen leben, wir können nicht alles umsetzen, was als Idee erstrebenswert erscheint. Das gilt auch für den Weg zur reifen Partnerschaft. Denn auch dieser Weg kommt nie wirklich zu einem Ende. Wir sind und bleiben Lernende, wir machen Fehler, wir korrigieren sie, wir verzeihen uns und anderen. Die Ideen für ein ganzheitliches Lieben sind nicht als Sofortlösungen zu verstehen, die wie ein Rezept angewandt werden und so zu sicherem Erfolg führen. Jeder Mensch ist einzigartig und steht an seinem richtigen Ort, so wie jedes Paar genau am richtigen Ort seines Beziehungsbogens ist.

Wir gehen davon aus, dass wir alle die Sehnsucht in uns tragen, zu lieben und geliebt zu werden, um darüber hinaus das Bestmögliche mit unserem Partner zu teilen: knisternde Erotik, leidenschaftliche Sexualität, tiefe Beziehung und geistig-spirituelle Ausrichtung.

Der britische Historiker Theodore Zeldin sagt voraus, dass große Veränderungen der Zukunft nicht mehr durch außergewöhnliche Individuen oder Massenbewegungen hervorgerufen werden, sondern von Paaren ausgehen. Für uns und unsere Arbeit ist diese Aussage eine enorme Motivation. Immer mehr Paare geben sich nicht mehr mit einer herkömmlichen Beziehung zufrieden, die ihnen zwar Sicherheit, aber keine Geborgenheit gibt, die ihnen zwar Spaß macht, sie aber nicht erfüllt. Sie wollen als Paare etwas absolut Neues erschaffen, etwas, das das romantische Liebesideal ablöst zugunsten von Wachstum und Reifung beider.

In diesem Buch haben wir versucht, gangbare Wege zu einer reifen Partnerschaft, zu erfüllender Sexualität zu zeigen. Wir haben zu einem neuen Umgang mit den Polaritäten der Geschlechter aufgerufen. Wir haben gezeigt, dass das nicht einfach ist, obwohl wir so gerne auf den Schwingen der Liebe in den Himmel aufsteigen möchten. Wir tragen sozusagen das Gewicht der Welt auf unseren Schultern, einfach dadurch, dass wir Menschen sind. Aber wir können den Mut in uns wecken, uns den überkommenen Traditionen zu stellen, und bereit sein, uns mit der eigenen Geschichte und der unserer Vorfahren auseinanderzusetzen. So werfen wir all den Ballast ab, der uns daran hindert, wahrhaftig zu lieben, ohne uns dabei aufzugeben.

Dies alles ist kein theoretisches Unterfangen, sondern ausgesprochen praktisch und lustvoll. Einen möglichen Weg haben wir in diesem Buch gezeigt: Wir lösen die Teile unserer sexuellen Geschichte, die uns einschränken und belasten, auf. Wir folgen unserer eigenen Lust, können aber auch Grenzen setzen und akzeptieren. Wir sind in unserer sexuellen Identität gefestigt und fähig, uns hinzugeben. Das Feminine und das Maskuline sind im Gleichgewicht. Wir haben den Mut, zu nehmen und uns nehmen zu lassen, zu führen und zu folgen. Das stille Lieben mit seinen meditativen und Intimität fördernden Elementen ist ein wichtiger Bestandteil unserer Begegnung geworden, und es leitet uns Schritt für Schritt in die höchste Dimension des spirituellen Liebens. Von dort kehren wir zurück ins Leben, erfüllt von Liebe und Mitgefühl, in ein Leben allerdings, das von einer ganz neuen Qualität beseelt ist, einer Leichtigkeit, Authentizität und Freude, die ansteckend ist – etwas, das diese Welt dringend braucht.

Auch wenn uns von überall her die Nachricht von Trennungen erreicht und wir manchmal glauben, dass mit der Dauer einer Partnerschaft die Wahrscheinlichkeit abnimmt, dass sie glücklich bis ans Ende aller Tage währen wird – wir wissen: Es ist möglich. Es ist möglich, wenn wir bereit sind, uns auf das wundervolle Abenteuer Partnerschaft einzulassen und dabei alles, aber auch wirklich alles zurückzulassen, was wir je erlebt haben und was wir meinen über Beziehungen zu wissen. Wir brauchen Mut, Durchhaltevermögen und alle Liebe, die wir aufbieten können, und dies nicht nur einmal, sondern immer und immer wieder.

Doch es lohnt sich, denn wir gewinnen auf diesem Weg Heilung, Lebendigkeit und Ganzheit, die weiter reicht als die Grenzen unserer Körper. Wir gewinnen unsere natürliche Autorität zurück und entdecken das Geheimnis des Begehrens, das nichts anderes ist als das Geheimnis der Polarität, die Kunst, den Magnetismus zwischen dem maskulinen und dem femininen Pol in uns und in der Partnerschaft anzuerkennen und immer wieder zu aktivieren. Als Dank für dieses wundervolle Geschenk können wir unsere Liebe als Individuen und als Paare dazu nutzen, die Welt zu einem freudvolleren, liebevolleren, farbigeren und friedvolleren Ort werden zu lassen. Das ist ein Geschenk von uns an unsere Kinder und an die ganze Welt.

Dank

Wir bedanken uns bei allen Teilnehmerinnen und Teilnehmern unserer Seminare und Trainings. Vor allem dafür, dass sie uns ihr Vertrauen schenken und uns immer wieder an ihrem Weg teilhaben lassen. Es ist uns eine Ehre, ihnen Lehrer zu sein und gleichzeitig von ihnen lernen zu dürfen.

Wir danken allen, die sich an den beiden wissenschaftlichen Untersuchungen beteiligt haben. Die Ergebnisse der Auswertung fanden in unserem Buch ihren Platz und motivieren uns, mit unserer Arbeit fortzufahren.

Wir danken auch den Paaren, die wir in Coaching-Sitzungen und im Fernkurs begleiten durften und die uns Einsicht in ihr Liebesleben gewährten.

Dank gebührt auch unserer Mitarbeiterin Samantha Merki, die uns mit großem Einsatz und mit großer Kompetenz bei der organisatorischen Arbeit im Zusammenhang mit unserer Seminartätigkeit entlastet hat.

Wir sind stolz, bei unserer Seminararbeit von einem großartigen Team unterstützt zu werden. Die Gespräche und der Austausch mit unseren Mitarbeitern gaben uns viele Impulse zu diesem Buch.

Ein großer Dank gebührt Simone Koller. Sie teilte die Begeisterung für unsere Vision und verdichtete das über viele Jahre hinweg gesammelte Material zu einer ersten Form.

Wir danken Cornelia Philipp für die inspirierenden Anmerkungen und Anregungen beim Lektorat. Sie hat uns mit viel Einfühlungsvermögen und hoher professioneller Kompetenz unterstützt.

Unseren Freundinnen und Freunden, aber auch unseren Familien danken wir für ihr Verständnis für unseren zeitweiligen Rückzug während des Schreibens. Ohne ihre Anteilnahme, ohne ihren Zuspruch und ihre Ermutigung wäre dieses Buch nie entstanden.

Natürlich haben wir in all den Jahren mit vielen hervorragenden Therapeutinnen und Therapeuten, Lehrerinnen und Lehrern gearbeitet. Um nur einige zu nennen: David Deida, Julie Henderson, Barry Long und Osho. Sie alle haben uns inspiriert, herausgefordert, geprägt, getragen und begleitet. Ihr Wissen ist zu einem großen Teil auch zu unserem Wissen geworden. Wir danken ihnen und fühlen uns geehrt, dass ihre Gedanken auch immer wieder in unsere Arbeit einfließen.

Ein besonderer Dank gebührt einer Frau, die am Anfangspunkt unserer Arbeit steht und mit der zusammen wir SkyDancing Tantra gründeten: Margo Anand. Eine herausragende Rolle kommt unserem jetzigen spirituellen Lehrer, Faisal Muqaddam, mit seiner Weltsicht des Diamond Logos zu. Ihm möchten wir an dieser Stelle von Herzen danken: für seine Weisheit, die uns prägt, für seine Liebe, die uns umhüllt, und für sein fundiertes Wissen, das uns begleitet.

Ebenso danken wir zahlreichen Autorinnen und Autoren, denen wir nur teilweise persönlich begegnet sind, deren Bücher uns jedoch beeinflusst haben. Einige davon führen wir in der Literaturliste auf, damit Sie wissen, wer uns seit vielen Jahren inspiriert, aber auch, wer uns beim Schreiben dieses Buches besonders nahe war.

Hinweis und Kontakt

Mehr zu unseren Seminaren und Trainings für
Männer und Frauen,
Singles und Paare,
Coachings,
Foren,
Vortragsreihen,
aber auch zum Fernkurs zur neuen Beziehungserotik
finden Sie unter **www.scpt.ch**

Sie erreichen uns über
Schröter + Christinger Persönlichkeitstraining
Langgrütstr. 178
CH-8047 Zürich
+41 44 261 01 60
www.scpt.ch, info@scpt.ch

Unsere Literaturliste

Abrams, Rachel / Chia, Mantak, *Pure Lust und Leidenschaft*, München 2005
Almaas, A. H., *Essentielle Verwirklichung*, Freiamt 1998
Almaas, A. H., *Essentielles Sein*, Freiamt 2000
Almaas, A. H., *Facetten der Einheit*, Bielefeld 2004
Almaas, A. H., *Pearl Beyond Price*, Berkley 1988
Anand, Margo, *Tantra oder Die Kunst der sexuellen Ekstase*, München 1990

Balsekar, Ramesh S., *Duett der Einheit*, München 1991
Baker, Robin, *Krieg der Spermien*, München 1997
Bauer, Joachim, *Das Gedächtnis des Körpers*, München 2004
Bauer, Joachim, *Warum ich fühle, was du fühlst*, Hamburg 2006
Bauer, Joachim, *Prinzip Menschlichkeit*, Hamburg 2006
Bieri, Peter, *Das Handwerk der Freiheit*, München, Wien 2001
Blaffer Hrdy, Sarah, *The Woman That Never Evolved*, Cambridge 1981
Bodenmann, Guy, *Beziehungskrisen*, Bern 2002
Brauer, Alan P. / Brauer, Donna J., *ESO*, New York 1983
Byrne, Rhonda, *Das Geheimnis*, München 2007

Chang, Steven, *Tao der Sexualität*, Kreuzlingen 1998
Christinger, Doris, *Auf den Schwingen weiblicher Sexualität*, Zürich 2000
Clement, Ulrich, *Guter Sex trotz Liebe*, Berlin 2006
Cöllen, Michael, *Paartherapie und Paarsynthese*, Wien 1997
Cöllen, Michael, *Das Paar – Menschenbild und Therapie der Paarsynthese*, München 1989

Cöllen, Michael / Jung, Mathias, *Liebe in Zeiten der Unverbindlichkeit*, Stuttgart 2002

Damasio, Antonio R., *Ich fühle also bin ich*, München 2000
Dannecker, Martin, *Das Drama der Sexualität*, Hamburg 1992
Dechmann, Birgit / Ryffel, Christiane, *Vom Ende zum Anfang der Liebe*, Weinheim und Basel 2001
Degen, Rolf, *Vom Höchsten der Gefühle*, Frankfurt 2004
Deida, David, *Intimate Communion*, Deerfield Beach 1995
Deida, David, *Woman's Love, Man's Freedom*, St. Petersburg 1997
Deida, David, *Enlightened Sex: Finding Freedom & Fullness Through Sexual Union*, Audio CD, Sounds True Inc. 2004
Duhm, Dieter, *Der unerlöste Eros*, Radolfzell 1991

Fisher, Helen, *Warum wir lieben*, Düsseldorf und Zürich 2005
Fromm, Erich, *Die Kunst des Liebens*, Zürich 2004
Fromm, Erich, *Die Kraft der Liebe*, Zürich 2005

Gilligan, Carol, *Die andere Stimme*, München 1975
Gilligan, Carol, *Die Wiederentdeckung der Lust*, Zürich 2003
Gray, John, *Mars, Venus & Eros, Männer lieben anders. Frauen auch*, München 1969
Gray, John, *Männer sind anders. Frauen auch*, München1992

Henderson, Julie, *Die Erweckung des Inneren Geliebten*, Interlaken 1989
Hollstein, Walter, *Was vom Manne übrig blieb*, Berlin 2008
Hüther, Gerald, *Die Evolution der Liebe*, Göttingen 2000
Hüther, Gerald, *Biologie der Angst – Wie aus Stress Gefühle werden*, Göttingen 2001

Jardin, Alexandre, *Die Insel der Linkshänder*, Düsseldorf 1996
Jellouschek, Hans, *Wie Partnerschaft gelingt*, Freiburg 2003

Karatepe, H. / Stahl, C., *Männersexualität*, Reinbek 1993
Keyserling, Arnold und Wilhelmine, *Das Tantra der Befreiung*, Südergellersen 1994
Klein, Stefan, *Die Glücksformel*, Reinbek 2002
Kornfield, Jack, *Frag den Buddha und geh den Weg des Herzens*, München 1995
Krishnamurti, Jiddu, *Über die Liebe*, Grafing 1997
Krishnamurti, Jiddu, *Einbruch in die Freiheit*, Frankfurt 1989

Long, Barry, *Sexuelle Liebe auf göttliche Weise*, Emmendingen 2001
Ludwig, Bernhard, *Anleitung zur sexuellen Unzufriedenheit*, Wien 2002

Mary, Michael / Nordholt, Jenny, *Change*, Schadeland 2000
Mary, Michael, *Wie Männer und Frauen die Liebe erleben*, Schadeland 2006
Masters, William / Johnson, Virginia, *Die sexuelle Reaktion*, Hamburg 1987
Miketta, Gaby / Tebel-Nagy, Claudia, *Liebe und Sex*, Stuttgart 1996
Meier-Seethaler, Carola, *Ursprünge und Befreiungen*, Zürich 1988
Moeller, Michael Lukas, *Die Liebe ist ein Kind der Freiheit*, Hamburg 1995

Moeller, Michael Lukas, *Auf dem Weg zu einer Wissenschaft von der Liebe*, Hamburg 2002

Osho, *Vom Sex zum kosmischen Bewusstsein*, Zürich 1995
Osho, *The Book of Secrets*, New York 1974

Platon, *Sämtliche Werke, Bd. 2*, Hamburg 1994

Rawson, Philip, *Tantra The Indian cult of ecstasy*, London 1973
Richardson, Diana, *The Love Keys*, Shaftesbury 1999
Rosenberg, Jack Lee, *Orgasmus*, Berlin 1983

Schellenbaum, Peter, *Das Nein in der Liebe*, München 1986
Schmidt, Gunter, *Das neue DER DIE DAS*, Gießen 2004
Schmidt, Gunter, *Das Verschwinden der Sexualmoral*, Hamburg 1996
Schmidt-Salomon, Michael, *Manifest des evolutionären Humanismus*, Aschaffenburg 2006
Schnarch, David, *Die Psychologie sexueller Leidenschaft*, Stuttgart 2006
Schröter, Peter A. / Meyer, Charles, *Die Kraft der männlichen Sexualität*, Zürich 2003
Schröter, Peter A. / Szabo, Eva / ten Hövel, Gabriele, *Verführung zur Ekstase*, Freiburg 2000
Schubart, Walter, *Religion und Eros*, München 1989
Schwarzer, Alice, *Die Antwort*, Köln 2007
Sherfey, Mary Jane, *Die Potenz der Frau*, 1972
Singer Kaplan, Helen, *Hemmungen der Lust*, Stuttgart 1981
Sri Aurobindo, *Das göttliche Leben*, Gladenbach 1991
Symons, Donald, *The Evolution of Human Sexuality*, Oxford 1979

Thich Nhat Hanh, *Aus der Tiefe des Verstehens die Liebe berühren*, Berlin 1996
Thornhill, Randy, *Human female orgasm and mate fluctuation asymmetry*, in *Animal Behaviour*, Vol. 50, 1995
Tolle, Eckhart, *Leben im Jetzt*, München 2001

Voltz, Elke, *Melinja CD*, Frankfurt 2000

Watzlawick, Paul, *Anleitung zum Unglücklichsein*, München, Zürich 2005
Watzlawick, Paul, *Lösungen*, Bern 2005
Wilber, Ken, *Eros, Kosmos, Logos*, Frankfurt 1996
Wilber, Ken, *Vom Tier zu den Göttern*, Freiburg 1997
Wilber, Ken, *Das Wahre, Schöne, Gute*, Frankfurt 1999
Willi, Jürg, *Was hält Paare zusammen?*, Hamburg 1999
Willi, Jürg, *Psychologie der Liebe*, Stuttgart 2002